甘肃省名老中医文库

金文嫩医案集

JIN WENMEI YIAN JI

【东红 石崇珂 编著】

U0207447

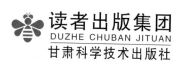
读者出版集团
DUZHE CHUBAN JITUAN
甘肃科学技术出版社

图书在版编目（CIP）数据

金文嬡医案集 / 东红,石宗珂编著. -- 兰州:甘肃科学技术出版社, 2012.1 (2021.8重印)

(甘肃省名老中医文库)

ISBN 978-7-5424-1632-2

Ⅰ.①金… Ⅱ.①东… ②石… Ⅲ.①医案－汇编－中国－现代 Ⅳ.①R249.7

中国版本图书馆CIP数据核字(2011)第271809号

金文嬡医案集

东　红　石宗珂　编著

责任编辑　陈学祥
封面设计　陈妮娜　黄　伟

出　版　甘肃科学技术出版社
社　址　兰州市读者大道568号　730030
网　址　www.gskejipress.com
电　话　0931-8125103(编辑部)　0931-8773237(发行部)
京东官方旗舰店　https://mall.jd.com/index-655807.html
发　行　甘肃科学技术出版社　　印　刷　三河市华东印刷有限公司
开　本　850毫米×1168毫米 1/32　印　张　9.625　插　页　1　字　数　241千
版　次　2012年6月第1版
印　次　2021年8月第2次印刷
印　数　3001~3750
书　号　ISBN 978-7-5424-1632-2　定　价　58.00元

金文嫩主任医师传略

　　她工作默默无闻，却在人们心中树立了医德高尚、医术精湛的良好形象，是大家有口皆碑的好医生；她曾陪同共和国总理翩翩起舞，却又是个不赶时髦的落伍者，把业余时间花在专业学习上，花在为病人服务上；她离开我们已 14 年，但人们仍想不通一个好医生怎么就突然这样走了，至今仍在怀念她。她就是甘肃省中医院的优秀共产党员、党的十三大代表、陇原人民的好医生金文嫩同志。

　　金文嫩（1936—1997），女，江西婺源县人，主任医师。曾任甘肃省中医院儿科主任，兰州市政协委员，中华医学会甘肃分会儿科学会常务理事，甘肃省家庭教育委员会委员。1959 年毕业于北京医学院医疗系，分配至北京医学院附属三院工作。1969 年，响应党的"6.26"指示，离开繁华的首都，义无反顾地践行为贫困地区医疗卫生事业奋斗终生的誓言，调入甘肃省中医院从事儿科中西医结合临床工作。她曾参加甘肃省卫生厅中医经典著作学习班，系统学习了中医理论，并深得甘肃名医窦伯清、席梁丞指教，后在中国中医研究院进修，得到全国儿科名医王伯岳的教诲。

坚守医德，把健康和幸福送给患儿

　　金文嫩为人正直，坚守医德，实事求是。孙思邈在《备急千金方》一书中，有一段著名论述"大医精诚"，孙思邈提出了医生的行为准则"凡大医治病，必当安神定志，无欲无求，先发大

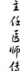

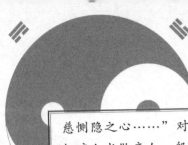

慈恻隐之心……"对于前来求治的病人，金主任一律一视同仁，把病人当做亲人一般，把病人的痛苦当做自己的痛苦。她从医多年，始终认为要做一个好医生，首先应做一个好人。什么是好人，就是要真诚、正直、谦虚、善良，要成为一个胸襟开阔的人，全心全意为人民服务，这就是医德。医德不仅是愿望，更是一种行动，良好的医德和品行是做一个好医生的前提。做到了这些的医生，孙思邈认为"可为苍生大医"，金主任就是这样的人，"悬壶济世"、"妙手回春"……是人们毫不吝啬地给予金主任的赞誉。在群众眼中，金主任对患儿态度和善、语言亲切、行为文雅，家属和患儿坐在她面前即刻就有一种信任感和安全感。作为儿女，她的内心是充满愧疚的，金主任父母远在天津，因为工作忙碌，她不能经常去探望父母，不能对父母以微薄之力尽上一份孝心，这成为她一辈子的遗憾。

金主任具有丰富的医疗经验，具有精湛的业务水平，但对临床工作始终有一种"如临深渊，如履薄冰"的感觉，这是一种面对病人最宝贵的生命而产生的责任感，她始终要求科室医师任何时候也不能掉以轻心、马虎从事，因为你面对的是病人最宝贵的生命。

视病人如亲人，她是患儿的好奶奶

金文嫩主任行医38年，始终本着一颗仁慈正直的心对待每一位患者，作为医生，她对病人倾注了无限的爱心与耐心，真诚地服务于每一位患儿，尽最大的可能让病人花最少的钱医好病，她的病人非常多，为此她坐门诊很少喝水，怕去厕所耽误时间，尽管如此，上午的门诊依然常常要坐诊到下午一点多钟。无论白天黑夜，还是节假日和休息，只要有病人就诊，她总是有求必应，任劳任怨。在她的眼里，病人没有贫富、贵贱之分，都是需要诊治的患者。记得在一个冬天的夜晚，病房住院的一个患儿突然病情危重，值班大夫急速请示金主任，她从家属楼迅速跑到儿科病房七楼，指挥抢救，等到患儿转危为安后，值班大夫突然发现金主任坐在病儿床旁瑟瑟发抖，原来金主任为了不延误病人的抢救，匆忙之中，在严寒的冬天只穿了一条单裤就跑出家门，患者得救了，她却冻感冒了。

一个家在陇西农村的6个月大的患儿，因为患病，母亲缺乏卫生知识，一天之内灌服了6片磺胺药，导致患儿颅内出血，昏迷不醒，呼吸急促，生命危在旦夕，送到病房后，家属已不抱希望，金主任二话不说，指挥救治，并亲自进行侧脑室穿刺引流，整整三天三夜，她不离病区，最终保住了患儿生命。

20世纪80年代，为了调查甘肃农村儿童贫血状况，她带领儿科医生深入农村，挨家挨户进行普查，夜晚加班，亲自在显微镜下看血片，分析病情，对有问题的患儿送药上门，因为早期的干预治疗，杜绝了许多儿童隐患性疾病，保证了患儿的健康成长。

扎根甘肃，28载辛劳换来硕果累累

扎根甘肃28年，她以救死扶伤、造福人民为己任，为甘肃医疗事业的发展做出了巨大贡献。在职期间，她更是以高尚的职业道德、精湛的医疗技术水平和突出的工作成绩，为自己赢得殊荣无数。她结合临床开展科研工作，取得了突出成绩。研制的"解毒消炎注射液"、"水蛭注射液"应用于小儿肺炎、弥漫性血管内凝血、颅内出血、巨细胞包涵体病等重症，疗效显著。中西医结合治疗小儿肺炎，有独到之处。她潜心学习，先后在国家级、省级医学刊物上发表颇具影响力的医学论文54篇，译文3篇，参与书籍编写4部。其中"水蛭丹参等治疗小儿肺炎疗效观察"获甘肃省1978年科学技术大会科技成果奖，"中药解毒消炎注射液临床疗效的初步观察"、"抵挡汤加减治疗弥漫性血管内凝血7例报告"分别获甘肃省卫生厅二、三等奖，"黄精与小儿细胞免疫功能关系的初步观察"获甘肃省皇甫谧医学优秀论文

金文嫩主任医师传略

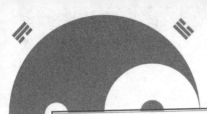

三等奖，"中西医结合治疗小儿肺炎 606 例疗效观察"获 1978年甘肃省科技成果奖。她主持的"佛手增乳膏"科研项目通过鉴定，荣获全国优生优育优教展览会优秀奖。

为了在临床上找到效果好、副作用少的药物治疗小儿疾病，突出中医特色，她钻研中医古典书籍，研发中药静脉注射药物，并在每种新药使用之前，都要在自己身上先做试验，亲自滴注新药配制的液体，感受药物的反应，在确定没有副作用后，才应用于病人。

由于她的突出业绩，她被选为中共第十三届全国代表大会代表，全国第四届妇女代表大会代表，荣获全国和甘肃省卫生厅先进工作者、全国和甘肃省"三八红旗手"、甘肃省先进科技工作者、甘肃省少儿先进工作者、省级机关优秀共产党员等称号。是甘肃省著名的儿科专家之一。

言传身教，严格要求，下级医师的良师益友

金文嫩是我们身边再平凡不过的共产党员，她对患儿关爱，对医院热爱，对同事友爱，对事业挚爱，她用自己平凡工作中的一点一滴感动着我们。金主任作为科室领导，她把自己精湛的医术毫不保留的传授给下级医师，并指导他们写论文做科研，下级医师写的论文她不厌其烦，耐心修改，讲解写作论文的要点和重点。每次查房，她都根据病人的症状特点有针对性的细心讲解疾病发生规律、疾病特点、化验、检查结果分析，预后转归，并发症及中西医研究最新进展。看她查房，听她讲授，让人耳目一新，受益匪浅。

对每个患儿的处理意见、从西医到中医的调整她都不厌其烦的耐心讲解，有个重症肺炎合并脑干脑炎的患儿，她从诊断、治疗、最新进展娓娓道来，短短的几分钟里，使全科医生对该病有了系统、全面的认识，极大地提高了下级医师和进修、实习医师医疗水平。这样的事例举不胜举，每参加一次查房，就好像上了一堂生动的临床教学课，事隔14年，我们回想起来仍记忆犹新。

对下级医师要求严格，但从来没看见她发火。记得有一次，一位半夜住院的发热患儿，夜间处理后，患儿病情平稳，发热已退，值班医生晨起查房时，见母子均已熟睡，考虑患儿及家长较疲惫，就未叫醒患儿及家长，只是听了听心肺、摸了摸额头，未发现异常，写了一个简单的病程记录。金主任知道后，将这位医师叫到她的办公室，柔声细语的说明利害关系，虽然没有严厉的批评，但这位医师记忆终身。她的工作作风鞭策和激励着年轻的医务工作者，在从医的道路上脚踏实地、勤勤恳恳、诚实做人，认真做事。

1997年8月2日，是我们终生难忘的日子，由于突发脑出血，抢救无效，金主任静静地走完了她平凡而壮丽的一生，永远离开了她为之奋斗不息的医疗卫生事业，终年61岁。她把她的爱心直至生命无私地奉献给人民，奉献给社会，令人为之感动，为之钦佩！

金文嫩学术精华撷要

金文嫩精专儿科，学识渊博,医术精湛,学术造诣精深,临床经验丰富。注重实践，精于辨证，慎于用药。40年来始终坚持在临床第一线为病儿服务，坚持严谨的医学态度，不懈地钻研，不断地实践，无论在医疗、科研和教学任何方面，皆尽职尽责，无私奉献；积累了丰富的临床经验，逐步形成了自己的学术思想和经验。

一、学术精华

（一）学术思想浅析
1.重辨证，亦辨病，提高临床疗效著

金文嫩师承前贤，深受甘肃名医窦伯清、席梁丞等前辈影响，医技更臻成熟，集中西医知识于一身，逐渐形成自己的风格。

在疾病的诊断方面，强调中西医相结合，采用西医辨病，中医辨证，认为不辨病则诊断不清，疾病的治疗、预后心中无数；不辨证分型则无法处方用药，体现不了中医辨证论治的精髓。只有辨病与辨证相结合，才能使中医传统医学的宏观辨证治疗与微观变化紧密结合，做到心中明了，发挥中医诊断和治疗的优势，使祖国的传统医学得以发扬光大。认为重辨证亦辨病是提高诊治水平的重要方法，证病结合的诊治就是整体与局部相结合的科学诊治，金老认为中医辨证论治加现代科学诊断是医学科学领域的

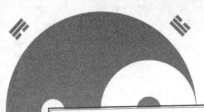

诊断方法。所以，临证时，重辨证亦要辨病，治疗时既要治证，也要治病。

2.观体质，重临床，崇尚"稚阴稚阳"学说

通过观察，金老认为小儿生理具有"稚阴稚阳"的特点，在病理上所表现的易虚易实，易寒易热，也是随着年龄增长而转归，伤阴伤阳亦互有转化。阴阳总是互相转化，互相促进的，因而，阴阳并论，更易于讲清道理，也更有利于理解。金老认为只有通过反复实践，才能较深刻地理解小儿"稚阴稚阳"这一生理特点的客观性，才能正确对待"小儿纯阳之体"的观点。

3.抓主证，崇经方，不断创新疗效好

金主任在临证时善抓主方，善用经方。实践证明，确实使疗效大大提高。经方是先贤几千年临床经验的结晶，且经受了实践的检验，因此，崇尚经方，用于临床是金主任的观点。在临床实践的具体应用中，主张应用经方尊其法而不泥法，谴其方而不僵化，用其药而不拘量，灵活合理应用，在经方的基础上创立了许多有效的经验方。

4.倡脾运，调气机，强身壮体少疾病

金老认为"脾健不在补，贵在运"，是根据脾的生理病理特点提出的治疗法则。不仅是对儿科临床治疗学的一大发展，更是对小儿生理、病理学的一大阐明，认为学习和运用好这一理论法则，是对培育后天之本，有利于小儿正常生长发育和防治多种疾病的一项关键举措。

5.佐活血，祛积聚，辨治疗效显神奇

活血化瘀大法是中医历代医家十分重视的治疗方法之一。金老师运用活血化瘀是以中医辨证为前提，以症候演变为依据的一种主方谴药的治疗大法，通过对血瘀证的认识，应用活血化瘀法独特的理论和丰富的经验，结合几十年的临床实践及我科对水蛭的研究，金主任十余年来应用水蛭救治小儿肺炎，新生儿肺出

血，感染性休克等取得了可喜的成效。

6.补气血，益通乳，佛手增乳强乳儿

长期以来，我国人民有着用母乳喂养婴儿的良好传统，由于受到各种因素的影响，近十余年来母乳喂养率在大城市中不断下降，而且逐渐向中小城市、乡镇和农村扩展。金主任认为产后乳汁少或无，多责之于分娩后气血亏虚，肝气疏泄失司，冲任不调，采用当归、川芎为主药，辅以黄芪，佐以淫羊藿、益母草、黄精、王不留行、通草、柴胡、甘草等药，创建了佛手增乳制剂，该制剂具有养血补气、疏肝散郁，益经通乳的功效，虚实兼顾、以补为通，补、疏与通乳结合，使得气血两亏的产妇能迅速恢复元气，肝郁气滞者得以疏泄从而增加产妇泌乳量；并对产后的其他杂症有辅助治疗作用。

（二）儿科用药特色

1.方专药精

金主任基于对小儿生机蓬勃，活力充沛，反应敏捷，患病后病因较单纯，且"其脏气清灵，随拨随应，但能确得其本而摄取之，则一药可愈"之生理、病理的深刻认识，在治疗上认为儿科用药力求精练，方宜专而药宜纯，方药简练，切中病机，忌用药繁杂重复，药效互相牵制而影响疗效。如小儿感冒见咳嗽发热，咽痛呕逆，腹痛泄泻及抽搐等症，辨为外感挟食滞之病机，治以宣散导滞之法，则能使诸症平息。《锦囊秘录》有云："病情虽多，而其源头只在一处，治其一，则百病消，治其余，则头绪愈多，益增百病，既疗其他，又顾其此，本之不揣，药无精一，如着百家衣，徒为识者笑。"由此可见，仔细辨证，求病之本，药精方专，方能药到病除。

2.量轻方小

选药精当，临床用药本着药味宜少，分量宜轻的原则，一般量 3～6g，重则 9g，较少用大剂量者。如蝉蜕、竹叶、薄荷、香

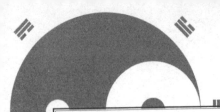

蕾、藿香及木香，枳壳、橘红等用量多为 3g 左右。临证力求辨证准确，处方简洁明了，忌大方大药，宁可再剂，不可重剂，重则欲速不达。一般处方 7～8 味，多者不超 11～12 味。对泄泻患儿之服药，更是嘱其少量频服。因小儿稚阴稚阳，"如草之芽，如蚕之菌"，脾胃娇嫩，药量过重，易药过病所，脾胃亦受损。如若顿服量多，致胃不受药，亦犯胃气出现呕吐，因此应避免药气伤害脾胃，固护其本，则抗邪有力。这样轻剂频服，因势导邪不伐无辜，顾全胃气，也正是她一贯倡导的"方不在多，有效则验，药不在贵，去病为灵"在儿科治疗上的体现。

3.气轻味薄

小儿"五脏六腑，成而未全，全而未壮"，神气怯弱，受邪致病，若调治不当，易轻病变重，重病转危。治疗成败与医者的辨证准确及用药恰当密切相关。金主任临证不但通过察苗窍、观色脉、看指纹、闻气息、问家长、审病因、辨虚实寒热、辨证论治，还重视选择质轻味薄之品，既不损伤正气，又能醒脾胃灵气。忌妄用苦寒、辛燥、重浊之味伤阳耗阴伐小儿方生之气，损伤脏腑，使病情剧变。因此在治疗上对大辛、大热、大苦、大寒、有毒、攻伐腻滞之药，嘱须慎用。需要用时注意中病即止，不可过剂。她认为药物均有偏胜，既可以治病，也可以致病。对小儿用药不可过于猛烈，补虚不宜呆滞，消导不宜太猛，清热不可过凉，渗湿适可而止。提倡在稳妥之中求变化，平和之中收效果。如治小儿泄泻强调健脾勿伤阴，养阴莫碍胃，用药喜择扁豆、淮山药、茯苓、薏苡仁、莲子等气味轻薄之品，甘淡健脾止泻，且药汁色味清淡，苦味不甚，小儿容易接受服药。

4.善施药膳

小儿服药诸多不便，一者小儿畏苦，灌汤药多哭闹挣扎，易误入气管，且家长又多姑息，以致病情迁延。另外需久服、长服药物调治之疾病，煎药喂药常给家长造成困难。对此，金主任喜用药膳，即在患儿食物中掺入适量气味轻薄、苦味不甚之有关药物，以便服食。如小儿疳积，常令家长在蒸馍时将"羊肝散"（北沙参、淮山药、建莲子、炒扁豆、草决明、木贼、蝉蜕、密蒙花、甘草、羊肝）在面上做成花卷，常吃多能达到治愈目的。对泄泻反复不愈之患儿用参苓白术散依上法治愈者更多。也可用炒苡仁、炒芡实、炒粳米及少量干姜混合后碾成细粉，每次适量加糖或盐调成糊状烧开服用，效果亦佳。更有久泻、频泻及中毒性消化不良者用"燕窝粥"治愈。对肾炎、肾病综合征之尿蛋白微量久不消失之患儿，嘱用薏苡仁、淮山药、芡实、莲子、黄芪等适量熬粥时加入食用，或煎成汤剂服食，确能收到消除蛋白的作用。又如菌痢烧吃大蒜、肾病低蛋白血症喝羊奶及鲫鱼汤之类，利用食物本身对疾病的治疗作用，因地制宜，审时度势，不误病情地配合使用，使红枣、胡萝卜、白萝卜、藕、荸荠、梨、百合、绿豆等更添医疗光彩。充分利用食物中的药物，药物中的食物，不但治疗疾病，且可防患于未然。

（三）主要临证经验

金文嫩主任循古而不泥古，发扬而不离宗，对祖国医学的继承和发扬，有其独到的见解。

1.强调理论联系实际，温故知新

金文嫩主任非常重视理论知识的学习，诊务之余，勤于自学，利用一切空隙时间，读书、撰文，强调理论联系实际，总结古人的经验，并且广读现代的医学书籍和临床、科研资料报道，不断更新知识，并致力于临床实践，在医疗实践中，师古而不泥古，对于前人的经验不是简单地拿来即用，而是加以消化吸收，进一步反复实践，善于观察，善于总结，主张学用结合，学以致用，从而形成自己的学术见解。

金文嫩主任认为，中医与西医虽属于不同的理论体系，但在救死扶伤、保障人民的健康上是一致的，所以二者应该可以结合

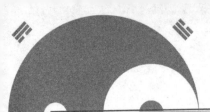

起来，在中西医结合发展的道路上，各自扬长避短，为推进中国医学事业的长足发展做出贡献。

2.强调四诊辨证，察舌辨脉

金文嫩主任认为辨证论治是中医理论的核心，因此，在诊治中，始终把四诊辨证放在首位，通过望、闻、问、切诊察疾病在各方面的显现，了解疾病的病因病机，而且还可以对疾病的轻重、转归及预后做出推断，从而为辨证论治提供依据。

3.内服外用皆有所创，兼收并蓄

金文嫩主任遣方用药时，药少而力专，从病情需要出发，辨证合理，君、臣、佐、使配伍明确，力求简、便、廉解决问题，推崇方剂的灵活运用，不泥于古方，多为经验方。并认为中药汤剂最能反映出中医辨证的用药特点，主张一方一病掌握好坏，认为成药和汤药不能完全替代，必须掌握汤剂和成药的关系而合理用之。

金文嫩主任不仅擅长运用内服汤药，同时认为外用药及灌肠对于小儿也为实用。如应用铁箍散、三黄膏外敷治疗小儿痄腮、痰核、颈痈等，并自拟肠灵液保留灌肠治疗小儿泄泻，中药汤剂保留灌肠辅佐抢救小儿疫毒痢等，均有其独特的效果。

二、技术专长

(一)肺系病证清泻肺胃郁热，兼顾护阴健脾

小儿"肺常不足"，且肺为娇脏，最易感受外邪，而小儿感邪后易从热化，因为小儿为纯阳之体，疾病变化迅速，如初起风寒证也可迅速转化为寒包火或里热证，临床表现以热证居多，金文嫩主任认为小儿热邪表证易祛，而肺胃郁热难清，因此在治疗中特别重视清泻肺胃郁热，如咳嗽、喉痹、肺炎喘嗽恢复期、乳蛾后期、感冒等，金文嫩主任认为只要有咽红、久咳、舌质红、苔黄，就考虑因肺胃郁热所致，用泻白散加味治疗。金文嫩主任

应用其加减治疗多种肺系肺胃郁热而致病变，收到满意效果。并遵"存得一分津液，便有一分生机"的思想，而重视养阴保津之法，临证常加用玉竹等以兼顾阴津护卫。另小儿脾常不足，肺系病变后往往影响脾的运化功能，以致脾失健运，故金文嫩主任亦非常重视顾护脾胃，常加用运脾开胃之品，使脾气健运，生化有源，病易愈矣。

1.治疗小儿急性支气管肺炎的经验

小儿肺炎属中医"喘嗽"的范畴，是儿科较常见的疾病之一。小儿脏腑娇嫩，形气未充，卫表不固，极易外感六淫之邪，由口鼻直接犯肺，闭阻肺气，又因小儿阳常有余，阴常不足，外邪极易从阳化火化热，呈肺热之象，即便是风寒闭肺，也很快郁而化热转为痰热闭肺。故小儿肺炎多表现为风热闭肺及痰热闭肺。数十年来金文嫩主任自拟麻杏化瘀汤治疗风热、痰热证型支气管肺炎。

麻杏化瘀汤基本方：炙麻黄6g，杏仁9g，石膏15g，水蛭3g，败酱草9g，甘草6g。

而小儿痰热壅滞祛除后，肺胃郁热难清，故此期宜清泻肺胃郁热，常用泻白散加减调之。

2.治疗小儿迁延性肺炎的经验

小儿迁延性肺炎是较难治的疾病之一，由于患儿素体脾虚，感染肺炎后，肺部病灶不易吸收，炎症反复加重，其病程长，咳而痰多，自汗出，多因小儿脏腑娇嫩，脾肺功能常显不足。古人曰"脾为生痰之源，肺为贮痰之器"。其肺脾功能是互相影响的，所以肺脾气虚，使之痰湿阻肺，故应肺脾同治，培土生金。金文嫩主任常用自拟二陈化瘀汤治疗，以健脾益气，肃肺化痰。基本方：陈皮9g，茯苓9g，法半夏6g，杏仁9g，苏子9g，水蛭3g，败酱草9g，甘草3g。

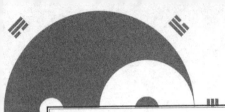

3.治疗小儿咳嗽的经验

小儿咳嗽,是儿科临床最为常见的证候之一,多由于各种病邪刺激气道而发生。容易引起肺胃郁热。咳嗽是肺系的主证,又有"五脏六腑皆能令人咳"。久咳不愈,郁火热甚,但正气未伤,吾师治以清泻肺热,止咳平喘,以泻白散加减治之;而久咳不愈者,正气又伤,以肺脾气虚为主,治以益气健脾止咳,以人参五味子汤加减治之。不可见咳止咳骤然停药。

4.治疗小儿呼吸道感染的经验

小儿感冒,是儿科常见的一种外感性疾病,病在肌表,属于表证。强调小儿脏腑未充,肺尤娇嫩,不耐寒热之邪所侵。无论受寒受热,皆能引起感冒。但因病因的不同,病证也有所不同,故小儿感冒,首先应当辨清寒热。认为寒与热可以同时出现,但有所偏胜,有的寒多于热,有的热多于寒。寒与热也可以互相转化,但因小儿为"纯阳"之体,"阳常有余",所以患病往往热多于寒,纵使感冒风寒,亦多寒从热化,或见寒热并存。故小儿感冒多呈寒热夹杂之证。治疗风寒感冒,常用辛温为主的荆防葱豉汤,然方中除用荆芥、防风、苏叶、羌活、白芷、葱白等辛温解表药外,还加用薄荷、豆豉、黄芩、竹叶等辛凉解表、苦寒清热和辛淡、甘寒之品;而治疗风热外感常用辛凉为主的自拟方解毒消炎汤,方中除用银花、连翘、牛蒡子、黄芩、僵蚕、薄荷、蚤休、板蓝根等辛凉解表、苦寒清热之药外,还每加用荆芥、防风等辛温之品;以避免过用寒凉使邪气冰伏不解。

(二)脾系病证助运、养胃、健脾、导滞

小儿有"脾常不足"的生理特点,易虚易实加之小儿饮食不知自节,常饥饱无常、冷热不均,易损伤脾胃,脾胃病变,常表现为水谷受纳运化失常,生化无源,水湿留滞,乳食积滞等。儿科门诊常见的病症有厌食、腹泻、呕吐、便秘等。故常以调理脾胃功能来达到治病的目的,在治疗用药上宗"脾健不在补,贵在运"之学术观点，如厌食证，患儿应以运脾开胃为基本法则。金文嬿主任常用异功散加味，腹泻患儿则以运脾化湿为主，佐以酸敛生津，常用自拟六神汤和连梅汤化裁，腹痛则缓急止痛，理气运脾，常用芍药甘草汤加味治疗，临床实践证明，疗效卓著。

1.治疗小儿厌食的经验

小儿厌食是儿科门诊较常见的疾病，金文嬿主任在治疗小儿厌食时，认为小儿中气虚弱，脾胃失健，导致消化、吸收、传导功能失常，致成厌食，所以，辨治时运脾是关键，宜以轻清之剂解脾之困，拔清灵脏气，以恢复转运之机使脾胃调和，常用异功散加减治之，以运、补兼施，佐以消导。

2.治疗小儿腹泻的经验

小儿腹泻是一种常见病，系由于脾胃升降失司所致。对于泄泻的治疗，金文嬿主任认为以运脾化湿为基本法则，泄泻的患儿常易耗伤气液，佐以敛阴生津之剂，常以自拟六神汤和连梅汤加减治疗，收到良好的效果。

3.治疗小儿腹痛的经验

腹痛是儿科门诊较常见的病症，以无器质性病变，反复发作为特征，往往缺乏有效的治疗方法，儿科临床医师常诊断为虫证，而治疗不奏效。金文嬿主任认为不可忽视小儿腹痛的辨证。临证金文嬿主任运用芍药甘草汤加味治疗小儿腹痛，收到良效。先取芍药行气活血止痛，配以甘草可以缓急和药，以收缓急止痛功效。再辨证入陈皮、元胡增强理气止痛之力，丹参助活血化瘀之功，乌梅、胡连酸敛生津，内金、莱菔子消积和胃顺气，若大便干，苔黄，加大黄清热通腑，认为不可忽视痛止后的巩固治疗调理，多取健脾益气、和胃消食之剂，以便使脾胃功能进一步巩固恢复。又注意辨病排除外科情况。

4.治疗小儿口疮的经验

口疮是儿科门诊常见的疾病，常影响小儿进食，而小儿口疮

金文嬿学术精华撷要

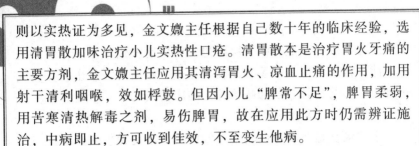

则以实热证为多见，金文嫩主任根据自己数十年的临床经验，选用清胃散加味治疗小儿实热性口疮。清胃散本是治疗胃火牙痛的主要方剂，金文嫩主任应用其清泻胃火、凉血止痛的作用，加用射干清利咽喉，效如桴鼓。但因小儿"脾常不足"，脾胃柔弱，用苦寒清热解毒之剂，易伤脾胃，故在应用此方时仍需辨证施治，中病即止，方可收到佳效，不至变生他病。

(三)治疗小儿心肌炎养心益气，鼓动心脉

小儿病毒性心肌炎，多数前期有感冒病史，邪毒由鼻咽而受，卫表而入，首犯于肺，继侵心脉。金文嫩主任在治疗小儿心肌炎时，结合小儿生理病理特点，邪毒侵袭心脉后，易致气阴两伤，故临床上多是气血兼治，常用生脉散加味，益气养阴，方中三味药，一补一清一敛而收效，使血脉充盈，心气充足，再佐以活血化瘀之品，以通脉养心，临床实践证明，效果颇佳。

(四)消瘰丸临证应用经验

消瘰丸方出自《医学心悟》，主要功能为清热化痰，软坚散结。主治瘰疬、痰核。金文嫩主任在消瘰丸的基础上应用消瘰汤加味治疗儿科多种疾病，疗效满意。

1.急性扁桃体炎

扁桃体炎是儿科的常见病，祖国医学称之谓"乳蛾"，其病理主要为热毒壅结，金文嫩主任应用消瘰丸加味治疗，以清热解毒，化痰散结，泻火利咽，并佐以活血化瘀，理气消肿之剂。

治以清热解毒，利咽消肿，处方如下：

玄参 12g，浙贝母 9g，牡蛎 9g，丹参 12g，柴胡 6g，陈皮 6g，蒲公英 9g，桔梗 6g，枇杷叶 9g，鸡内金 12g，甘草 3g。

2.流行性腮腺炎

流行性腮腺炎是儿科常见病，属祖国医学"痄腮"范畴。应用消瘰丸加味，以清热解毒，软坚散结，活血消肿，并佐以养阴清热，泻火通下。壅滞既去，则毒解肿消，再用局部外敷法，效如桴鼓。

治以清热解毒，软坚散结。处方如下:

玄参 12g，浙贝母 9g，牡蛎 9g，丹参 12g，柴胡 6g，桔梗 6g，板蓝根 9g，益母草 9g，玉竹 9g，鸡内金 9g，大黄 3g，甘草 3g。

3.淋巴结炎

淋巴结炎属祖国医学“痰核”的范畴，是消瘰丸主治之证，故用消瘰丸清热化痰，软坚散结治之，并加以理气活血之剂，较原方效果更佳。

处方如下：玄参 12g，浙贝母 9g，牡蛎 9g，丹参 12g，柴胡 6g，陈皮 6g，鸡内金 12g，厚朴 3g，黄芩 9g，桔梗 6g，甘草 3g。

以上所述仅为金文媺主任沧海一粟的经验，尚未能反映出其学术思想的创造性、整体性、实用性和灵活性，更有待于我们认真学习，深刻理会。

目　录

医案论治

诊余漫话

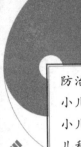

金文嫩医案集

医 案 论 治

感　冒

　　小儿感冒，是儿科常见的一种外感性疾病，病在肌表，属于表证。以发热、鼻塞流涕、喷嚏、咳嗽为主要临床特征。本病一年四季均可发生，以气候骤变及冬春时节发病率较高。任何年龄小儿皆可发病，婴幼儿更为常见。因小儿肺脏娇嫩，脾常不足，神气怯弱，感邪之后，易出现夹痰、夹滞、夹惊的兼证。儿科常见的多种急性传染病早期，也可表现类似感冒的症状。

一、病机概述

　　小儿感冒发生的原因，以感受风邪为主，常兼杂寒、热、暑、湿、燥邪等，亦有感受时邪疫毒所致者。在气候变化，冷热失常，沐浴着凉，调护不当时容易发生本病。当小儿正气不足、机体抵抗力低下时，外邪易于乘虚侵入而成感冒，如《幼科释谜·感冒》所说："感冒之原，由卫气虚，元府不闭，腠理常疏，虚邪贼风，卫阳受摅。"说明了小儿感冒的病因与小儿卫气不足有密切的关系。

　　感冒的病变部位主要在肺，可累及肝脾。病机关键为肺卫失宣。肺主皮毛，司腠理开阖，开窍于鼻，外邪自口鼻或皮毛而入，客于肺卫，致表卫调节失司，卫阳受遏，肺气失宣，因而出现发热、恶风寒、鼻塞流涕、喷嚏、咳嗽等症。

1.感受风寒

　　小儿脏腑娇嫩，形气未充，腠理疏薄，表卫未固，冷暖不能

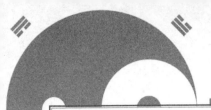

自调，易受外邪侵袭而发病。风寒之邪，由口鼻或皮毛而入，束于肌表，郁于腠理，寒主收引，致使肌肤闭郁，卫阳不得宣发，导致发热、恶寒、无汗；寒邪束肺，肺气失宣，气道不利，则致鼻塞、流涕、咳嗽；寒邪郁于太阳经脉，经脉拘急收引，气血凝滞不通，则致头痛、身痛、肢节酸痛等症。

2.感受风热

风热之邪，侵犯肺咽。邪在卫表，卫气不畅，则致发热较重、恶风、微有汗出；风热之邪上扰，则头痛；热邪客于肺卫，肺气失宣，则致鼻塞、流涕、喷嚏、咳嗽；咽喉为肺胃之门户，风热上乘咽喉，则致咽喉肿痛等证候。小儿发病之后易于化热，即使是外感风寒，正邪相争，寒易化热，或表寒未解，已入内化热，也可形成寒热夹杂之证。

3.感受暑湿

夏令冒暑，长夏多湿，暑为阳邪，暑多夹湿，暑湿之邪束表困脾，而致暑邪感冒。暑邪外袭，卫表失宣，则致发热，无汗；暑邪郁遏清阳不升，则致头晕或头痛；湿邪遏于肌表，则身重困倦；湿邪困于中焦，阻碍气机，脾胃升降失司，则致胸闷、泛恶、食欲不振，甚至呕吐、泄泻。

4.感受时邪

外感时疫之邪，犯于肺胃二经。疫邪性烈，易于传变，故起病急骤；邪犯肺卫，郁于肌表，则初起发热、恶寒、肌肉酸痛；疫火上熏，则目赤咽红；邪毒犯胃，胃气上逆，则见恶心、呕吐等症。

由于小儿肺脏娇嫩，感邪之后，失于宣肃，气机不利，津液不得敷布而内生痰液，痰壅气道，则咳嗽加剧，喉间痰鸣，此为感冒夹痰。小儿脾常不足，感邪之后，脾运失司，稍有饮食不节，致乳食停滞，阻于中焦，则脘腹胀满，不思乳食，或伴呕吐、泄泻，此为感冒夹滞。小儿神气怯弱，肝气未盛，感邪之后，热扰心肝，易致心神不宁，睡卧不宁，惊惕抽搐，此为感冒夹惊。

二、辨证论治

1.小儿感冒须辨风寒、风热与夹食

先师强调，小儿脏腑未充，肺尤娇嫩，不耐寒热之邪所侵。无论受寒受热，皆能引起感冒。但因病因的不同，病证也有所不同，故小儿感冒，首先应当辨清寒热。

感冒有风寒、风热之分。风寒感冒，以发热、无汗为主，在发热前或发热的同时，有恶寒现象。小儿感冒后出现"汗毛立"，即是恶寒的表现。风热感冒，表现为发热，头身或手足心有汗，恶风，恶寒轻或不恶寒。

风寒感冒和风热感冒的主要区别在于：

风寒恶寒，风热恶风；

风寒无汗，风热有汗；

风寒面白、唇青，风热面赤、唇红；

风寒汗毛立，风热多烦躁；

风寒口不甚渴，风热口渴喜饮；

风寒小便清长，风热小便短赤；

风寒脉浮紧，风热脉浮数；

风寒多头痛、身痛，风热偏头痛，身不痛；

风寒手足指末梢微冷，风热手背发热，手足心有微汗。

先师认为，寒与热可以同时出现，但有所偏胜，有的寒多于热，有的热多于寒。寒与热也可以互相转化，但因小儿为"纯阳"之体，"阳常有余"，所以患病往往热多于寒，纵使感冒风寒，亦多寒从热化，或见寒热并存。故小儿感冒多呈寒热夹杂之证。

先师还说，凡是感冒，一般都要出现发热、喷嚏、鼻塞等

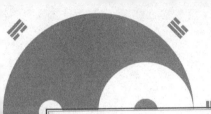

症，而重点是发热。同样是表热，可以因偏寒偏热的不同，临床可有不同的表现，医者即根据其不同的临床表现来分辨是寒是热，这是辨证的重要环节。寒热既清，还应进一步考虑有无其他原因，以及兼证。

如小儿感冒亦常由于因时、因地、因人的不同，病情也有差异。如风寒感冒多见于冬季，风热感冒四时皆有，而多见于夏秋或春初；又南方多风热，北方多风寒；小儿感冒风热多于风寒，体弱小儿更容易经常反复感冒。因此，不同的季节，不同的地区，不同的体质，在临床辨证时都须详细审慎。

又如有的小儿经常伴有消化不良，饮食积滞，此类小儿脾胃素虚，肺卫不固，故亦容易感冒，也即民间所习称之"停食着凉"。这类情况，已不是单纯的表证，而是兼有里证，也就是小儿常见的夹食感冒。这也是临床上应当注意分辨的。

2.辨治感冒多取辛温辛凉并用

感冒属于表证，表证自当运用解表法。解表法主要是指汗法，即是通过发汗，使表邪由汗而解。小儿风寒感冒，见汗而热易解，故宜以辛温解表为治。风热感冒，见汗而热不易解，故宜以辛凉解表为治。

辛温解表与辛凉解表仅是一般习用而且有效的治疗方法，但是治疗小儿感冒，并不局限于一个汗法，而且在汗法的运用上也需要慎重。小儿"易虚易实"，无论是风寒感冒，还是风热感冒，发汗都不宜太过，剂量也不宜过大。过汗容易使津液受伤，反而引起其他变化。

小儿"易寒易热"，又往往热多于寒，一经感冒，很容易寒从热化，或热为寒闭，形成寒热夹杂之证。

鉴于小儿的这些病理方面的特点，单独用辛凉解表，往往汗出不透，单独用辛温解表，又往往汗出而热不解。因此，针对这种情况，在临床上常常采用辛温辛凉并用，从而使风寒、风热两解。

　　辛温辛凉并用法，在具体运用时并不一定要"平分秋色"，而是应根据具体情况，随其寒热之偏胜不同而选方用药。如寒邪偏重，则辛温重于辛凉，如热邪偏重，则辛凉重于辛温。

　　如治疗风寒感冒，常用辛温为主的荆防葱豉汤。然方中除用荆芥、防风、苏叶、羌活、白芷、葱白等辛温解表药外，还加用薄荷、豆豉、黄芩、竹叶等辛凉解表、苦寒清热和辛淡、甘寒之品。而治疗风热外感常用辛凉为主的加减银翘散，方中除用银花、连翘、牛蒡子、黄芩、大青叶、薄荷、豆豉等辛凉解表、苦寒清热或辛淡、甘寒之药外，还每加用荆芥、防风等辛温之品；即使对于高热、寒战、头痛较剧、周身酸痛、咽红肿痛的流行性感冒，在常用的银翘解毒汤中除用银花、连翘、菊花、薄荷、生石膏、知母、山栀、公英、黄芩清热解毒药外，也总要加用荆芥、羌活等辛温解表之品，以避免过用寒凉使邪气冰伏不解。

　　3.夹食感冒尤宜发表和里双解

　　治疗"停食着凉"的小儿夹食感冒，需用表里双解法。小儿素有食积者，极易罹患外感。感冒与消化不良相伴，外有风邪袭表，内有乳食内伤，形成表里同病局面，其治必须于解表的同时，助以消导。如若食积化热，还当在配合消法的同时，注意使用清法。对于体质素弱，抵抗力低下的小儿，不宜过于发表，而应运用和解法。这种在使用汗法的基础上，根据不同情况，适当配合消法、清法或和法的治疗方法，就是常用的表里双解法。

三、证治举例

1.主证

(1)风寒感冒

【证候】　发热、恶寒、无汗、头痛、鼻流清涕、喷嚏、咳嗽、咽部未红肿、舌淡红、苔薄白、脉浮紧或指纹浮红。

医案论治

【辨证】　本证以恶寒，无汗，鼻流清涕，咽不红，脉浮紧或指纹浮红为特征。表寒重者恶寒无汗，咳声重浊。若患儿素蕴积热，复感风寒之邪，或外寒内热夹杂证，也可见恶寒、头痛、身痛、流清涕、面赤唇红、口干渴、咽红、舌质红、苔薄黄等外寒里热之证。小儿感冒风寒，邪盛正实者，正邪交争激烈，易于从阳化热，演变转化为热证。

【治法】　辛温解表。

【方药】　荆防败毒散加减。常用荆芥、防风、羌活、苏叶解表散寒；前胡宣肺化痰；桔梗宣肺利咽；甘草调和诸药。

头痛明显加葛根、白芷散寒止痛；恶寒重、无汗加桂枝、麻黄解表散寒；咳声重浊加白前、紫菀宣肺止咳；痰多加半夏、陈皮燥湿化痰；呕吐加半夏、生姜、竹茹降逆止呕；纳呆、舌苔白腻去甘草，加厚朴和胃消胀；外寒里热证加黄芩、石膏、板蓝根等清热泻火之药物。

(2)风热感冒

【证候】　发热重，恶风，有汗或少汗，头痛，鼻塞，鼻流浊涕，喷嚏，咳嗽，痰稠色白或黄，咽红肿痛，口干渴，舌质红，苔薄黄，脉浮数或指纹浮紫。

【辨证】　本证以发热重，鼻塞流浊涕，咯痰黏稠，咽红，舌质红，苔薄黄，脉浮数或指纹浮紫为特征。表热重者高热，咳嗽重，痰稠色黄，咽红肿痛。咽部是否红肿，为本证与风寒感冒的鉴别要点。

【治法】　辛凉解表。

【方药】　银翘散加减。也可用金主任自拟解毒消炎汤（金银花、连翘、板蓝根、僵蚕、草河车、牛蒡子、桔梗、黄芩、石膏）。常用金银花、连翘、大青叶解表清热；薄荷、桔梗、牛蒡子疏风散热，宣肺利咽；荆芥、豆豉辛温透表，助辛凉药散表达邪外出；芦根、竹叶清热生津除烦。

高热加栀子、黄芩清热；咳嗽重，痰稠色黄加桑叶、瓜蒌皮、黛蛤散宣肺止咳祛痰；咽红肿痛加蝉蜕、蒲公英、玄参清热利咽；大便秘结加枳实、生大黄通腑泄热。

(3)暑邪感冒

【证候】　发热，无汗或汗出热不解，头晕、头痛，鼻塞，身重困倦，胸闷，泛恶，口渴心烦，食欲不振，或有呕吐、泄泻，小便短黄，舌质红，苔黄腻，脉数或指纹紫滞。

【辨证】　本证发于夏季，以发热，头痛，身重困倦，食欲不振，舌红，苔黄腻为特征。偏热重者高热，头晕、头痛，口渴心烦，小便短黄；偏湿重者发热，有汗或汗出热不解，身重困倦，胸闷，泛恶，食欲不振，或见呕吐、泄泻。

【治法】　清暑解表。

【方药】　新加香薷饮加减。常用香薷发汗解表化湿；金银花、连翘清热解暑；厚朴行气和中，理气除痞；扁豆健脾和中，利湿消暑。

偏热重者加黄连、栀子清热；偏湿重加鸡苏散（包）、佩兰、藿香祛暑利湿；呕吐加半夏、竹茹降逆止呕；泄泻加葛根、黄芩、黄连、苍术清肠化湿。

(4)时邪感冒

【证候】　起病急骤，全身症状重。高热，恶寒，无汗或汗出热不解，头痛，心烦，目赤咽红，肌肉酸痛，腹痛，或有恶心、呕吐，舌质红，舌苔黄，脉数。

【辨证】　本证以起病急骤，肺系症状轻、全身症状重，发热恶寒，无汗或汗出热不解，目赤咽红，全身肌肉酸痛，舌红，苔黄为特征。表证重者高热，无汗或汗出热不解，头痛，肌肉酸痛；里证重者目赤，腹痛，或恶心、呕吐。

【治法】　清热解毒。

【方药】　银翘散合普济消毒饮加减。也可用金主任自拟解

医案论治

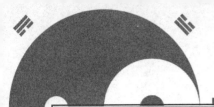

毒消炎汤（金银花、连翘、板蓝根、僵蚕、草河车、牛蒡子、桔梗、黄芩、石膏）。常用金银花、连翘清热解毒；荆芥、羌活解表祛邪；栀子、黄芩清肺泄热；大青叶、桔梗、牛蒡子宣肺利咽；薄荷辛凉发散。

高热加柴胡、葛根解表清热；恶心、呕吐加竹茹、黄连降逆止呕。

2.兼证

(1)夹痰

【证候】　感冒兼见咳嗽较剧，痰多，喉间痰鸣。

【辨证】　本证以咳嗽加剧，痰多，喉间痰鸣为特征。属风寒夹痰者痰白清稀，恶寒，无汗，或发热，头痛，舌淡红，苔薄白，脉浮紧或指纹浮红；属风热夹痰者痰稠色白或黄，发热，恶风，微汗出，口渴，舌红，苔薄黄，脉浮数或指纹浮紫。

【治法】　辛温解表，宣肺化痰；辛凉解表，清肺化痰。

【方药】　在疏风解表的基础上，风寒夹痰证加用三拗汤、二陈汤，常用麻黄、杏仁、半夏、陈皮等宣肺化痰。风热夹痰证加用桑菊饮加减，常用桑叶、菊花、瓜蒌皮、浙贝母等清肺化痰。

(2)夹滞

【证候】　感冒兼见脘腹胀满，不思饮食，呕吐酸腐，口气秽浊，大便酸臭，或腹痛泄泻，或大便秘结，小便短黄，舌苔厚腻，脉滑。

【辨证】　本证以脘腹胀满，不思饮食，大便不调，小便短黄，舌苔厚腻，脉滑为特征。食滞中焦则脘腹胀满，不思饮食，呕吐，或见泄泻；食积化腐，浊气上升则口气秽浊，大便酸臭。

【治法】　解表兼以消食导滞。

【方药】　在疏风解表的基础上，加用保和丸加减。常加用山楂、神曲、鸡内金消食化积；莱菔子、枳壳导滞消积。若大便秘结，小便短黄，壮热口渴，加大黄、枳实通腑泄热，表里双解。

(3)夹惊

【证候】　感冒兼见惊惕哭闹，睡卧不宁，甚至骤然抽风，舌质红，脉浮弦。

【辨证】　本证以惊惕哭闹，睡卧不宁，甚至抽风为特征。心肝热重者舌质红，脉弦。

【治法】　解表兼以清热镇惊。

【方药】　在疏风解表的基础上，加用镇惊丸加减。常加用钩藤、僵蚕、蝉蜕清热镇惊。另服小儿回春丹或小儿金丹片。

四、验案选介

病例1：赵某，女，1岁。1985年3月19日就诊。患儿发热，微咳，有汗不多，鼻流清涕，曾由家长自予感冒冲剂、至宝锭等药，诸症未减。今晨起又增目眦红痒，口角流涎，体温仍39℃。查扁桃体Ⅰ°红肿，舌苔白，指纹浮红。证属外感风邪，上犯心肺，治宜祛风邪以解表，清心肺以退热。处方：

芥穗6g，羌活6g，板蓝根6g，牛蒡子9g，防风6g，黄芩9g，炒知母6g，淡豆豉6g，神曲9g，桔梗9g，杏仁泥6g，淡竹叶6g，生甘草3g。

服上药3剂，诸证悉除。

【按】　热为风邪犯表，咳为风邪袭肺。"风胜则痒"，目眦红痒亦为风邪上泛，心经有热之象。口角流涎当责之心胃积热。故此，治宜解表退热为主，辛温辛凉并用。解表用羌活、防风、芥穗之类，较之桑菊更易速效。退热则用蓝根、牛蒡、黄芩、知母、竹叶诸药双清心肺，加之桔梗、杏仁宣利肺气，神曲兼护胃气，诸证悉顾，又有侧重，故服后效若桴鼓。

病例2：李某，男，11个月。1987年6月10日就诊。患儿

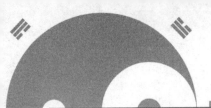

发热，有汗，流涕，咳嗽以夜间为甚。纳呆食少，腹胀便溏，两手心热。舌苔薄黄而腻，指纹紫滞。证属外感风邪，内伤乳食，积而化热，肺失清肃。治宜疏风解表，消食和里，兼清积热。处方：

杏仁 6g，紫苏 6g，荆芥穗 6g，桔梗 9g，大腹皮 6g，黄芩 9g，云茯苓 9g，前胡 6g，知母 6g，枇杷叶 9g，焦三仙各 6g，甘草 3g。

服药 3 剂，热退，咳止，大便成形，乳食见增，继以白术散方 3 剂，调理而愈。

【按】 此病例均属表里兼病，既有外感在表之风邪，又有乳食所伤，脾胃不和之表现。故其治取疏风解表而兼和脾升提。

咳　嗽

咳嗽是小儿常见的一种肺系病证。有声无痰为咳，有痰无声为嗽，有声有痰谓之咳嗽。本病相当于西医学所称之气管炎、支气管炎。一年四季均可发生，以冬春二季发病率高。任何年龄小儿皆可发病，以婴幼儿为多见。小儿咳嗽有外感和内伤之分，临床上小儿的外感咳嗽多于内伤咳嗽。

在小儿时期，许多外感、内伤疾病及传染病都可兼见咳嗽症状，若咳嗽不是其突出主证时，则不属于本病证。

一、病机概述

小儿咳嗽发生的原因，主要为感受外邪，其中又以感受风邪为主。《活幼心书·咳嗽》指出："咳嗽者，固有数类，但分寒热虚实，随证疏解，初中时未有不因感冒而伤于肺。"指出了咳嗽的病因多由外感引起。此外，肺脾虚弱则是本病的主要内因。

咳嗽的病变部位在肺，常涉及于脾，病理机制为肺失宣肃。肺为娇脏，其性清宣肃降，上连咽喉，开窍于鼻，外合皮毛，主一身之气，司呼吸。外邪从口鼻或皮毛而入，邪侵于肺，肺气不宣，清肃失职而发生咳嗽。小儿脾常不足，脾虚生痰，上贮于肺，或咳嗽日久不愈，耗伤正气，可转为内伤咳嗽。

1.感受外邪

主要为感受风邪。风邪致病，首犯肺卫，肺为邪侵，壅阻肺络，气机不宣，清肃失司，肺气上逆，则致咳嗽。风为百病之

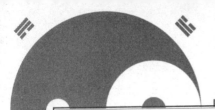

长，其他外邪又多随风而侵袭人体。若风夹寒邪，风寒束肺，肺气失宣，则见咳嗽频作，咽痒声重，痰白清稀；若风夹热邪，风热犯肺，肺失清肃，则致咳嗽不爽，痰黄黏稠。

2.痰热蕴肺

小儿肺脾虚弱，气不化津，痰易滋生。若素有食积内热，或心肝火热，或外感邪热稽留，炼液成痰，痰热相结，阻于气道，肺失清肃，则致咳嗽痰多，痰稠色黄，不易咯出。

3.痰湿蕴肺

小儿脾常不足，易为乳食、生冷所伤，则使脾失健运，水湿不能化生津液、水谷不能化生精微，酿为痰浊，上贮于肺。肺脏娇嫩，不能敷布津液，化液成痰，痰阻气道，肺失宣降，气机不畅，则致咳嗽痰多，痰色白而稀。

4.肺气亏虚

小儿禀赋不足素体虚弱者，或外感咳嗽经久不愈耗伤正气后，致使肺气亏虚，脾气虚弱，运化失司，气不布津，痰液内生，蕴于肺络，则致久咳不止，咳嗽无力，痰白清稀。

5.肺阴亏虚

小儿肺脏嫩弱，若遇外感咳嗽，日久不愈，正虚邪恋，热伤肺津，阴津受损，阴虚生内热，热伤肺络，或阴虚生燥，而致久咳不止，干咳无痰，声音嘶哑。

小儿咳嗽病因虽多，但其发病机理则一，皆为肺脏受累，肺失宣肃而成。外感咳嗽病起于肺，内伤咳嗽可因肺病迁延，或他脏先病，累及于肺所致。

二、辨证论治

1.小儿咳嗽，病不离肺，亦不止于肺

引起咳嗽的情况很多，但概括起来，不外乎外感与内伤两大类。外感风、寒、暑、湿、燥、火，内伤饮食或形体虚弱等都可

引起咳嗽。《素问·咳论》指出："五脏六腑，皆令人咳，非独肺也。"正是说明咳嗽虽然主要是肺经的病，但也并不是单纯的肺经病，而常常与其他脏腑都有关系。

金主任据其临证经验强调，小儿肺气不宣，不仅本身可发生咳嗽，同时，还容易引起脾胃郁热，湿热生痰。反过来，湿热痰浊，又会影响到肺气的宣降。又如久咳肺虚，子盗母气，必然会导致脾虚而中气不足。中气不足，运化不健，则痰湿随之而生。痰湿阻肺，肺失宣降则其咳进一步加重。由此可见，肺脾之间的相互影响是非常密切的。

除肺脾关系密切而外，临床上，肺虚及肾，形成肺肾两虚；肺虚肝逆，形成肝火灼肺；逆传心包，形成心火烁肺等多种情况也屡见不鲜。又如肺与大肠相表里，肺为水之上源，肺气清顺，则大肠的传导才能通畅，膀胱的气化才能正常，水道才能维持通调。否则，肺气虚弱，就会直接或间接地影响到大肠传导和膀胱气化功能的正常发挥，这不仅可引起排泄失调，同时又可因为水湿代谢失调而停湿生痰，从而使肺气更加受阻，咳嗽更加缠绵不愈。因此，凡是表现以咳嗽为主证的疾病，都必须注意到其他兼证，从而考虑到与其他脏腑之间的关系才不会顾此失彼。

2.小儿咳嗽，治本三法，多方配合

金主任指出，关于小儿咳嗽的治疗，前人有不少经验可供借鉴。如《幼科全书》谓："治法有三：有发汗者，有泻下者，有清补者。"《小儿卫生总微论方》谓："治嗽大法，盛则下之，久则补之，风则散之。"

证之临床，小儿咳嗽，表证为多，在治疗上自当宣发肺气，表散外邪，使邪从外达；疏通肌腠，宣通卫阳，使热从表解。发汗即是解表。所以，治疗外感性咳嗽，主要是用发汗法，解表法，也即是"风则散之"。

又：小儿胃肠病多。如积食化热。腹胀食减。则易致痰浊内

医案论治

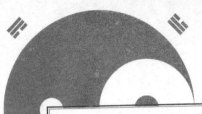

生。阻滞气机。而见咳即作呕作吐。这类咳嗽，多属于肺胃不和，积热内盛。如兼大便干燥，可用下法。因为"肺与大肠相表里"，当积食不消或胃火太盛者，往往一经泻下，则热去咳止。此即是"盛则下之"。但是，也应知道，泻下之义，并非单纯通大便。大凡清热、泻火、利小便、通大便等能使邪从下去者，都属泻下之法。

至于久咳不止，虚火上灼，口燥咽干，干咳潮热者，治须养阴润肺为法；如咳嗽气短，食减腹泻又当补脾益气为治；若至肾虚久咳，肾气不纳，则治宜纳肾固本，培元敛肺方可有效。此即为"久则补之"。

综上所述，可以看出，咳嗽这个病，在治法上同样不离"实则泻之，虚则补之"的原则。但又须知，泻不单纯是泻肺，如有心火则泻心火，有肝热则泻肝热，有肠热则泻肠热。补也是一样，不是单纯补肺，而是脾虚则补脾，肾虚则补肾。当然，咳嗽毕竟是以肺为主体，无论是泻或者是补，都应当有主有从，主次兼顾。

小儿为稚阳之体，加之寒温不知自调，所以，最易感受外邪而引起咳嗽，且咳嗽病作，总以表证居多。而小儿又"阳常有余"，生长力旺盛，患病又表现为热证多，实证多。不过，多与少，只是相对的，阴阳也是如此。"阳常有余，则阴常不足"，故久咳不已，又最易伤阴。所以，治疗小儿咳嗽，解表不宜过于发散，泻热要注意存阴。即使有可下之证，也是宜轻下，而不宜峻攻。

咳嗽有久暂之分，新咳多为外感，久咳多属内伤。外感咳嗽宜着重解表，先去其外邪，但应佐以清热，内热与外邪方能同时清除。内伤咳嗽宜着重于调补，但如有浮热，亦应佐以清解，以遏其热势。

总之，治疗小儿咳嗽，除总体原则采取解表、泻下、清补三法而外，尤当具体情况作具体分析。临证时，针对不同病情，清燥、除湿、滋阴、降火、扶脾、补肾、泻大肠、利水道诸法，都可以加以配合。

三、证治举例

治疗小儿咳嗽，因推崇丹溪治法。《丹溪心法》谓："咳嗽有风寒、痰饮、火郁、劳嗽、肺胀。春作是春升之气，用清凉药，二陈汤加薄、荆之类。夏是火气炎上，最重用芩、连。秋是湿热伤肺。冬是风寒外来，以药发散之后，用半夏逐痰，必不再来。风寒，行痰开腠理，用二陈汤加麻黄、桔梗、杏仁。逐痰饮，降痰，随证加药。火主清金，化痰降火。""干咳嗽难治，此系火郁之证乃痰郁其火，邪在中，用苦梗开之；下用补阴降火之剂，四物加炒柏、竹沥之类。"

《丹溪心法》还谓："上半日多嗽者，此属胃中有火，用贝母、石膏降胃火。午后嗽多，属阴虚，必用四物汤加炒柏、知母降火。黄昏嗽者，是火气浮于肺，不宜用凉药，宜五味子、五倍子敛而降之。五更嗽多者，此胃中有食积，至此时，火气流入肺，以知母、地骨皮降肺火。""嗽而胁下痛，宜疏肝气，以青皮，夹痰药，实者白芥子之类。""痰因火动，逆上作嗽者，先治火，次治痰。以知母止嗽清肺，滋阴降火，夜嗽用。"

《丹溪心法》又谓："痰积嗽，非青黛、瓜蒌不除。有食积人，面青白黄色不常，面上有如蟹爪路，一黄一白者是。咳逆嗽，非蛤粉、青黛、瓜蒌、贝母不除。口燥咽干有痰者，不用半夏、南星，用瓜蒌、贝母……食积痰作嗽发热者，半夏、南星为君，瓜蒌、萝卜子为臣，青黛、石碱为使。"

《丹溪治法心要》也谓："肺胀而嗽者，主收敛，用诃子、青黛、杏仁。""气虚喘嗽，倦懒者，不食、少眠，自汗发热，脉大而虚，或沉细而弱，或喘或嗽，补中益气汤，甚者加五味

医案论治

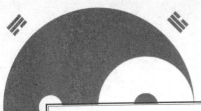

子、知母、麦门冬；汗多者，去升麻、柴胡；喘嗽甚者，加桑白皮、地骨皮。""风寒郁热于肺，夜嗽甚者，三拗汤加知母；脉大而浮，有热加黄芩、生姜。""喘嗽遇冬则发，此寒包热也，解表则热自除，用桔梗枳壳汤，枳、桔、橘、半，再加防风、麻黄、紫苏、木通、黄芩。冬寒咳甚，加杏仁，去黄芩。""感冷而嗽，膈上多痰，二陈汤加炒枳壳、黄芩、桔梗、苍术、麻黄、木通、姜，水煎。""咳嗽呕吐喘促，用泻白散：桑白皮、黄芩、地骨皮、炙甘草，加陈皮、青皮、五味子、人参、茯苓、粳米。""寒热交作而痰嗽者，小柴胡汤加知母之类。一方加白芍药、五味子、桑白皮。"

以上所引，乃为丹溪习用之法。若以治咳常用药物的选择而论，总结前贤经验的基础，认为：

外感咳嗽，应解表为治，常用麻黄、紫苏、前胡、芥穗、薄荷等。

祛痰常用南星、半夏、紫苏子、白芥子、杏仁、瓜蒌、桔梗、贝母、葶苈子、天竺黄等。

泻热常用桑白皮、竹沥、海浮石、蛤粉、马兜铃、地骨皮、生甘草等。

滋补常用紫菀、冬花、百部、白前、橘红、玉竹、百合、沙参、阿胶、炙甘草等。

清润常用知母、花粉、连翘、云苓、苡仁、天冬、麦冬、枇杷叶等。

至于清燥、降火则常用桑叶、菊花、连翘、黄芩、栀子、生石膏等。

久病虚咳，多为肺虚及脾，所以调理肺气，必须照顾脾胃。《局方》二陈汤，是治一切痰饮为病，咳嗽胀满，脾胃不和的主方。其中半夏降逆，陈皮理气，且都能和胃；茯苓渗湿，甘草和中，又都能佐半夏、陈皮理肺化痰。《局方》四君子汤为补气、益胃健脾的主方。久咳伤气，而补气必须从脾胃着手。所以，小儿久咳而无燥象，确属脾肺两虚者，采用六君子汤，佐以益气润肺，止咳化痰之品即可。至于少数久咳伤肾，亦应以补气为主，佐以纳肾为治，缓解后可用六味地黄丸及启脾丸巩固善后。

1.外感咳嗽

(1)风寒咳嗽

【证候】 咳嗽频作、声重，咽痒，痰白清稀，鼻塞流涕，恶寒无汗，发热头痛，全身酸痛，舌苔薄白，脉浮紧或指纹浮红。

【辨证】 本证以起病急，咳嗽频作、声重，咽痒，痰白清稀为特征。小儿风寒咳嗽容易转化为热证，若风寒夹热，证见声音嘶哑，恶寒，鼻塞，咽红，口渴；若转风热证，则咳嗽痰黄，口渴咽痛，鼻流浊涕。

【治法】 疏风散寒，宣肺止咳。

【方药】 金沸草散加减。常用金沸草祛风化痰止咳；前胡、荆芥解散风寒；细辛温经发散；生姜、半夏散寒燥湿化痰。

寒邪较重加炙麻黄辛温宣肺；咳重加杏仁、桔梗、枇杷叶宣肺止咳；痰多加陈皮、茯苓化痰理气。风寒夹热证，方用杏苏散加大青叶、黄芩清肺热。

(2)风热咳嗽

【证候】 咳嗽不爽，痰黄黏稠，不易咯出，口渴咽痛，鼻流浊涕，伴有发热恶风，头痛，微汗出，舌质红，苔薄黄，脉浮数或指纹浮紫。

【辨证】 本证以咳嗽不爽，痰黄黏稠为特征。肺热重痰黄黏稠，不易咯出，口渴咽痛；风热束表，证见发热头痛，恶风微汗出；风热表证重者发热，鼻流浊涕，舌质红，苔薄黄，脉浮数或指纹浮紫。若风热夹湿，证见咳嗽痰多，胸闷汗出，舌苔黄腻，脉濡数。

医案论治

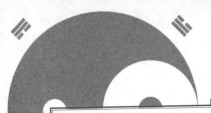

【治法】 疏风解热，宣肺止咳。

【方药】 桑菊饮加减。常用桑叶、菊花疏散风热；薄荷、连翘、大青叶辛凉透邪，清热解表；杏仁、桔梗宣肺止咳；芦根清热生津；甘草调合诸药。

肺热重加金银花、黄芩清宣肺热；咽红肿痛加土牛膝根、玄参利咽消肿；咳重加枇杷叶、前胡清肺止咳；痰多加浙贝母、瓜蒌皮化痰止咳。风热夹湿证，加薏苡仁、半夏、茯苓宣肺燥湿。

2.内伤咳嗽

(1)痰热咳嗽

【证候】 咳嗽痰多，色黄黏稠，难以咯出，甚则喉间痰鸣，发热口渴，烦躁不宁，尿少色黄，大便干结，舌质红，苔黄腻，脉滑数或指纹紫。

【辨证】 本证以咳痰多，色黄黏稠，难以咯出为特征。热重者发热口渴，烦躁不宁，尿少色黄，大便干结；痰重者喉间痰鸣，舌苔腻，脉滑数。

【治法】 清肺化痰止咳。

【方药】 清金化痰汤加减。常用桑白皮、前胡、款冬花肃肺止咳；黄芩、栀子、鱼腥草清泄肺热；桔梗、浙贝母、橘红止咳化痰；麦冬、甘草润肺止咳。

痰多色黄，黏稠难咯加瓜蒌皮、胆南星、葶苈子清肺化痰；咳重，胸胁疼痛加郁金、青皮理气通络；心烦口渴加石膏、竹叶清心除烦；大便秘结加瓜蒌仁、制大黄润肠通便。

(2)痰湿咳嗽

【证候】 咳嗽重浊，痰多壅盛，色白而稀，喉间痰声辘辘，胸闷纳呆，神乏困倦，舌淡红，苔白腻，脉滑。

【辨证】 本证以痰多壅盛、色白而稀为特征。湿盛者胸闷，神乏困倦；湿浊困脾，重者纳食呆滞。

【治法】 燥湿化痰止咳。

【方药】　　三拗汤合二陈汤加减。常用炙麻黄、杏仁、白前宣肺止咳；陈皮、半夏、茯苓燥湿化痰；甘草和中。

痰涎壅盛加苏子、莱菔子、白芥子利气化痰；湿盛加苍术、厚朴燥湿健脾，宽胸行气；咳嗽重加款冬花、百部、枇杷叶宣肺化痰；纳呆者加焦神曲、麦芽、焦山楂醒脾消食。

(3)气虚咳嗽

【证候】　　咳而无力，痰白清稀，面色苍白，气短懒言，语声低微，自汗畏寒，舌淡嫩，边有齿痕，脉细无力。

【辨证】　　本证常为久咳，尤多见于痰湿咳嗽转化而成，以咳嗽无力，痰白清稀为特征。偏肺气虚者气短懒言，语声低微，自汗畏寒；偏脾气虚者面色苍白，痰多清稀，食少纳呆，舌边齿痕。

【治法】　　健脾补肺，益气化痰。

【方药】　　六君子汤加味。常用党参健脾益气；白术、茯苓健脾化湿；陈皮、半夏燥湿化痰；百部、炙紫菀宣肺止咳；甘草调合诸药。

气虚重加黄芪、黄精益气补虚；咳重痰多加杏仁、川贝母、炙枇杷叶化痰止咳；食少纳呆加焦山楂、焦神曲和胃消食。

(4)阴虚咳嗽

【证候】　　干咳无痰，或痰少而黏，或痰中带血，不易咯出，口渴咽干，喉痒，声音嘶哑，午后潮热或手足心热，舌红，少苔，脉细数。

【辨证】　　本证以干咳无痰，喉痒声嘶为特征，常由痰热咳嗽转化而来。阴虚重者午后潮热，手足心热，舌红，脉细数；热伤肺络者咯痰带血；阴津耗伤，无以上承者口渴咽干。

【治法】　　养阴润肺，兼清余热。

【方药】　　沙参麦冬汤加减。常用南沙参、麦门冬、生地、玉竹养阴清热润燥；天花粉、甘草生津保肺；桑白皮、炙冬花、

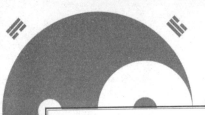

炙枇杷叶宣肃肺气。

阴虚重加地骨皮、石斛、阿胶养阴清热；咳嗽重加炙紫菀、川贝母、炙枇杷叶润肺止咳；咳重痰中带血加仙鹤草、白茅根、藕节炭清肺止血。

总之，小儿咳嗽，虽然总的说来不外解表、泻下、清补三大法门，但在具体应用上，还须根据不同情况，分别对待。

四、验案选介

例1：吴某，女，3岁半。1989年11月5日来诊。近一周来，咳嗽多痰，微觉气喘，偶有鼻腔渗血，不发热，舌苔薄白，根苔稍腻，脉滑。

查：呼吸音粗，双肺可闻及湿性啰音。

此乃肺有郁热，胃气欠和。治拟清肺泻热，和胃祛痰。

处方：

杏仁9g，紫苏6g，大青叶9g，黑荆芥9g，腹皮6g，神曲9g，苦桔梗9g，炒知母9g，莱菔子9g，甘草3g，桑白皮9g，地骨皮9g。

上药服3剂，咳止痰消，又3剂诸证悉除。

【按】　本例证如上述，咳嗽痰多，兼之鼻衄，显系风邪犯肺，内热炽盛之象。舌苔根腻，脉有滑象，乃因食滞停痰之故。故治必清肺泻热，和胃祛痰佐以疏风之品，方可奏效。

例2：孙某，男，5岁。1985年1月7日来诊。患儿昨日起咳嗽有痰，流清涕。纳食不佳，大便稍干，睡眠尚可。身有微热，体温37.4℃。舌尖红，苔薄白，脉浮细。咽红，扁桃体Ⅱ°肿大。

据证分析，咳嗽、有痰、流涕，系属风邪犯表；大便稍干，身有微热，系属胃中蕴热，咽红肿，亦为风热上熏。此皆肺胃二经之证也。故治当疏解风热，双清肺胃，佐以利咽化痰之品。方投：

荆芥穗 9g，桔梗 9g，防风 6g，牛蒡子 9g，大青叶 9g，连翘 9g，黄芩 10g，知母 9g，淡竹叶 9g，莱菔子 9g，炒三仙各 6g，甘草 3g。

服上药 3 剂，咳轻涕止，身热亦退。上方去防风，加杏仁 9g、浙贝母 9g，续服 3 剂，咳止痰消，咽已不肿，大便亦畅，纳食有增。嘱其多食蔬菜、水果，少吃生冷、冰镇之食饮，以防反复。

【按】 退热之法，如系表邪，则宜汗、宜清；如系内热，则宜消、宜下。如表里兼病，则先解表，后和里，或表里双解。本例平素纳少便干，近因风邪新感，故治宜表里兼顾，两清肺胃。否则低热亦可转为高热。小儿易寒易热，自应注意及之。

例3：李某，女，2 岁 3 个月。1989 年 11 月 22 日来诊。患儿咳嗽有痰，延及 10 余日，晨起时咳嗽较重，流涕不发热，舌苔白腻，口中气臭，口渴喜饮。

查：咽颊色红，双肺呼吸音粗。

此乃素有胃热，近感风邪，里热熏肺，咳不易止。治拟清胃肃肺，止咳祛痰。处方：

杏仁 6g，紫苏 6g，黄芩 6g，炒三仙各 6g，腹皮 6g，石斛 9g，桔梗 9g，荆芥穗 6g，莱菔子 6g，花粉 9g，甘草 3g，枇杷叶 9g。

上药服 4 剂，咳止痰消，口臭亦除。

【按】 本例患儿内有胃热，故口渴喜饮，口中气臭。新感风邪，肺失宣肃，故咳嗽不已。对此，如不肺胃兼顾，而一味止咳化痰，其效难奏，且里热熏灼，肺气不清，咳不易止。因此，法拟清胃肃肺，止咳祛痰，两相兼顾。又，黄芩专治口苦、口臭，小儿疾患多用之。石斛、花粉为生津之品，亦解胃热。三药皆肺胃双解之品，所治较广。此处用之，颇合小儿"阳常有余，

23

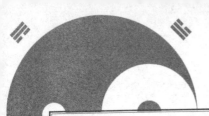

阴常不足"以及常须肺胃双调之特点。

例4：李某，女，1岁半。1990年3月12日来诊。患儿咳嗽，流涕两天，不发热。近半年来反复感冒，咳嗽3次，咳重则微兼喘，痰声重。近月来，食欲不佳，夜间肛痒，曾发现蛲虫。

查：咽红不肿，舌苔薄白。

此乃外感风邪，内有食滞，兼以虫患，故治宜疏风清肺，消食导滞，兼以杀虫为法。处方：

杏仁9g，紫苏6g，黄芩6g，焦三仙各6g，云茯苓9g，前胡6g，焦槟榔9g，百部9g，芥穗9g，甘草3g，枇杷叶9g。

上药服3剂。诸证悉减，继以清肺理脾之剂调理3剂而愈。服药期间，还嘱家长每日晚用纱布蘸食醋少许，涂擦患儿肛门周围，连续涂擦一周，并每日换洗衣裤。

【按】 证如所述，本例患儿经常感冒，甚则咳喘。昨起又因重感冒而流涕，咳嗽，但不发烧。平素容易积食，兼有蛲虫。据证分析，显系风邪袭肺，热滞化痰。兼之内夹食热，又有虫扰，故以疏风清肺，兼以导滞，少佐杀虫之品为治，而能取效。至于每晚用食醋涂擦肛门周围，以治蛲虫，则系因蛲虫每于夜间爬出肛门排卵，故届时以食醋涂擦，可以杀死虫卵。如此内服槟榔、百部以杀虫，外用食醋以灭卵，可谓内外合治之良法也。

哮　喘

　　哮喘是小儿时期的常见肺系疾病，是一种反复发作的痰鸣气喘疾病。哮指声响言，喘指气息言，哮必兼喘，故通称哮喘。临床以发作时喘促气急，喉间痰鸣，呼气延长，严重者不能平卧，呼吸困难，张口抬肩，摇身撷肚，唇口青紫为特征。常在清晨或夜间发作或加剧。本病包括了西医学所称喘息性支气管炎、支气管哮喘。本病有明显的遗传倾向，初发年龄以 1~6 岁多见。大多数病儿可经治疗缓解或自行缓解，在正确的治疗和调护下，随年龄的增长，大都可以治愈。但如长时间的反复发作，会影响到肺的功能，甚至造成肺肾两虚，喘息持续，难以缓解，或反复发作，甚至终身不愈。本病发作有较明显的季节性，以冬季及气候多变时易于发作。

　　古代医籍对哮喘记载甚多。金元之前，多列入喘门，《丹溪心法·喘论》首先命名为"哮喘"，提出"哮喘专主于痰"，并有哮证已发，攻邪为主，未发则以扶正为要的论述。儿科医籍《幼科发挥·喘嗽》说："或有喘疾，遭寒冷而发，发则连绵不已，发过如常，有时复发，此为宿疾，不可除也。"已认识到本病有反复发作，难以根治的临床特点。

一、病机概述

　　哮喘的病因既有外因，也有内因。内因责之于肺、脾、肾三脏功能不足，导致痰饮留伏，隐伏于肺窍，成为哮喘之夙根。外

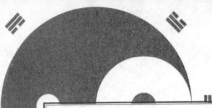

因责之于感受外邪，接触异物、异味以及嗜食咸酸等。

小儿肺脏娇嫩，脾常不足，肾常虚。人体水液的正常代谢为肺脾肾三脏所司，肺为水之上源，脾胃乃水谷之海，肾主人身水液，若三脏功能失调，则致水液代谢失常，痰浊内生。如因外邪犯肺，或肺气虚衰，则治节无权，水津失于输布，凝液为痰；脾虚不能为胃行其津液，运化失司，湿聚为痰，上贮于肺；肾气虚衰，不能蒸化水液，也能使水湿上泛为痰，聚液成饮。所谓痰之本水也，源于肾；痰之动湿也，主于脾；痰之末肺也，贮于肺。哮喘小儿常有家族史，具有一定遗传因素，其肺脾肾三脏功能多有失常，这是酿成哮喘伏痰的基础。此外，如感受外邪，邪失表散，风痰不化；或过食咸酸，水湿结聚成痰；或表邪未尽，误用酸敛收涩之品，致邪留于肺，痰液内结等等，都是造成哮喘伏痰留饮的病理因素。

哮喘的发作，都是内有痰饮留伏，外受邪气引动而诱发。感受外邪，以六淫为主，六淫之邪，以风寒、风热为多。邪入肺经，肺失宣肃，肺气不利，引动伏痰，痰气交阻于气道，痰随气升，气因痰阻，相互搏击，气机升降不利，以致呼吸困难，气息喘促，喉间痰鸣哮吼，发为哮喘。此外，嗜食咸酸厚味、鱼腥发物，接触花粉、绒毛、油漆等异常气味，活动过度或情绪激动，也都能刺激机体，触动伏痰，阻于气道，影响肺的通降功能，而诱发哮喘。

总之，本病的发病都是外因作用于内因的结果，其发作之病机为内有壅塞之气，外有非时之感，膈有胶固之痰，三者相合，闭拒气道，搏击有声，发为哮喘。若是外感风寒，内伤生冷，或素体阳虚、寒痰内伏者，则发为寒性哮喘；若是外感风热，或风寒化热，或素体阴虚、痰热内伏者，则发为热性哮喘。若是外寒未解，内热已起，可见外寒内热之证；若是痰饮壅肺未消，肾阳虚衰已显，又成肺实肾虚之证。

哮喘患儿，本为肺脾肾三脏不足之身体素质，反复发作，又常导致肺之气阴耗伤、脾之气阳受损、肾之阴阳亏虚，因而形成缓解期痰饮留伏，表现为肺脾气虚、脾肾阳虚、肺肾阴虚的不同证候。发作期以邪实为主，缓解期以正虚为主，但亦有发作期、缓解期不明，发作迁延，虚实夹杂的复杂证候。

二、辨证论治

1. 肺脾两虚，风寒痰火，乃哮喘成因之两端

小儿哮喘的主要成因，系由于肺、脾两经的气不足，不耐风寒所致。宋代儿科名医钱乙说："有肺虚者，咳而硬气，时时长出气，喉中有声，此久病也。"（《小儿药证直诀》）明代儿科医生薛恺也说："喘急之证，多因脾肺气虚，腠理不密，外邪所乘，真气虚而邪气实者为多。"（《保婴撮要》）由于气虚，抵抗力较弱，容易感受外邪，所以，在气候变化的时候，如果感受风热或风寒，原来有哮喘的小儿，最容易引起发作。

清代陈复正《幼幼集成》还对清代以前有关小儿哮喘的论述进行了总结，并结合自己的临证经验，全面反映了小儿哮喘的发病及证治实际。他在《幼幼集成·哮喘论治》中强调："夫喘者，恶候也。肺金清肃之令，不能下行，故上逆而为喘。吼者，喉中如曳锯，若水鸣声者是也。喘者，气促而连属，不能以息者是也，故吼以声响言，喘以气息名。凡喉如水鸣声者为实，喉如鼾声者虚。虽由于痰火内郁，风寒外束，而治之者不可不分虚实也。"这段论述不仅总括了小儿哮喘的概念、病因、病机，以及辨证论治愿则，而且对于以哮和喘为主要特征的这一临床综合病证的发病原因归纳为痰火内郁，风寒外束，并指出其病位在肺，以肺金清肃之令不行，痰火内阻气道，气上喘逆，鸣息不通，哮吼发作。

哮喘为病，有虚实之分：根据临床所见，一般急性支气管哮

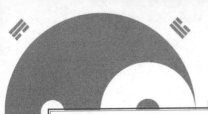

喘多为热证、实证；一般肺脾气虚，反复发作，已成慢性，多为寒证、虚证。因此，小儿哮喘之病的辨证，不外寒热虚实。但是，寒热的转化，虚实的互见，在临证时，尤须给予注意。

2.发时平喘，缓时固本，为治疗哮喘之大法

小儿哮喘，虽然是肺经的病，但局部和整体总是相互关联的，尤其是与脾胃的关系更为密切。而哮喘的发作，总有它的诱因，如外邪、痰湿、积食等。在治疗时，既要看到局部，也要照顾到整体；既要治标，也要治本。着重在于分别先后缓急。

在实际治法上，历代医家则有"若已发则散邪为主，未发则补脾为主"（《保婴撮要》）；"凡久喘未发，以扶正为要，已发以攻邪为主，气短者参芪补之。火炎上者降心火，清肺金。有痰者降痰下气为主。阴火上逆者补阴降火"（《丹溪治法心要》）等学说。

基于以上学说，在哮喘发作期，以平喘为主，采用宣肺、散邪、祛痰、定喘的方法。因喘急痰壅、肺胀胸满这类证候的出现，往往系因寒邪或风热使肺气闭塞所致；而痰火内郁，又会使肺气上逆，出现痰阻、气促。所以，宣肺、散邪实际就是开闭、降逆，使肺气肃降的功能正常。由于肺虚及脾，以致脾运不健，痰湿过多，就会上阻肺络而出现痰壅气促，所以，在宣肺、散邪的同时，必须祛痰，才能使喘促缓解而达到平喘的目的。

宋代王怀隐《大平圣惠方·治小儿咳嗽咽喉作呀呷声诸方》中指出："夫儿嗽而呀呷作声者，由胸膈痰多，嗽动于痰，上搏于咽喉之间，痰与气相击，随嗽动息，呀呷有声。其咳嗽大体同。至于治疗，则加消痰破气之药，以为异尔。"这里所说的"小儿嗽而呀呷作声"，实即哮喘，其病因在于胸膈伏痰，与气相击，冲击咽喉所致。其治法强调"消痰破气"，也即是化痰下气降逆以平喘，这实为治疗哮喘的关键。

清代陈复正《幼幼集成·哮喘论治》说："凡哮喘初发宜服苏

陈九宝汤。盖哮喘为顽痰闭塞，非麻黄不足以开其肺窍，放胆用之，百发百中。"这里同时强调，哮喘之为病，内有稠固之顽痰，外为风寒之邪束闭。痰邪搏击，阻塞肺窍，肺气愤郁，逆而为患。所以，宣开肺气，化痰降逆是治疗哮喘的关键。

至于麻黄作为开肺平喘第一要药，可放胆使用，用量亦不宜过小，小则无效。这是陈氏经验之谈。对此，金主任则认为，麻黄虽然能平喘，但其为发汗之峻剂，使用的剂量不要过大，小儿用 1.5～3g，不超过 6g。一般用炙麻黄，不用生麻黄。同时，甘草与麻黄宜等量。这样，既能发挥麻黄平喘的作用，也能避免它过于发汗的副作用。若属表虚自汗，肺燥虚喘的，最好不用麻黄，以免过于发散而致气阴两伤。即使确实需要者，也应配伍白芍、五味子等酸敛之品，以减轻其负面反应。

哮喘缓解后，以扶正为主。对小儿来说，扶正应着重于调理脾胃。一般脾胃较弱的小儿，消化不好，吸收不好，抵抗力就薄弱，不耐风寒，有哮喘病，如调护不好，就容易复发；如经常发作，又会使消化、吸收的功能减弱，以致形成恶性循环。有的哮喘反复发作的小儿，往往颜面苍白，或者面黄肌瘦，腹胀胸满，小便不利，或者尿频，四肢发凉，说明不仅是脾虚，肾气也被影响。因而，有些虚证哮喘，肺、脾、肾都要兼顾。

3.哮愈善后，益肺健脾，是预防复发之关键

先师认为，小儿易虚易实，哮喘又是一个虚实互见的疾病，在治法上一般是攻（散邪）补(扶正)兼施，而最重要的是善后调理。中医主张："三分医药，七分调理。"脾胃的健全与否，关键在于饮食的调理，不能单靠药物去补。至于饮食，应当是以素食为主，辅以适量的鸡蛋和肉食之类。要多吃蔬菜，少吃油腻。加上注意卫生，加强锻炼，药物才能起到相辅相成的作用。反复发作的支气管哮喘如此，其他慢性病也是如此，这样是不难根除病根而趋于健康的。

医案论治

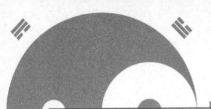

　　小儿哮喘经过治疗，喘吼平息，病情缓解以后，要防止其复发，必须善于调理，而调理的重点在于扶正补脾。所以，临证时，可用清肺养脾汤作为善后之方。

　　清肺养脾汤：南沙参 9g，北沙参 9g，炒白术 9g，天冬 6g，麦冬 6g，茯苓 9g，山药 9g，莲子肉 9g，橘红 9g，桔梗 9g，甘草 3g。

　　上方可用 5 剂量研为细末，炼蜜为丸，每丸 6g，每次 1 丸，日服 2 次。

三、证治举例

1.风热哮喘

　　症见喘咳，气促，痰声辘辘，声热，有汗或无汗，唇红，舌苔薄白或薄黄，脉浮数。

　　治宜宣肺，清热，定喘。

　　方选麻杏石甘汤加味：炙麻黄 3g，苦杏仁 6g，生石膏 9g，黄芩 6g，连翘 5g，前胡 6g，甘草 3g。

　　无汗、痰甚、气促甚，加淡豆豉 6g、莱菔子 9g、葱白 3 寸。热不甚、痰甚、气促甚，加紫苏子 6g、白芥子 6g、莱菔子 9g。

2.风寒哮喘

　　症见咳嗽喘促，面色苍白，喉间哮鸣，甚则张口抬肩，不能平卧、痰多，舌苔薄白，脉沉细或紧。

　　治宜宣肺，散寒，定喘。

　　方选小青龙汤加味：炙麻黄 3g，桂枝 6g，细辛 1.5g，法半夏 6g，五味子 3g，白芍 6g，干姜 3g，紫苏子 6g，橘红 6g，甘草 3g。

　　气急、烦躁，加生石膏 12g。口渴喜饮，加天花粉 9g、生石膏 12g，去干姜、细辛。小便不利，加赤茯苓 9g。咳甚，加苦杏仁 9g、炙紫菀 9g。四肢厥冷、汗多，加制附片 6g、大红枣 3 枚、生姜 3 片，去干姜。

3.肺虚痰喘

症见咳嗽喘急，胸满气逆，痰声辘辘，饮食不下，汗多，经常发作，苔白腻，脉缓。

治宜理肺、祛痰、平喘。

方选《尊生》定喘汤加减：炙紫菀 9g，葶苈子 9g，紫苏子 9g，五味子 6g，法半夏 6g，橘红 9g，厚朴 6g，苦杏仁 9g，荆芥 9g，甘草 3g。

痰甚、大便干燥，加全瓜蒌 9g，桔梗 9 克，去法半夏。口渴、痰甚，加天花粉 9g、海蛤粉 9g，去法半夏。汗甚、喘甚，加银杏仁 9g、白芍 6g，去紫苏子。口淡无味，不思食，加黄芩 6g、生稻芽 9g。

4.脾虚痰喘

症见喘咳痰多，气短体倦，食少无味，畏风，自汗，苔薄白，脉虚大。

治宜益气，和脾，定喘。

方选益气定喘汤加减：

党参 9g，黄芪 9g，茯苓 9g，白术 9g，炙紫菀 9g，银杏仁 9g，橘红 9g，甘草 6g。

咳嗽较甚，加款冬花 9g、桑白皮 9g。自汗不休，加五味子 6g、浮小麦 9g、大红枣 3 枚。痰甚恶心，加姜半夏 6g、竹茹 6g。自汗肢冷，加桂枝 9g、制附片 6g。

5.肾虚痰喘

症见咳喘痰多，自汗，耳鸣，气短，四肢逆冷，夜多小便，苔光，尺脉虚大。

治宜育阴，补肾，定喘。

方选育阴定喘汤：制首乌 9g，五味子 6g，海浮石 9g，炙紫菀 9g，款冬花 9g，补骨脂 9g，麦冬 9g，海蛤粉 9g，甘草 6g。

医案论治

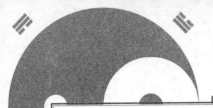

四肢逆冷不解,加制附片 9g、肉桂 3g。纳差不思食,加陈皮 9g、生稻芽 9g,去麦冬。尿频,加菟丝子 9g、桑螵蛸 9g。

四、验案选介

例 1:肖某,男,5 岁。1987 年 7 月 28 日就诊。素有哮喘史,四天前咳喘又作,夜间为甚,痰黏咯之不利。咳喘甚,则不得平卧。出汗多,不发热。纳食一般,二便尚调。舌苔黄腻,脉象沉弦。

查:咽红,两肺可闻哮鸣音。

辨治:症如所述,此外感风寒,内蕴湿热,以致痰喘反复,久治不愈。钱乙治此等证,皆以"补脾"为主。至于如何补脾,应考虑脾为湿困,痰由湿生之义。降逆祛痰,湿去脾安,亦即补脾之义。凡哮喘发作期,应以平喘为主。而平喘之法,要在疏风散寒,清肺降逆,止咳化痰,则喘自平。

方用麻杏石甘汤合二陈三子汤加味:

炙麻黄 6g,杏仁 9g,生石膏 10g,茯苓 10g,紫苏子 6g,莱菔子 9g,白芥子 6g,黄芩 9g,青陈皮各 6g,神曲 10g,法半夏 9g,甘草 6g。

二诊:服上药 8 剂,咳喘轻减,但夜间仍有轻微发作,痰仍不利,易打喷嚏。舌苔白腻,脉象弦滑。此为表邪痰湿未尽之象,仍以宣肺祛痰,除湿清热为治,以固疗效。方拟:

杏仁 9g,瓜蒌 9g,炙麻黄 3g,知母 9g,茯苓 10g,连翘 9g,荆芥穗 6g,橘红 10g,地龙 6g,海蛤粉 10g,生甘草 3g。

三诊:服上药 6 剂,本已诸证悉减,睡眠平稳,夜亦不咳,但自昨日气候骤变,证有反复,喘咳又起,咽红肿,眼红痒,多汗,舌苔黄腻,脉弱。此属暑湿熏蒸,热邪灼肺,肺阴不足所致,治宜清肺平喘,除湿祛痰为法。方投:

杏仁泥 9g,白菊花 9g,大青叶 9g,瓜蒌 9g,款冬花 9g,知母 9g，海蛤粉 9g，地龙 6g，紫苏子 9g，百部 9g，桑白皮 9g，甘草 3g。

四诊：经服上方 8 剂，喘平咳止。继以清肺祛痰，兼顾气阴，以固疗效，并嘱家长注意调理为要。方用：

南沙参 10g，麦冬 9g，五味子 6g，茯苓 9g，苦桔梗 9g，枳壳 9g，款冬花 9g，百部 9g，炙紫菀 9g，桑白皮 9g，生甘草 6g。8 剂，水煎分 3 次服。

【按】　小儿哮喘，急性的以热喘为多，慢性的以寒喘为多。热喘多实，寒喘多虚。无论寒热，在哮喘发作时，都应首先考虑平喘。麻黄善于宣肺气，散风寒，为肺经专药，平素用以治热喘的麻杏石甘汤加味及治寒喘的小青龙汤加味，都是由《伤寒论》"麻黄汤"衍变而来的。麻黄汤治"恶风无汗而喘者"；麻杏石甘汤治"汗出而喘，无大热者"；小青龙汤治"伤寒表不解，心下有水气……或喘者"。麻杏石甘汤以宣肺气的麻黄为主，加上清气分实热的石膏，苦降的杏仁，清热润肺的甘草，故有宣肺、清热、降逆、润肺的作用，作为治小儿热喘的主方是行之有效的。至于寒喘，则应以温散、辛开、酸敛、苦降为治。小青龙汤中的麻黄、桂枝、细辛、干姜、半夏都是辛温药，佐以酸苦的白芍、五味子，补脾润肺的甘草，故能温散肺寒而化痰饮，对于风寒闭肺，气逆痰多的一般寒喘较好，作为治疗小儿寒喘的主方也是行之有效的。再根据病情，进行加减，也是必要的。但须注意的是，选用小青龙汤治疗偏于风寒的虚喘，在喘平之后，即应停服，改用其他方剂进行调理。

例 2：张某，男，9 岁。1984 年 2 月 2 日就诊。患儿哮喘反复发作两年余。此次发作于半个月前。经服中药 14 剂，喘平，咳轻。睡眠、饮食均可，舌淡红，苔白，中根部微黄而腻，有齿痕，脉濡缓。

辨治：本例患儿虽服药后，证见缓解，但病情尚属不稳定阶

医案论治

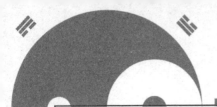

段，若略感风寒，仍有可能再发咳喘痰多等证。因此，哮喘缓解后以扶正为主的治疗原则，如何掌握应用，还应根据具体情况具体分析。本例治疗应仍本前法，治以清肺气，化痰湿，亦即扶正之意。方投：

法半夏9g，橘红9g，茯苓9g，炙紫菀9g，款冬花9g，百部9g，知母9g，杏仁泥9g，苦桔梗9g，甘草3g，桑白皮9g，海蛤粉10g。

二诊：服上药9剂，诸证悉平。效不更方，继以温化痰湿，清补肺气为主，方用紫菀定喘汤，取其药味平和，加海蛤粉，有祛痰之功而又不腻。

炙紫菀10g，款冬花10g，杏仁泥9g，陈皮9g，茯苓10g，薏仁15g，太子参10g，黄芩10g，炒扁豆10g，海蛤粉10g，百部10g，甘草3g。

上药续服8剂而愈。

【按】 小儿哮喘为病，多因脾肺气虚，已在前面论及。关于虚证的治疗，在哮喘发作时，应看到正邪两个方面，往往是会出现正虚邪实的情况。如单一的补，则病邪稽留难去；如单一的攻，则正气会更加受损。补脾、补肾，应在哮喘稍微缓解时进行。小儿虚实容易转化，无论攻补，都不宜太过。同时，无论热喘或寒喘，往往伴有消化不良，即所谓夹食。食滞则容易生痰，故治疗时，除消食而外，还应着重祛痰。治食痰用枳壳、桔梗、莱菔子等；治热痰用瓜蒌、竹沥、天竺黄之类；治燥痰用贝母、知母之类；治湿痰用半夏、陈皮之类。而祛痰定喘、泻肺行水的葶苈子，清肺化痰、软坚散结的海浮石、海蛤粉，下气消痰、利膈宽肠的紫苏子等，对于小儿咳喘痰多者较为适宜。临证时，可根据病情选择，作为主方的辅佐药物。

例3：杨某，男，6个月。初生2周后发现婴儿痰鸣气促，呼吸困难，口唇指甲发绀。在某军区医院诊治，确诊为"先天性心脏病"，准备手术治疗家属未遂，以西药保守治疗，病情未见好转，即抱来就诊。诊时患儿喉中痰声辘辘，犹如拉锯，喘息抬肩，点头呼吸可见三凹征。抱起稍轻，卧则喘息痰鸣更剧，整日不能平卧，病情每因感冒而加重。舌苔白腻，脉弦滑，指纹紫红。证系心脾阳气不振，痰湿阻肺，治宜宣肺降逆，燥湿豁痰。处方：炒杏仁、陈皮、贝母各3g，苏子、法半夏、莱菔子各2g，茯苓5g，白芥子、甘草各1.5g。服2剂后痰鸣大减，但平卧仍闻痰声犹如拉锯，呼吸困难。上方加桂枝尖、蜂房各2g，瓜蒌3g，以强心宽中，温通祛痰。进2剂见患儿面色好转，已无发绀。呼吸微促，喉间偶有痰鸣，三凹征消失。效不更方，原方再投3剂而愈。

【按】　此例患儿证系先天禀赋不足，心脾阳气不振，痰浊内生，阻遏气机，肺气不宣，痰湿不降所致。先以本方加白芥子、莱菔子、贝母宣肺降逆开窍祛痰治标，终以本方加桂枝尖、瓜蒌、蜂房调和肺胃、强心益气治本，使病情日趋好转而愈。

医案论治

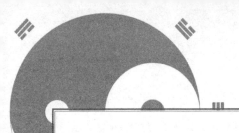

肺 炎 喘 嗽

　　肺炎喘嗽是小儿时期常见的肺系疾病之一，临床以发热、咳嗽、痰壅、气急、鼻煽为主要症状，重者可见张口抬肩，呼吸困难，面色苍白，口唇青紫等症。肺炎喘嗽的病名首见于谢玉琼的《麻科活人全书》，是作者对麻疹病程中出现咳嗽、喘息、鼻煽等肺气闭塞证的命名。本病一年四季都可发生，尤以冬春两季为多。好发于婴幼儿，年龄越小，发病率越高，病情越重。本病若治疗及时得当，一般预后良好。

一、病机概述

　　本病外因责之于感受风邪，或由其他疾病传变而来；内因责之于小儿形气未充，肺脏娇嫩，卫外不固。小儿外感风邪，外邪由口鼻或皮毛而入，侵犯肺卫，肺失宣降，清肃之令不行，致肺被邪束，闭郁不宣，化热烁津，炼液成痰，阻于气道，肃降无权，从而出现咳嗽、气喘、痰鸣、鼻煽、发热等肺气闭塞的证候，发为肺炎喘嗽。

　　肺主气，司呼吸，外合皮毛，司腠理开合，主一身之气，通调水道，下输膀胱，为水之上源。其性以宣发肃降为顺，肺闭气郁为逆。邪气闭郁于肺，肺失清宣肃降，水液输化无权，则凝而为痰，痰滞肺络，阻于气道，以致肺气上逆，为咳为喘，喉中痰鸣；若外邪入里化热，热邪炽盛，灼津炼液成痰，痰热交结，壅于气道，痰随气逆，则壮热烦渴，喘嗽多痰，喉间痰鸣辘辘。

肺主气而朝百脉，若邪气壅盛或正气虚弱，病情进一步发展，可由肺而涉及其他脏腑。如肺失肃降，可影响脾胃升降失司，以致浊气停聚，大肠之气不得下行，出现腹胀、便秘等腑实证候。若热毒之邪炽盛，热炽化火，内陷厥阴，引动肝风，则又可致神昏、抽搐之变证。肺主气，心主血，肝藏血，气为血帅，气行则血行，气滞则血滞。肺气闭塞，气机不利，则血流不畅，脉道涩滞，故重症患儿常有颜面苍白、青紫，唇甲发紫，舌质紫暗等气滞血瘀的证象；若正不胜邪，气滞血瘀加重，可致心失所养，心气不足，甚而心阳虚衰，并使肝脏藏血失调，临床出现呼吸不利，或喘促息微，颜面唇甲发绀，胁下痞块增大，肢端逆冷，皮肤紫纹等危重症。而心阳不振和肺气闭塞，如未能得到及时正确的治疗使病情好转，有可能迅速导致阳气虚脱。

体质虚弱或邪毒炽盛之患儿，病情常迁延难愈，日久伤阴、耗气，逐步转为肺阴耗伤、肺脾气虚等证。

二、辨证论治

1.论肺炎，责之痰热壅阻，肺气郁闭

祖国医学认为，小儿肺炎喘嗽系由于外感风邪所引起的，属于温热病的范围。清代叶天士说："温邪上受，首先犯肺"，"春月暴暖忽冷，先受温邪，继为冷束，咳嗽痰喘最多"。这些论述，对于认识和探讨本病的主要侵犯部位、发病季节、原因及主要证候的表现，都是有帮助的。

肺为娇脏，司皮毛开阖，主一身气化，通调全身水道，下输膀胱，故其性以下降为顺，上行则逆。风邪犯肺，则肺气上逆，故发为咳嗽、气急等症；肺气上逆，又使水液运化不灵，水气阻滞，则凝而为痰，痰随气逆，则喘咳痰多；气滞则血滞，肺气阻塞，则血滞而不畅，所以出现颜面苍白，甚则有口唇、指甲青紫等血气瘀滞的现象。肺开窍于鼻，肺为热邪熏蒸，则清窍不通，

医案论治

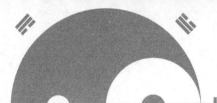

津液受损，故出现啼哭不见涕泪甚则有鼻翼扇动等症。

风邪犯肺，一般仍有风寒、风热之分。如系风寒，则证见恶寒、发热、头痛、无汗、口不渴、苔白腻。如系风热，则证见恶风、发热、有汗、口渴、舌质红、苔薄白或薄黄。但本病主要是温热病，也即是"先受温邪，继为冷束"而形成热为寒闭，由于热多于寒，往往寒从热化。所以，仍属于热证。肺热熏蒸，灼津炼痰，壅遏气道，以致肺气郁闭，而发本病。

温热病容易传变，而各脏之间又是互相影响的，故肺一受病，容易牵连到其他各脏。如高热稽留不退，侵及心包，则会出现神昏谵妄；如影响到肝，引起肝风内动，则会出现惊掣抽搐；如影响到脾，或素来就脾胃较弱，则会出现腹胀、腹泻。如病势不能及时被控制，形成正虚邪实，则可能出现心阳衰竭、内闭外脱等危重证候。

至于体质素弱的小儿，由于禀赋不足，容易感受本病。而其他疾患如表邪不解，形成肺闭，出现咳喘，可以转为肺炎，有的麻疹、百日咳，经治不愈，也可能合并出现肺炎。像这一类，往往病程较长，病情较重。因此，对于本病必须慎重地进行探讨和防治。

由于证有轻重，病有深浅，体有强弱，应加以区别，辨证论治。

2.治肺炎，法宜宣解开泄，须防变证

小儿肺炎喘嗽，主要是由于温邪犯肺，肺气不宣，所以出现发热、咳嗽、痰多、气促、喘憋等症。《医宗金鉴·幼科》所称之"风寒喘急"、"火热喘急"，以及近代中医书籍所称之"肺风痰喘"、"肺闭喘咳"等，皆系指本病而言。同时都指出了这是一种以发热、痰多、喘咳为主症的肺部疾患。

在治法上，采用宣肺、祛痰、清热、解毒、定喘、止咳为主。

闭者宜开。风寒、风热袭肺，皆使肺气闭而不宣，肺气闭塞，则郁而生痰，痰阻肺络，则肺胀喘急。宣肺、祛痰，也即是解表邪、去痰阻、开闭降逆，使肺气畅达。

热者清之。肺炎是一种热证，即使有寒邪，但内蕴热邪，故多见寒包热郁之证。单一解表，往往汗出而热不解，甚则持续不退。所以，在宣通肺气的同时，必须清肺热、解温毒。而用以解表的方药中辛凉应重于辛温，以免化热化火，或过于发散，使津液受伤。

肺炎喘咳，主要由于热邪温毒，毒盛则热盛，热盛则伤阴，它不同于一般的寒喘，治宜清凉，而不宜过早使用辛燥和收敛的药物，才能养阴降火，保存津液。

至于其他变证，如火热闭肺，发热持续不退，则应着重泄热；如出现昏迷、抽风，则应着重熄风、开窍；如出现气阴两虚，则应育阴潜阳。而小儿肺炎多为上盛下虚之证，如高热、喘憋、鼻翼扇动等热象不解，又同时出现四肢厥冷、小便清长、大便溏泄、腹胀等症，则应当考虑既要开闭泄热，又要存阴救逆。对心阳衰竭者，则应回阳救逆。

三、证治举例

1.常证

(1)风寒闭肺

【证候】 恶寒发热，无汗，呛咳不爽，呼吸气急，痰白而稀，口不渴，咽不红，舌质不红，舌苔薄白或白腻，脉浮紧，指纹浮红。

【辨证】 本证多见于发病的初期，常在寒冷季节发生，由风寒之邪外袭于肺而致。多有恶寒发热，无汗之表寒证，年幼儿蜷缩母怀，年长儿可自述恶寒身痛，也常有痰涎色白清稀。口和不渴，咽红不著，舌不红，苔薄白，脉浮紧，指纹浮红，是本证

特征。小儿患病病情多变，正邪交争易于化热，此期一般都比较短暂，临证必须注意风寒化热之证候转化。

【治法】 辛温宣肺，化痰止咳。

【方药】 华盖散加减。常用麻黄、杏仁散寒宣肺；荆芥、防风解表散寒；桔梗、白前宣肺止咳；苏子、陈皮化痰平喘。寒散则表解，肺开则喘平。

恶寒身痛重者加桂枝、白芷温散表寒；痰多，苔白腻者加半夏、莱菔子化痰止咳。如寒邪外束，内有郁热，证见呛咳痰白，发热口渴，面赤心烦，苔白，脉数者，则宜用大青龙汤表里双解。

(2)风热闭肺

【证候】 初起证稍轻，见发热恶风，咳嗽气急，痰多，痰稠黏或黄，口渴咽红，舌红，苔薄白或黄，脉浮数。重证则见高热烦躁，咳嗽微喘，气急鼻煽，喉中痰鸣，面色红赤，便干尿黄，舌红苔黄，脉滑数，指纹紫滞。

【辨证】 本证可因风热犯肺而发病，也可由外感风寒之证转化而来。多见发热转重，或有其他明显的热证表现，如发热恶风，咽红口渴，舌红苔黄等。其轻症、重症，又有程度上的差异，临证不可不辨。轻者发热咳嗽，气急痰多；重者则见高热烦躁，咳嗽剧烈，气急鼻煽等。本证重症，常很快发展为痰热闭肺证。

【治法】 辛凉宣肺，清热化痰。

【方药】 银翘散合麻杏石甘汤加减。常用麻黄、杏仁、生石膏、甘草宣肺清热；金银花、连翘、薄荷解表清热；桑叶、桔梗、前胡宣肺止咳。

发热，头痛，咽痛，加牛蒡子、蝉蜕、板蓝根清热利咽；咳嗽剧烈，痰多者，加瓜蒌皮、浙贝母、天竺黄清化热痰；热重者，加黄芩、栀子、鱼腥草清肺泄热。

（3）痰热闭肺

【证候】　发热烦躁，咳嗽喘促，呼吸困难，气急鼻煽，喉间痰鸣，口唇紫绀，面赤口渴，胸闷胀满，泛吐痰涎，舌质红，舌苔黄，脉象弦滑。

【辨证】　本证多见于肺炎喘嗽的中期，痰热俱甚，郁闭于肺，而见上述诸症。临床以发热、咳嗽、痰壅、气急、鼻煽典型的本病主证为特征。严重者肺气闭塞，可致气滞血瘀，见口唇紫绀，胸高气急，痰壅如潮，闷乱烦躁，证属危急，必须及时救治，否则易因邪盛正虚转为变证。

【治法】　清热涤痰，开肺定喘。

【方药】　五虎汤合葶苈大枣泻肺汤加减。常用麻黄、杏仁、前胡宣肺止咳；生石膏、黄芩、鱼腥草、甘草清肺泄热；桑白皮、葶苈子、苏子泻肺涤痰；细辛肃肺化痰。

热甚者加栀子、虎杖清泄肺热；热盛便秘，痰壅喘急加生大黄，或用牛黄夺命散涤痰泻火；痰盛者加浙贝母、天竺黄、鲜竹沥清化痰热；喘促而面唇青紫者，加紫丹参、赤芍活血化瘀。

（4）毒热闭肺

【证候】　高热持续，咳嗽剧烈，气急鼻煽，甚至喘憋，涕泪俱无，鼻孔干燥如烟煤，面赤唇红，烦躁口渴，溲赤便秘，舌红而干，舌苔黄腻，脉滑数。

【辨证】　本证邪势炽盛，毒热内闭肺气，常为痰热闭肺证发展而成。热炽肺气郁闭而见高热不退，咳嗽剧烈，气急喘憋；毒热耗灼阴津故见涕泪俱无，鼻孔干燥如烟煤。毒热闭肺证病情重笃，容易发生变证，因邪热化火内陷或正虚心阳不支，迅速转为邪陷厥阴、心阳虚衰之危证。

【治法】　清热解毒，泻肺开闭。

【方药】　黄连解毒汤合麻杏石甘汤加减。常用炙麻黄、杏仁、枳壳宣肺开闭；黄连、黄芩、栀子清热解毒；生石膏、知

医案论治

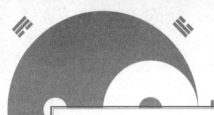

母、生甘草清解肺热。

热毒重加虎杖、蒲公英、败酱草清解热毒；便秘腹胀加生大黄、玄明粉通腑泄热；口干鼻燥，涕泪俱无，加生地、玄参、麦冬润肺生津；咳重加前胡、款冬花宣肺止咳；烦躁不宁加白芍、钩藤清心宁神。

(5)阴虚肺热

【证候】 病程较长，低热盗汗，干咳无痰，面色潮红，舌质红乏津，舌苔花剥、苔少或无苔，脉细数。

【辨证】 本证多见于病程迁延、阴津耗伤、肺热减而未清者。常由痰热闭肺证未经有效治疗转化而成。以病程较长、干咳无痰、舌红少津为主要表现。临证需要辨明阴伤轻重，轻者咳嗽声作、干咳无痰；重者口干舌燥、干咳咯血，伴全身症状。还要辨明有无余热、余邪，有者表现低热潮热，舌苔黄。

【治法】 养阴清肺，润肺止咳。

【方药】 沙参麦冬汤加减。常用沙参、麦冬、玉竹、天花粉养阴清肺；桑白皮、炙冬花肃肺润燥止咳；扁豆、甘草益气和胃。

余邪留恋，低热反复者，选加地骨皮、知母、黄芩、鳖甲滋阴退热；久咳者，加百部、百合、枇杷叶、诃子敛肺止咳；汗多加龙骨、牡蛎、酸枣仁、五味子敛阴止汗。

(6)肺脾气虚

【证候】 低热起伏不定，面白少华，动则汗出，咳嗽无力，纳差便溏，神疲乏力，舌质偏淡，舌苔薄白，脉细无力。

【辨证】 本证多见于肺炎恢复期，或体质素弱的病儿，病程迁延。临证以咳嗽无力，动则汗出为主要证候。偏肺气虚者面白少华，反复感冒；偏脾气虚者纳差便溏，神疲乏力。

【治法】 补肺健脾，益气化痰。

【方药】 人参五味子汤加减。常用人参、茯苓、炒白术、炙甘草益气健脾，培土生金；五味子敛肺止咳；百部、橘红止咳化痰。

咳嗽多痰去五味子，加半夏、陈皮、杏仁化痰止咳；咳嗽重者加紫菀、款冬花宣肺止咳；虚汗多，动则汗出，加黄芪、龙骨、牡蛎固表止汗，若是汗出不温加桂枝、白芍温卫和营；大便不实加怀山药、炒扁豆健脾益气；纳差加焦山楂、焦神曲和胃消食。

2.变证

(1)心阳虚衰

【证候】　骤然面色苍白，口唇紫绀，呼吸困难或呼吸浅促，额汗不温，四肢厥冷，虚烦不安或神萎淡漠，右胁下出现痞块并渐增大，舌质略紫，苔薄白，脉细弱而数，指纹青紫，可达命关。

【辨证】　本证常出现于婴幼儿，或素体虚弱而患肺炎喘嗽者，即邪盛正虚患儿，来势急、病情重。由于邪毒炽盛，损伤原本不足之心阳，肺闭气郁导致血滞而络脉瘀阻。临床以突然出现面色苍白，紫绀，四肢不温或厥冷，右胁下痞块增大，脉细弱疾数为辨证要点。

【治法】　温补心阳，救逆固脱。

【方药】　参附龙牡救逆汤加减。常用人参大补元气；附子回阳救逆；龙骨、牡蛎潜阳敛阴；白芍、甘草和营护阴。

阳气虚衰者亦可用独参汤或参附汤少量频服以救急，还可用参附注射液静脉滴注。若气阴两竭，可加用生脉注射液静脉滴注，以益气养阴救逆。若出现面色苍白而青，唇舌发紫，右胁下痞块等血瘀较著者，可酌加红花、丹参等活血化瘀之品，以祛瘀通络。

出现本症，病情危重，应予中西医结合抢救治疗。

(2)邪陷厥阴

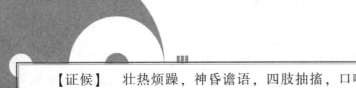

【证候】　壮热烦躁，神昏谵语，四肢抽搐，口噤项强，双目上视，舌质红绛，指纹青紫，可达命关，或透关射甲。

【辨证】　本证由于邪热炽盛，内陷手厥阴心包经和足厥阴肝经而致。临证以病情突然加重，见壮热、烦躁、神昏、四肢抽搐、口噤项强等心肝二经诸症为要点，病情危重。

【治法】　平肝熄风，清心开窍。

【方药】　羚角钩藤汤合牛黄清心丸加减。常用羚羊角粉(冲服)、钩藤平肝熄风；茯神安神定志；白芍、生地、甘草滋阴而缓急解痉；黄连、黄芩、栀子清热泻火解毒；郁金解郁开窍。另服牛黄清心丸。

昏迷痰多者，加菖蒲、胆南星、竹沥、猴枣散等豁痰开窍；高热神昏抽搐，可选加紫雪丹、安宫牛黄丸、至宝丹等成药。

四、验案选介

例1：杨某，女，1岁4个月。1989年2月13日入院，患儿咳嗽，发烧已3日余，纳可，二便如常，舌红苔黄，脉象浮数。查体：精神欠佳，咽红，扁桃体肿大Ⅰ°，呼吸气促，略作鼻煽，心音有力，律整，两肺呼吸音粗，双下肺偶闻细小湿啰音，痰鸣音散在，体温39.4℃，余症无殊。入院诊断为支气管肺炎，佝偻病。脉证合参，显系肺胃不清，表邪未解，浊热尚盛之象，故治以表里双解，辛凉重剂为法。方投：

炙麻黄3g，炒杏仁6g，生石膏18g，银花9g，连翘9g，浙贝母6g，桃仁6g，黄芩6g，鲜生地9g，薄荷3g，生甘草3g，酒大黄4g。

二诊：服上药2剂后，体温已有下降，食纳精神尚好。唯有唇干、口燥，舌边尖红，中心苔黄，仍烦躁时咳，指纹左浮紫，右隐伏，脉数有力。思其兼有食滞化热之虑，故宗原法，佐以清解化滞，再进3剂，诸证得平，调理而愈。

例2：李某，男，6个月，患儿咳嗽20余天，近2天来，痰多作喘，夜间身热烦躁，辗转不安。口渴、瘦黄，大便正常，曾服西药未效。查体：发育营养中等，轻度鼻煽，咽红，两肺可闻喘鸣音，呼吸音粗。右肺上、后可闻及少量中小水泡音。体温39.5℃，余证无殊。1984年12月5日以喘息性支气管炎、肺炎收入住院。

中医辨证，高热、微汗，咳嗽有痰，喉中嘶嘶，纳差，舌苔黄腻，指纹紫赤至风关，当属肺气失于宣肃，湿痰内盛阻遏，气道因之不利。治用麻杏石甘汤、二陈汤化裁，以宣降肺气，清解肺热，化痰利气，止咳平喘。药投：

炙麻黄3g，杏仁6g，生石膏15g，陈皮6g，清半夏6g，茯苓9g，荆芥穗6g，知母6g，苦桔梗6g，黄芩6g，生甘草3g。

配合少商、商阳二穴点刺出血。

二诊：服上药二剂，发热减轻，时有潮汗，唇焦苔黄，精神欠佳，咳嗽痰少，指纹紫滞。证属肺热未清，胃热尚炽，治宜肺胃双解，方用银翘散佐以清胃护阴之品加减：

银花6g，连翘6g，牛蒡子6g，桔梗3g，花粉6g，黄连1.5g，黄芩6g，知母6g，鲜芦根9g，淡竹叶6g，焦三仙各6g。

三诊：服前药7剂，热势已平，饮食增进，精神转佳，睡眠转安，唇润，舌苔薄微黄，脉微浮，唯余轻咳，乃余热未尽，仍以清热止咳为治：

菊花6g，连翘6g，炙桑皮6g，炙百部6g，炙冬花6g，橘红6g，桔梗3g，白僵蚕6g，生麦芽6g，枇杷叶6g，地骨皮6g，生甘草1.5g。

续服上药5剂，诸证悉解。

医案论治

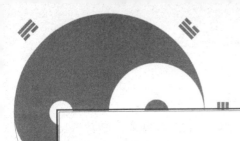

麻　疹

　　麻疹系感受麻疹时邪（麻疹病毒）引起的一种急性出疹性传染病，以发热恶寒，咳嗽咽痛，鼻塞流涕，泪水汪汪，畏光羞明，口腔两颊近臼齿处可见麻疹黏膜斑，周身皮肤按序布发麻粒样大小的红色斑丘疹，皮疹消退时皮肤有糠麸样脱屑和色素沉着斑等为特征。我国南方地区有称本病为痧、痧疹，北方地区称为疹子。本病一年四季都有发生，但好发于冬春季节，且常可引起流行。6个月至5岁小儿均易发病。麻疹若能及时治疗，合理调护，疹点按期有序布发，则预后良好；但麻疹重症可产生逆险证候，甚至危及生命。本病患病后一般可获得终生免疫。

　　麻疹在古代被列为儿科四大要证之一，严重危害小儿身体健康。中医对于麻疹的防治，有丰富的经验和肯定的疗效。明代的儿科著作里如翁仲仁的《痘疹金镜录》、万全的《家传痘疹心法》、鲁伯嗣的《婴童百问》、龚言的《古今医鉴》、王肯堂的《幼科证治准绳》等对于麻疹的鉴别、症状的记述、治疗的方法都有了很大的发展。由于16世纪以来，中国医学对于天花和麻疹的斗争，都取得了很大的成就，不仅是设立专科治疗痘疹，同时推行了人痘接种法来预防天花，也推行了口服药剂预防痘疹的方法(如三豆汤、丝瓜散、紫草根等)，都沿用甚久，简易可行而又确有效果。清代儿科的著述也很丰富，夏禹铸的《幼科铁镜》、陈复正的《幼幼集成》、吴谦所辑的《幼科心法》、谢朴斋的《麻科活人全书》等，使我们对于麻疹的防治更有规律可循。

当前，由于对麻疹采取了各种有效的防治措施，发病率已经显著降低，但仍不免有散在流行。所以，进一步发挥中医的作用，推广中医中药防治麻疹的有效方，对于提高和保护儿童的健康，仍有十分重要的意义。

还应当特别指出，在近代医学中，作为麻疹诊断依据的"科泼力克氏斑"，是由于在1898年科泼力克氏在病者口腔黏膜处发现有黏膜疹而定名。关于这一个问题，近人高镜朗医师在他所著的《古代儿科疾病新编》里谈到："对于麻证的黏膜疹，滑寿有独特的发现。"他引证《麻证新书》滑寿关于黏膜疹的描述而加以解释说："细细如针尖的白珠，密密地满口遍生。麻疹发出时，看见更多。疹收后，唇口破裂。"

一、病机概述

麻疹发病的原因，为感受麻疹时邪。其主要病变在肺脾。肺主皮毛，开窍于鼻，麻疹时邪侵袭肺卫，正邪相争，肺失宣肃，故《证治准绳·幼科》指出："麻疹初出，全类伤风，发热咳嗽，鼻塞面肿，涕唾稠黏，全是肺经之证。"指出麻疹初期证候多类似感冒。又脾主肌肉，统血，合四肢，麻疹时邪袭于肺卫，由表入里，郁阻于脾，正邪相争，驱邪外泄，邪毒出于肌表，皮疹按序布发于全身。疹透之后，毒随疹泄，麻疹渐次收没，热去津伤，趋于康复。此为麻疹之顺证。

如若感邪较重，或是素体正气不足，正不胜邪，或者治疗不当，或者调护失宜，均可导致正虚不能托邪外泄，邪毒内陷，则可产生逆证。如麻疹时邪内传，或他邪乘机袭肺，灼津炼液成痰，痰热壅盛，肺气闭郁，则成肺炎喘嗽。麻疹时邪热盛，夹痰上攻咽喉，痰热壅结，咽喉不利，则成急喉痦症。麻疹邪毒炽盛，正气不支，邪毒内陷厥阴，蒙蔽心包，引动肝风，则可形成邪陷心肝变证。

医案论治

二、辨证论治

1.麻疹病理，乃由肺胃郁热，毒邪外发

祖国医学于麻疹的病理分析，认为是一种肺胃的热毒，与季节、气候都有一定的关系。

董及之《斑疹方论》说："小儿斑疹本以胎中积热及将养温厚，偶胃中热，故乘时而作。"

陈文中《痘疹方论》说："凡小儿斑驳疹毒之病，俗言疹子，是肺胃郁热，同时气熏发于外。"

万全《痘疹心法》说："治疹专以肺为主。""手掐眉目唇鼻及面者，肺热证也。"

朱丹溪说："毒起于脾，热流于心，始终之变，肾则无证。脏腑之伤，肺则尤甚。"

王肯堂说："未出痘疹者必感而出，虽曰胎毒，未有不由天行者，故一时传染，大小相似。"

从以上引证可以看出，古人对于麻疹的认识非常明确。归纳起来，麻疹是由于"内蕴热毒，外感天行"所致的病毒性疾病，冬末春初，最容易发病，亦最容易被传染。

近代医学认为，麻疹的病原体存在于患者口鼻眼黏膜之分泌液及血液皮肤中，主要病变是皮肤深层毛细血管产生增生性及渗出性反应，肺脏、肠、胃、肝、脾和全身组织都受到影响。结合麻疹所表现的主要症状，中医注重于患者肺、胃、心、脾等与麻疹发病的关系是正确的，是与近代医学的认识相吻合的。

麻疹是发于六腑的病，"腑属阳，其病本浅，故易出易收。"（《幼科证治准绳》）"麻疹初出，全类伤风，发热咳嗽，鼻塞面肿，涕唾稠黏，全是肺经之证。有末传泄利者，有一起即兼泄利者，肺与大肠相表里，表里俱病也。"（同前）由此归之，麻疹是属于阳证、实证、热证，表里俱病的范畴。

2.麻疹正常病程分初、中、末三期

麻疹的主要症状是：发烧(一天比一天高)，咳嗽，鼻流清涕，眼泪汪汪，眉部微红，两腮微肿。初起在口腔内、齿眼上有粟形小白点，耳轮、指尖发凉。发疹时耳后、背部先现，朵朵如红云。

麻疹正常的病程经过是：发热 3~4d，发疹 3d，收没 3d。

(1) 发热期(即初期，或疹前期)：初起颇像感冒，精神疲倦，饮食减少，咳嗽喷嚏，鼻流清涕，眼泪汪汪，发烧，时而烦躁，耳轮和指尖发凉，口腔内有粟形小白点的内疹。

(2) 发疹期(即中期或出疹期)：发热 3~4d 后，咳嗽越见加剧，热度越见增高，开始发疹。最初见于耳后及背部，逐渐由颜面、颈项，自上而下地蔓延到全身和四肢。形如麻粒，色如桃花，"隐隐皮肤之下，磊磊肌肉之间"，头部、背上最密，膝头和臀部较疏。手足心都见点，即示已经出齐。在发疹期，患者往往有轻度沉迷，幼儿间或亦有轻度痉挛。小便减少，大便泄利。

(3) 收没期(即末期，或疹退期)：疹子出齐 1~2d 以后，发热减退，从头面、躯干、四肢逐渐隐退消失，一般症状也感觉轻快，咳嗽减轻，四五天后，皮肤有糠状脱屑，短时间内表皮可留有棕色痕迹，但很快地即可以恢复正常。

3.麻疹临床分类有顺、逆、险三证

麻疹在临床上由于各种因素的不同，所表现的证候也有所不同，根据证候轻重的表现，在临床上分为顺、逆、险三个类型。顺证的经过比较良好，逆证较重，险证多难治或危急。

(1) 顺证：一般发育正常、身体健康的儿童，在发病时，又遇气候温和，在一定的过程中，经过良好，只要调护得宜，即使不用药，也能痊愈。

(2) 逆证：部分身体较弱的儿童，在发病时，又遇气候不良，暴冷暴热，以致当出不出，当收不收，容易酿成其他病变。

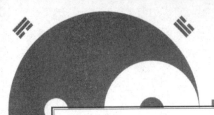

对此应注意医药调治。

(3) 险证：个别的儿童，身体素弱，或因外感内热大甚，或早伏有其他病患，以致疹出不透或一出即收，变证危急，多属难治，更须抓紧治疗。

顺逆是相对的，险证是由于逆证的变化而产生的。顺证须注意其调护，不要让其逆转；逆证须注意其变化，抓紧治疗，使其转逆为顺；险证须注意其发展，争取化险为夷。

总之顺、逆、险三证是可以互相转化的，在临证时应随时注意，尤其着重于防逆救变，必须从各方面加以仔细观察。

一般讲，判断麻疹的顺逆，主要从麻疹的颜色，出现时的部位与快慢，以及一切症状表现来分辨：

"麻疹色红者吉，色赤者重，色黄者危，色黑者死。"（《麻科活人全书》）

"凡看麻疹，分阴阳两部，头为诸阳之首，面为阳中之阳，背为太阳，四肢外向为阳，胸腹为阴中之阴，四肢内向为阴，腰亦为阴。阳部多而阴部少者为顺，阴部多而阳部少者为逆。"（《麻疹全书》）

"凡瘄（麻疹），五液兼见者顺，二三液不见者逆，一液不见者死。"（《麻疹阐注》）

总之，麻疹由头面发起，遍及背胸四肢，向阳部分较多者为顺；见点后，面部不出，全身不透者为逆。

神识清楚，睡眠安定的为顺；目闭不开，昏沉不醒为逆；神识昏迷，时发惊厥的是险证。

身热有汗，面色红润的为顺；无汗，肢冷，面色青滞的为逆。

咳嗽声音爽朗的为顺；声嘶痰壅的为逆；气急、鼻翼煽动，口唇青紫的为险。

麻疹形色细密红润，收没不过早的为顺；疹出困难，或收没过早为逆；疹子只在皮下隐隐，欲出不出，欲透不透，或一拥而出，一出即收，疹子颜色紫黑灰暗的都属险证。

由于气候环境影响，身体的强弱，或医药护理条件的限制，是发生各种不同变证的原因。即以当出不出而论：有因风邪所闭的；有因火毒所闭的；有因食积所闭的；有因痰湿所闭的。同时，如果兼有风、寒、内热、食滞，也容易引起麻疹欲透不透，或者是收没太快。另外，如果过早使用下剂，或过用下剂，或个别儿童因正气虚弱，不能使疹毒外透，都会产生变证。

总之，麻疹的变化虽大，但是否发生变化，关键在于疹子是否能出透。因此，对麻疹的治疗，一开始就必须非常慎重。

三、证治举例

1.顺证

(1)邪犯肺卫（初热期）

【证候】 发热咳嗽，微恶风寒，喷嚏流涕，咽喉肿痛，两目红赤，泪水汪汪，畏光羞明，神烦哭闹，纳减口干，小便短少，大便不调。发热第2~3d，口腔两颊黏膜红赤，贴近臼齿处可见麻疹黏膜斑，周围红晕。舌质偏红，舌苔薄白或薄黄，脉象浮数。

【辨证】 本证见于麻疹初期，从开始发热至出疹，一般为3d左右，又称疹前期。起病较急，常以发热、咳嗽、鼻塞流涕、泪水汪汪、畏光羞明等为临床特征。麻疹起病2~3d，可见患儿口腔内两颊近臼齿处出现麻疹黏膜斑，是麻疹早期诊断的依据。麻为阳毒，邪易郁而化热，故麻疹初期的风寒证象较短，临床结合患儿麻疹接触史及预防接种史，便不难诊断。如接种过麻疹减毒活疫苗而发病者，其症状多较轻而不典型，病程亦较短。

【治法】 辛凉透表，清宣肺卫。

【方药】 宣毒发表汤加减。常用升麻解肌透疹而解毒；葛

根解肌透疹且生津；荆芥、防风、薄荷疏风解表透疹；连翘清热解毒；前胡、牛蒡子、桔梗、甘草宣肺利咽止咳。

发热恶寒，鼻流清涕加苏叶、荆芥解表散寒；发热烦躁，咽红口干加金银花、蝉蜕疏风清热；咽喉疼痛，乳蛾红肿加射干、马勃清利咽喉；潮热有汗，精神疲倦，恶心呕吐，大便稀溏加藿香、佩兰解表化湿；夜睡不安，尿黄短少加竹叶、通草利尿清热；低热不退，舌红少津加生地、玄参、石斛养阴清热；面色苍白，四肢欠温加太子参、葛根扶正透疹。麻疹欲透未出者，可另加浮萍、芫荽煎水外洗。

(2) 邪入肺胃（出疹期）

【证候】　壮热持续，起伏如潮，肤有微汗，烦躁不安，目赤眵多，咳嗽阵作，皮疹布发，疹点由细小稀少而逐渐稠密，疹色先红后暗，皮疹凸起，触之碍手，压之退色，大便干结，小便短少，舌质红赤，舌苔黄腻，脉数有力。

【辨证】　本证由麻疹初热期传入所致。邪正相争，疾病转入出疹期，由麻疹的皮疹出现至疹点透齐，约3d，又称见形期。病程常经过3~4d，以皮疹布发为特征。麻疹邪毒，由表入里，郁于肺脾，正气抗邪，邪正交争，麻毒外透为顺。身热如潮，则皮疹布发，始见于耳后、发际，继而头面、颈部、胸腹、四肢，最后手心、足底、鼻准部见疹即为麻疹透齐。临床上皮疹的透发常与发热密切相关，热势多呈起伏，称为"潮热"，且发热常与微汗并见，皮疹又随潮热、汗出而透发。《麻科活人全书·不热第二十三》中指出："麻疹出现全凭热，身不热兮麻不出，潮热和平方为福，症逢不热大非吉。"临床以麻疹按期透发者属顺证，故在出疹期不宜轻易退热，同时须注意观察各种逆证征象，早期发现，防止麻毒内陷。

【治法】　清凉解毒，透疹达邪。

【方药】　清解透表汤加减。常用金银花、连翘、桑叶、菊花辛凉清热解毒；西河柳、葛根、蝉蜕、牛蒡子发表透疹；升麻解毒透疹。

壮热不退，烦躁不安，加栀子、黄连、石膏清热泻火；皮疹稠密，疹点红赤，紫暗成片，加丹皮、红花、紫草清热凉血；神识昏沉嗜睡，加石菖蒲、郁金化痰开窍；壮热不退，四肢抽搐，加羚羊角粉、钩藤清热熄风；低热不退，舌绛，口干，加生地、竹叶、玄参生津清热；咳嗽气粗，喉间痰鸣，加桔梗、桑白皮、杏仁清肺化痰；齿衄、鼻衄加藕节炭、仙鹤草、白茅根凉血止血；身不发热，皮疹未透，或疹稀色淡，加黄芪、太子参益气透疹。

(3)阴津耗伤（收没期）

【证候】 麻疹出齐，发热渐退，精神疲倦，夜睡安静，咳嗽减轻，胃纳增加，皮疹依次渐回，皮肤可见糠麸样脱屑，并有色素沉着，舌红少津，舌苔薄净，脉细无力或细数。

【辨证】 本证从皮疹透齐至疹点收没，约3d，临床见于麻疹顺证后期及非典型麻疹病例。邪毒已透，皮疹先出先没，依次渐回，发热已退，胃纳转佳，精神转安，脉静身凉，是为邪退正复的证候表现。

【治法】 养阴益气，清解余邪。

【方药】 沙参麦冬汤加减。常用沙参、麦冬、天花粉、玉竹滋养肺胃津液；桑叶清透余热；扁豆、甘草养胃益气。

潮热盗汗，手足心热，加地骨皮、银柴胡清退虚热；神倦自汗，纳谷不香，加谷芽、麦芽、鸡内金开胃健脾；大便干结，加瓜蒌仁、火麻仁润肠通便。

2.逆证

(1)邪毒闭肺

【证候】 高热不退，烦躁不安，咳嗽气促，鼻翼煽动，喉间痰鸣，唇周发绀，口干欲饮，大便秘结，小便短赤，皮疹稠

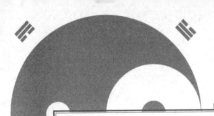

密，疹点紫暗，舌质红赤，舌苔黄腻，脉数有力。

【辨证】　本证为麻毒闭肺，属麻疹疾病过程中逆变重证之一。临床以麻疹暴出，皮疹稠密，疹色紫暗及高热不退、咳嗽气急、喘促不利、喉间痰鸣，鼻翼煽动，甚则面色青灰，口唇紫绀为特征。麻疹疾病中，麻疹邪毒壅盛，正不敌邪，麻毒郁肺；或六淫之邪乘机侵袭，犯卫袭肺；或因治疗失误；或因调护不当，致使邪毒内陷，炼津成痰，阻于肺络，闭阻肺窍，发为肺炎喘嗽。本证气滞血瘀者，见疹点紫暗，唇周发绀，舌质红绛。若病情发展，正气衰败，易见心阳暴脱之危候。

【治法】　宣肺开闭，清热解毒。

【方药】　麻杏石甘汤加减。常用麻黄宣肺平喘；石膏清泄肺胃之热以生津；杏仁、前胡止咳平喘；黄芩、虎杖清肺解毒；甘草、芦根润肺止咳。

频咳痰多，加浙贝母、天竺黄、鲜竹沥清肺化痰；咳嗽喘促，加桑白皮、苏子、葶苈子降气平喘；皮疹稠密，疹色紫暗，口唇发绀，加丹参、紫草、桃仁活血化瘀；壮热不退，痰稠色黄，加栀子、鱼腥草清肺解毒；大便干结，舌质红绛，苔黄起刺，加黄连、大黄，苦寒清热，泻火通腑，急下存阴。

(2)邪毒攻喉

【证候】　咽喉肿痛，或溃烂疼痛，吞咽不利，饮水呛咳，声音嘶哑，喉间痰鸣，咳声重浊，声如犬吠，甚则吸气困难，胸高胁陷，面唇紫绀，烦躁不安，舌质红赤，舌苔黄腻，脉象滑数。

【辨证】　本证为邪毒上攻，痰热互结，壅阻咽喉，属麻疹病变中逆证之一。临床以麻疹疾病中出现咽喉肿痛，咳声如吠，咽喉梗阻，舌质红赤，舌苔黄腻，脉象滑数等症状为特征。邪毒重者咽喉肿腐疼痛，痰浊壅盛者喉中痰吼喘鸣。本证为逆证中重症，须防喉头梗阻、肺气闭塞之危症。

【治法】　清热解毒，利咽消肿。

【方药】 清咽下痰汤加减。常用玄参、射干、甘草、桔梗、牛蒡子清宣肺气而利咽喉；金银花、板蓝根清热解毒；葶苈子泻痰行水，清利咽喉；全瓜蒌、浙贝母化痰散结；马兜铃清肺降气；荆芥疏邪透疹。

咽喉肿痛，加六神丸清利咽喉；大便干结，可加大黄、玄明粉泻火通腑。若出现吸气困难，面色发绀等喉梗阻征象时，应采取中西医结合治疗措施，必要时需作气管切开。

(3)邪陷心肝

【证候】 高热不退，烦躁谵妄，皮疹稠密，聚集成片，色泽紫暗，甚至神识昏迷、四肢抽搐，舌质红绛，苔黄起刺，脉数有力。

【辨证】 本证为麻疹逆证中危重症之一，临床以在麻疹疾病中突然出现神昏谵语、四肢抽搐等症状为特征。邪毒壅遏化火，引动肝风，发为抽搐；内陷心包，蒙闭清窍，则神识昏迷、烦躁谵妄；邪毒炽盛，入营动血，则皮疹稠密，聚集成片，疹色紫暗。

【治法】 平肝熄风，清心开窍。

【方药】 羚角钩藤汤加减。常用羚羊角粉、钩藤、桑叶、菊花凉肝熄风；茯神安神定志；竹茹、浙贝母化痰清心；鲜生地、白芍、甘草柔肝养筋。

痰涎壅盛者，加石菖蒲、陈胆星、矾郁金、鲜竹沥清热化痰开窍；腹胀便秘者，加大黄、玄明粉清热通腑；壮热不退、神识昏迷、四肢抽搐，可选用紫雪丹、安宫牛黄丸等，以清心开窍，镇惊熄风。如心阳虚脱，皮疹骤没，面色青灰，汗出肢厥，则用参附龙牡救逆汤加味，急予固脱救逆。

四、麻疹的一般护理与禁忌

一切疾病的护理都非常重要，护理得宜，不仅可以早期痊

医案论治

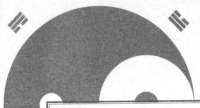

愈，而且可以减少并发其他的疾病。所以，古人有"三分医药，七分调理"之说。小儿的疾患，主要靠家长的妥为照应。尤其是在传染病流行的季节，首先要保护小儿尽量避免感染。麻疹是最容易侵犯小儿的急性传染病，对于三四岁的小儿威胁最大。能够避免传染，推迟发病年龄，则更安全。调护的方法，一方面要注意日常的清洁卫生，注意小儿的饮食起居，保持小儿的健康；一方面在麻疹流行季节，更要加倍地注意，大人小儿都不要到有患儿的家中去，要注意隔离避免接触。

小儿平素只要眠食正常，就不容易发生疾病。要眠食正常，首先应养成不食零食的习惯，不要恣食生冷糖果，不要暴饮暴食。睡前应洗脸洗脚，衣服被褥应勤于洗涤晒晾，保持清洁。房屋窗户应经常打扫，通风，注意空气和阳光。父母对于小儿，不要动辄呵斥，不要娇纵，要循循善诱地注意教导，使小儿自小就养成爱劳动、爱清洁的良好习惯，保持其活泼的天性，自然能够促进身心的健康和发育成长，避免和减少很多由于大人不注意而引起的疾病。

民间在小儿出麻疹的时候，习惯用红色绸布包裹患儿的头部，或者用深色的布料作为帽檐来遮挡患儿的眼部，有些人家还用红纸糊窗，或在门上贴一红条，忌见生人。主要目的还是在于严密隔离，警告大家，不要串门，以防相互传染。同时，由于麻疹患者有目胞亦赤，流泪羞明的症状，必须避免强光的刺激，用红色或其他深色布料来遮护患儿的眼睛，也是有它一定的积极意义的。

当麻疹流行的季节，在没有经医生诊断明确以前，不要以为凡是有发热现象的小儿，都是发疹，不要过早地使用药物去升提。须知感冒、伤食都会发热。在麻疹流行季节也仍然有其他的疾病发生，一定要分辨清楚。既不能把其他疾病当成麻疹治，也要注意不要把麻疹的初热期和其他疾病混淆。这段时间，应着重防范，让小儿多在家里休息，在饮食方面，要特别留意。钱仲阳谓："不可妄下及妄攻发，受风冷。"确是非常重要。

已经诊断明确的麻疹患儿，在发热、发疹、收没三个阶段，都非常重要，尤其在发热期更关紧要；完全要依靠作家长的或护理人员的帮助，精心调护，故民间有"麻前痘后"之说。麻疹的顺逆和能否避免其他并发症，与护理得当与否有密切的关系。患儿居住的地方要保持温暖，但要避免干燥，最忌过热。在冬季不要直接接近炉火。室内的空气要流通，但要避免直接受风吹。衣被要温暖适度，不宜过厚，在发热烦躁的时候，注意不要让小儿掀去被盖。饮食方面宜尽量清淡。在发疹期如不思食，不要一定勉强他吃，可以多喝开水。

凡是热性病、急性病，原则上都应忌口，麻疹患儿应当忌油腻、荤腥、生冷、甜香干脆的食物，减少肠胃的负担，保持口腔的清洁，对于疹毒的顺利透发，避免产生其他的疾患都是有利的。

麻疹收没以后，体力亟待恢复，但必须注意，只宜循序渐进地给他补充，暴饮暴食很容易引起"瘥后食复"的毛病。此时，仍以容易消化的食物为宜，如稀饭、挂面、藕粉、新鲜蔬菜、牛奶、猪肝汤等。每天多吃几餐，每餐应少吃一点。刚好的这一段时间，不宜过早出外嬉戏，以免招致外感，并要有足够的睡眠。在病期用过的被褥衣物，应加以洗涤。

总之，病期和病后的适宜调理，对于患儿健康的恢复是有利的。

五、麻疹的预防

麻疹是可以预防的。目前我们应当做到的是：防止麻疹的暴发流行，推迟麻疹的发病年龄，降低麻疹的并发症和病死率。

预防麻疹的有效方法，是多种多样的，除大力推广麻疹疫苗

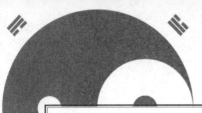

接种而外，重要的是要在平素就要注意儿童的保健工作。在流行季节要注意避免健康儿童和麻疹患者的接触。已经感染的患儿要注意病时的护理和治疗，以及病后的调理，预防由于麻疹所引发的并发症，如麻疹性肺炎等，以期早日痊愈、康复。

麻疹是一种常见的传染病，患者的年龄越小，患麻疹时的危险性越大，影响儿童的健康也越深。所以，在平素注意儿童的健康，推迟发病年龄，是最好的预防方法之一。

每年冬末春初气候变化大，也正是麻疹的流行季节，传染力也大，3个月的婴儿和2~5岁的儿童最容易受感染。平素身体不健康，抵抗力差，容易得感冒或者是随时患消化不良的小儿若被传染，更容易引起并发症。所以，最好是要孩子平素不生病，在麻疹发生季节不要让健康的儿童和麻疹患儿接触。

小儿平素容易发生的病，最多的是外感风寒和内伤饮食，也即是呼吸系统和消化系统的病。要避免这些疾病的侵害，最好是要"慎风寒、节饮食"。首先要注意气候的变化，天气冷了要给孩子加衣裳，热了要给他脱减，冷暖要合适。要勤洗澡，衣服要保持清洁。饮食方面要定时定量，多喝开水，少食生冷。多见风日，风和日暖时，让小儿多作户外活动或游戏。这样可以促进其健康发育，少生或不生疾病。

已经发现有麻疹的地方，患儿必须隔离，最好争取患儿单独居住一间。不要在传染期内（出疹前后各5d）与健康儿童有接触机会，病室的门窗上可以挂一块红布或者贴一张红纸，用来标志室内有麻疹病孩。家长也应当警告自己的孩子，不要到这些地方去串门。

城乡的公共场所人多的地方，尤其是影院、剧院等，都是疾病容易传播的地方，家长应当注意最好不要带孩子到这些地方去。

7岁以下儿童在城市乘公共车辆时应戴上口罩，口罩的里面应有记号分别清楚不要使里外戴反。戴过的口罩，每天要用清水肥皂换洗一次，晒干后再用。外出回家或饭前便后要洗脸洗手，养成爱清洁的习惯。

如果在临近或自己家里发现有儿童已经感染麻疹，应及时向当地卫生机关报告，报告越早越好。及时把患儿和健康儿童隔开，杜绝传染根源，并及早地请医生给患儿进行治疗。这样可以使其他孩子不受传染以避免产生麻疹流行。

关于用药物预防麻疹，古人也积累有不少宝贵的经验，兹介绍几个简便实用，行之有效的方子，可供医者及家长试用。

1.内服紫草根预防麻疹

紫草根预防麻疹，是我国最古老的一个方子，经过近年来各地推广使用，取得一定效果。

《圣济总录》载："紫草汤方，紫草二两新者，右一味细锉，先以百沸汤浸，便以物合定，勿令紫草气出，令放如人体温，凡五十日至一百日婴儿服半药注子，一百五十日至二百日婴孩服一注子，一岁至两岁儿服半合，三岁至四岁儿服一合，并于食前午后服此汤。疹痘虽出，势亦轻耳，常服无妨。"

紫草根剂量及用法：

紫草 3g，甘草 1g（一岁以下用量）。

紫草 6g，甘草 1.5g（一岁以上用量）。

适量加水，煎开后分次热服，每隔 3d 服 1 剂，共服 3 剂。凡没有出过麻疹的小儿，每在春初秋末的时候服用。

紫草根是一种常用的中药，各地药铺都可以买得到。加甘草既可以调味，使孩子乐于服用，又可以辅助紫草发挥解毒的作用。根据经验及各个地方使用观察的结果来看，这个方子药性平和有一定的功效，能够推迟发病的年龄。服药后如果发病，一般症状都很轻，没有什么重的并发症，病程也较短。

2.三豆饮子

宋代庞安常说："冬令温暖，当时便服三豆饮子以预解其毒，

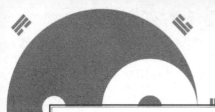

则春夏不生疮疹矣。"这也是我国历代民间习用预防痘麻的口服方子。根据本草记载，绿豆、黑豆、赤豆都有清热解毒作用，同时豆类也可以健脾，小儿平素脾胃健全，抵抗力加强，外邪自然不易干犯，因此是可以收到预防效果的。

三豆饮子的剂量及服法：

绿豆 30g，黑豆 30g，赤小豆 30g。

用水煮熟，加白糖服，年岁过小的孩子不必吃豆，可以喝汤，多寡不拒，在初春秋末时期随时都可以用。

3.雷击散的药物配制及用法

牙皂 12g，朱砂 6g，枯矾 6g，白芷 5g，雄黄 8g，防风 6g，桔梗 6g，半夏 6g，藿香 6g，贯众 6g，陈皮 6g，薄荷 6g，细辛 5g，甘草 6g，苍术 10g，苍耳子 6g，辛夷 6g。

上药 18 味，共研细末（麝香后下），临用时加入 90% 的凡士林，制成雷击散软膏，用棉棒蘸软膏少许，轻轻涂抹于鼻前庭内。不分年龄性别，每 5d 涂抹 1 次，共涂 5 次。

4.脐带粉的配制及用法

初生婴儿 13d 后，以本身脐带烧灰，和乳汁调服，有预防之效。（《保幼大全》）

5.丝瓜散的配制及用法

用丝瓜络一个，风干，阴日新瓦上煅灰，摊于地上去火气，研为细末，以百沸汤冲服，每次服 9g，服 3~4 次，可免麻疹，虽病亦较轻快。（《吴氏儿科》）

六、验案选介

例 1：朱某，男，15 岁。1983 年 5 月 25 日初诊。

素有哮喘病史。昨日起发热，喷嚏、咳嗽，目赤胞肿，泪水汪汪。今日热度渐升，咳嗽痰稠色黄，头面部出现疹点。检查：T40.1℃，血白细胞总数 4.1×10^9/L，嗜中性粒细胞 52%，淋巴细胞48%。耳后及头面部见有色如玫瑰，针尖大小的皮疹，口腔颊黏膜未见麻疹黏膜斑。咽部充血，两侧扁桃体Ⅱ°肿大，结膜充血，怕光，泪多。身热无汗，口渴，咳嗽痰黄质稠，胸闷稍感气促，咽喉疼痛，舌质红，苔薄黄腻，脉浮滑数。治拟清热解毒，宣肺透疹。金银花10g，连翘10g，柴胡10g，炒黄芩10g，葛根10g，薄荷（后下）5g，蝉蜕5g，炒牛蒡子10g，前胡10g，竹沥10g，半夏10g，杏仁10g，浙贝母10g，化橘红5g，芦根15g，生甘草5g。2剂。留家治疗观察。嘱避风寒，忌荤腻。翌日其母来告，服药后疹点渐及胸背、四肢，现已至手掌足底。

5月27日复诊：麻疹透齐，身热渐退，T38.4℃，咳嗽稍减，气促已平，舌红苔薄黄，脉浮数。治拟清热宣肺生津。上方去柴胡、葛根、薄荷、蝉蜕，加天花粉12g、石斛10g、青蒿10g。3剂。

药后体温恢复正常，皮疹消退，皮屑细微如糠麸样脱落，遗留棕褐色素沉着。1月余后色素退净。

例2：毛某某，男，8岁。1986年3月18日初诊。

患儿9d前开始发热，咳嗽，喷嚏，流涕。4d后从额部、面颈、躯干至四肢依次出疹。2d前皮疹隐退，身热不降，咳嗽加剧，气喘鼻煽。在当地用抗生素治疗，未见效。今晨见患儿喘鸣肩息，口唇紫绀，急诊收入住院。查患儿目眵遮睛，气急鼻煽，唇口青紫，四肢厥冷，肤有冷汗，脉细微欲绝。听诊心音低而速，心率180次/min，两肺满布细湿啰音。此为麻疹肺炎合并心力衰竭，属少阴阳气欲亡危象，予白通汤加味急急收摄将散之元阳。处方：西洋参5g，附片12g，干姜12g，炙甘草5g，葱白5根。煎后少量频频灌服。

服药至中午，患儿面色红赤，四肢转暖，热势上升，T39.2℃，唇燥口干，呼吸气急，喉中痰鸣，烦躁不安，舌质红，苔黄质干，脉沉数，心率125次/min。阳气已回，痰热闭肺之象显露。

医案论治

61

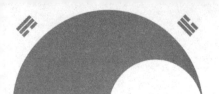

停服上药，转予清肺涤痰解毒，麻杏石甘汤加味。处方：麻黄5g，生石膏（先煎）30g，杏仁10g，金银花15g，黄芩10g，葶苈子10g，知母10g，沙参12g，竹茹6g，生甘草3g。另猴枣散0.6g，分2次和服。

上方服2剂后，热势渐降，T38.1℃，咳喘减轻，唇舌润泽，痰鸣消失，神清志安，面仍红赤，继予此方加减化裁。后期增益润肺之品。

喉痧

小儿喉痧，又名烂喉丹痧，即现代医学所说的猩红热。本病是一种出疹性传染病。四季都可发生，但以冬春为多见。2~8岁的小儿尤易感染。临床以发热，咽喉肿痛或伴腐烂，全身布发猩红色皮疹，疹后脱屑脱皮为特征。

一、病机概述

本病的发病原因，为猩红热时邪乘时令不正之气，寒暖失调之时，机体脆弱之机，从口鼻侵入人体，蕴于肺胃二经。

病之初起，时邪首先犯肺，邪郁肌表，正邪相争，而见恶寒发热等肺卫表证。继而邪毒入里，蕴于肺胃。咽喉为肺胃之门户，咽通于胃，喉通于肺。肺胃邪热蒸腾，上熏咽喉，而见咽喉糜烂、红肿疼痛，甚则热毒灼伤肌膜，导致咽喉溃烂白腐。肺主皮毛，胃主肌肉，邪毒循经外窜肌表，则肌肤透发痧疹，色红如丹。若邪毒重者，可进一步化火入里，传入气营，或内迫营血，此时痧疹密布，融合成片，其色泽紫暗或有瘀点，同时可见壮热烦渴，嗜睡委靡等症。舌为心之苗，邪毒内灼，心火上炎，加之热耗阴津，可见舌光无苔、舌生红刺，状如草莓，称为"草莓舌"。若邪毒炽盛，内陷厥阴，闭于心包，则神昏谵语；热极动风，则壮热惊风。病至后期，邪毒虽去，阴津耗损，多表现肺胃阴伤证候。

在本病的发展过程中或恢复期，因邪毒炽盛，伤于心络，耗损气阴，心失所养，心阳失主，则可导致心神不宁，出现心慌、心

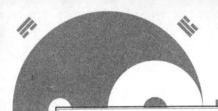

悸、脉结代等证候。余邪热毒流窜经络筋肉，关节不利，可导致关节红肿疼痛的痹证。余邪内归，损伤肺脾肾，导致三焦水液输化通调失职，水湿内停，外溢肌肤，则可见水肿、小便不利等症。

二、辨证论治

1.疫喉痧其证属疫毒上攻

中医认为，本病系由口鼻吸受疫毒之气，内有肺胃蕴伏之热，外邪与内热相搏，上冲咽喉，遂使咽喉红肿疼痛，甚则溃烂；漫及肌肤，则发为痧疹，色如涂丹；如波及内脏，还会引起其他病变，如并发肺炎、心内膜炎及肾炎等，因此，临证时必须详细观察病情，认真治疗。

2.论治法宜清解须知三禁

本病是一种火毒之证，外感时疫，内蕴热毒，疫毒火化，伤阴损液，以致上迫咽喉，外侵肌肤。所以，在治法上应以清凉宣透及泄热解毒为主。在治疗过程中，一般过于辛温、苦寒、收敛、攻下之剂，皆不适宜。过于发汗，则易伤津耗液，苦寒亦易化燥，都可致使内热更炽；过于收敛，则热毒不易外泄；下之不当，则热邪易于内陷。可见，历代医家对本病的治疗，强调有三禁之说，即忌辛温发表，忌早投苦寒，忌直折下夺，是有一定意义的。

3.据病情别轻重治分二期

对于本病的治疗，应根据病情轻重，分初期、后期不同阶段，给予不同处理。一般情况，初期宜用清凉宣透，佐以解毒，或用泄热解毒；后期宜用清凉泄热，佐以养阴。如并发肾炎，则以清利湿热为治。

三、证治举例

1.邪侵肺卫（初期轻症）

【证候】　发热骤起，头痛畏寒，肌肤无汗，咽喉红肿疼痛，常影响吞咽，皮肤潮红，痧疹隐隐，舌质红，苔薄白或薄黄，脉浮数有力。

【辨证】 本证见于起病之初，为时较短，很快时邪入内，转为毒炽气营证。以发热，咽喉红肿疼痛，皮肤潮红，痧疹隐现为特征。与其他出疹性流行疾病的区别在于发热后咽喉肿痛明显，1d之内便可见皮肤潮红、痧疹隐隐，随后很快出疹。

【治法】 辛凉宣透，清热利咽。

【方药】 解肌透痧汤加减。常用桔梗、甘草、射干、牛蒡子清热利咽；荆芥、蝉蜕、浮萍、豆豉、葛根疏风解肌透表；金银花、连翘、大青叶、僵蚕清热解毒。

乳蛾红肿者，加牛膝根、板蓝根清咽解毒；颈部臖核肿痛者，加夏枯草、紫花地丁清热软坚化痰；汗出不畅者，加防风、薄荷祛风发表。

2.毒炽气营（初期重症）

【证候】 壮热不解，烦躁口渴，咽喉肿痛，伴有糜烂白腐，皮疹密布，色红如丹，甚则色紫如瘀点。疹由颈、胸开始，继而弥漫全身，压之退色，见疹后的1~2d舌苔黄糙、舌质起红刺，3~4d后舌苔剥脱，舌面光红起刺，状如草莓。脉数有力。

【辨证】 本证见于本病的主要阶段，由邪侵肺卫证很快转化而成。时邪热毒炽盛。燔于气营，以壮热烦躁口渴，咽喉肿痛糜烂，痧疹密布色红如丹，草莓舌为特征。

【治法】 清气凉营，泻火解毒。

【方药】 凉营清气汤加减。常用水牛角、赤芍、丹皮、生石膏清气凉营；黄连、黄芩、连翘、板蓝根泻火解毒；生地、石斛、芦根、玄参清热护阴生津。

丹痧布而不透，壮热无汗者，加淡豆豉、浮萍发表透邪；苔糙便秘，咽喉腐烂者，加生大黄、玄明粉通腑泻火。若邪毒内陷心肝，出现神昏、抽搐等症，可选紫雪丹、安宫牛黄丸清心开窍。

医案论治

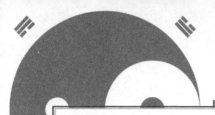

3.疹后阴伤（后期）

【证候】　丹痧布齐后 1～2d，身热渐退，咽部糜烂疼痛减轻，或见低热，唇干口燥，或伴有干咳，食欲不振，舌红少津，苔剥脱，脉细数。约 2 周后可见皮肤脱屑、脱皮。

【辨证】　本证见于痧毒外透之后，肺胃阴津耗伤，常延续一段时间。以口干唇燥，皮肤干燥脱屑，舌红少津为特征。热毒未清者有低热、咽部疼痛等症。

【治法】　养阴生津，清热润喉。

【方药】　沙参麦冬汤加减。常用沙参、麦冬、玉竹清润燥热而滋养肺胃之阴液；天花粉生津止渴；甘草清热和中；扁豆健脾和胃；桑叶清疏肺中燥热。

若口干咽痛、舌红少津明显者，加玄参、桔梗、芦根以养阴清热润喉；大便秘结难解，可加瓜蒌仁、火麻仁清肠润燥；低热不清者，加地骨皮、银柴胡、鲜生地以清热。

还应重视对本病的预防，在本病流行季节，经常向患儿家长介绍一些预防知识和方法。如，在本病流行时，可服下方：

（1）白萝卜半个，鲜青果（干的亦可）数枚，煎水当茶饮。

（2）或用绿豆煎汤，加白糖适量服。

（3）注意避免与病人接触，如已接触，可服：板蓝根 9g，金银花 9g，蒲公英 9g，甘草 3g。水煎 2 次，合在一起，分 3 次服，连服 3～5d。

要经常对患儿家长讲，平时应劝孩子多吃新鲜蔬菜，特别是在冬、春季节，雨雪稀少，气候干燥，更应如此。蔬菜中含有多种维生素、叶绿素、叶酸、纤维素等营养成分，对小儿的发育以及免疫功能的增强，都有重要的意义。

四、验案选介

杨某，女，5 岁。因发热 1d，伴皮疹半天来诊。

患儿昨天晚上突然发热，体温39℃，不咳嗽，无流涕，服阿司匹林和板蓝根颗粒后虽有汗出，但体温下降不明显。今天早晨发现身出红疹，诉头痛、咽痛、恶心，呕吐黄水1次，量不多，大便未解，小便黄。查体：面赤，身倦，口周苍白，全身皮肤发红，有较密集的丘疹，呈猩红色，压之退色，肘部、颈部皮肤皱褶处皮疹密集呈线条状，咽部红，两侧乳蛾红肿并有少量白腐，舌质红有明显起刺，无苔，两颈前有瘰核肿大，心肺未闻异常。查血WBC16×10⁹/L，N85％，L15％。

诊断为烂喉丹痧，治以辛凉达邪，清热解毒利咽。处方：金银花10g，连翘10g，薄荷（后下）3g，荆芥穗6g，竹叶6g，竹茹10g，牛蒡子10g，玄参10g，锦灯笼10g，板蓝根15g，赤芍10g，蝉蜕3g。每日1剂。

服药4剂后复诊：药后身热渐解，咽痛、头痛、恶心已止，精神好转，全身红疹消退，但仍不欲饮食，口渴喜饮，小便黄。查体见皮肤红疹消退，但显粗糙，颈、躯干皮肤有脱屑，咽部稍红，乳蛾仍肿大，但白腐消失，舌红而干有起刺，少苔，心肺未闻异常。血WBC10.8×10⁹/L，N75％，L25％。证属余邪未尽，肺胃阴伤，转以养阴清热。处方：南沙参10g，麦冬10g，玉竹10g，天花粉10g，白扁豆10g，连翘10g，玄参10g，生地黄10g，白芍10g，甘草6g，焦三仙各10g。又服药3剂，经复查病痊愈。

【按】　喉痧一病，属于温毒，初期以宣透清解为主。痧退后，仍应以解毒为治。本例所见诸症，系由湿热未尽。其发低热，并非阴虚内热，而属湿热余邪蕴伏未净。湿热相合，如油入面，缠绵难除。湿不除则热难清，热不清则湿亦难除。故治以清热利湿为法，故药选云苓、泽泻、苡仁、车前草等健脾利湿，银花、连翘、知母、黄芩、板蓝根等清热解毒，兼以三仙和胃，甘桔利咽，肺胃兼顾，标本同治，收益满意。

医案论治

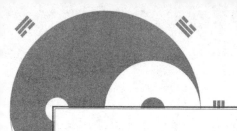

流行性乙型脑炎

　　流行性乙型脑炎（简称：乙脑，乙型脑炎）是感染流行性乙型脑炎时邪（流行性乙型脑炎病毒）引起，以高热、抽搐、昏迷为特征的一种小儿急性传染性疾病。本病的发生多在 7～9 月盛夏时节，具有明显的季节性。自幼儿至老年均可发病，10 岁以下小儿容易发生，尤以 2～6 岁儿童发病率高，且有较强的传染性。本病轻证，治疗及时，预后良好；重症患儿，发病急骤，疾病传变迅速，容易出现内闭外脱、呼吸障碍等危象，急需抢救，即使存活，往往留有后遗症，甚至造成终生残疾。近 20 年来，由于大规模推行流行性乙型脑炎疫苗接种，本病的发病率明显下降，现已少见本病的大规模流行，临床多见为散发病例，发病后亦以轻症较为多见。

　　《素问·热论》说："先夏至日者为病温，后夏至日者为病暑。"本病为发于夏日之温疫，属于中医学暑温范畴。温病学对于暑温又有"暑风"、"暑痉"、"暑厥"等病证名，分别以其临床证候特点命名，暑风者手足搐搦而动，暑痉者颈强、角弓反张，暑厥者必见手足逆冷。

　　一、病机概述

　　流行性乙型脑炎发生的原因，为感染流行性乙型脑炎时邪，与蚊虫的孳生和传播密切相关。中医学认为，本病病因属于暑温时邪范畴，故病发于夏至之后。夏季暑气当令，暑为阳邪，伤人最速，且小儿发病容易、传变迅速，如《温病条辨·解儿难》所说："小儿肤薄神怯，经络脏腑嫩小，不奈三气发泄，邪之来也，势如奔马，其传变也，急如掣电。"所以，本病急性期按照温病卫、气、营、血规律发展变化，但传变迅速，卫、气、营、血的界限常不分明，多表现为卫气同病、气营同病、营血同病。其主要病理变化，从急性期到恢复期、后遗症期，又围绕着热、痰、风的演变与转化。其主要病变脏腑，急性期在肺、胃、心、肝，恢复期及后遗症期在脾、肝、肾。

二、辨证论治

1.论乙脑多从暑温、暑风、暑厥范畴辨析

流行性乙型脑炎又名大脑炎，是一种比较严重的急性传染病。发生于夏秋之际。其特征是季节性强，发病急，病情变化大。临床上表现为高热，头痛，呕吐，嗜睡，惊厥，昏迷等。

从中医温病（热性病）学来分析，本病属于"暑温"的范围。如以突然惊厥、昏迷而发病，则为"暑风"、"暑厥"。

"暑温"是由于感受暑邪所致，其主证为身热、有汗、头痛、脉洪或数。由于暑多夹湿，故可见不渴、胸闷、舌苔腻等湿象。

"暑风"是由于暑热极盛，热盛动风，其主证为发热、头痛、突然昏倒、神识不清、惊厥，甚则角弓反张、牙关紧闭，脉多弦劲，或洪大或滑数。

"暑厥"是由于暑热亢盛，邪闭清窍（心窍），其主证为突然晕倒、不省人事、身热肢厥、气粗如喘、脉洪大或滑数。

从发病季节及证候来看，乙脑与"暑温"有相似之处。当然，"暑温"不等于就是乙脑，因为"暑温"是暑天的温病。其范围较广，可以说乙脑包括于"暑温"之内。但是，根据中医辨证论治的原则，运用治疗暑温的方法治疗乙脑，实践证明是行之有效的。

在中西医团结合作下，经过实践，对本病的认识有所提高，

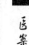

医案论治

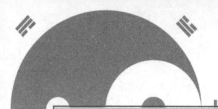

因而在治疗方法上也不断有所改进。中西医结合治疗，对于控制病情，以及减少后遗症的发生，都比单纯一种疗法为优越。

2.治乙脑可以轻证、重证、极重证三型定方

中医认为，暑热之邪毒，由口鼻而入，先在阳明气分，如不逆传心胞，则很快出现昏迷、惊厥等症，同时因暑多夹湿，所以，在治法上以辛凉清透、清热解毒、芳香化湿为先，如热毒内陷，出现昏迷、惊厥，则着重于芳香开窍、平肝熄风。由于急性热病易耗伤津液，故在治疗过程中，随时注意养阴存液。归纳起来，经常应用的有辛凉透邪、芳香开窍、平肝熄风、养阴存液等法。据临床各种具体情况，依法立方，如有兼证，则随症加减。

张风逵说："暑病首用辛凉，继用甘寒。"就是说早期用辛凉清透，后期用甘寒养阴，指出了治疗"暑病"的大略。

由于本病发病急，来势猛，变化快，临床应先有所准备。一般先采用固定成方，使患儿能及时服药以免贻误病情。固定成方是以病情的轻、重、极重三型拟定处方（见后），并将药煎好，冷藏备用。

乙脑常高热不退、昏迷、惊厥，如不及时控制，常引起病情恶化，故对于控制高热、昏迷、惊厥的方药也必须预先准备。

与此同时，必须中西医密切配合，严密观察病情变化，随时注意病人的体温、脉搏、呼吸、血压以及其他各种情况。支持疗法及护理工作也必须加强。病室要保持安静，尽量避免强光、噪音的刺激，注意眼、耳、鼻和皮肤的清洁防止继发感染和褥疮的发生。

三、证治举例

1.初期、极期（急性期）

(1)邪犯卫气

【证候】 突然发热，微恶风寒，或但热不寒，头痛不舒，

颈项强硬，无汗或少汗，口渴引饮，常伴恶心呕吐，或见抽搐，神烦不安或嗜睡，舌质偏红，舌苔薄白或黄，脉象浮数或洪数。

【辨证】 本证见于疾病初期，起病急骤，以暑温初发、卫气同病为特征。卫分证见发热恶寒，头身疼痛，颈强不舒；气分证见但热不寒，烦闹口渴，脉象洪数。暑多夹湿，故患儿又常见头身困重，恶心呕吐，嗜睡，苔腻等症。需要注意的是，本病传变迅速，见卫分证则当知其必迅传气分，须早用清气，以截邪势。本病邪属暑温，常夹湿伤人，与风温病卫、气分证表现有所不同，亦须辨识。

【治法】 辛凉解表，清暑化湿。

【方药】 偏卫分证用新加香薷饮加减。常用香薷解表透暑；连翘、金银花解表清热；淡豆豉、扁豆花、厚朴化湿解暑。

胸闷作呕，舌苔白腻，加用白蔻仁、藿香、佩兰化湿和胃；表证明显加荆芥、鲜荷叶、西瓜翠衣、菊花解暑透热；颈项强直加葛根、僵蚕、蝉蜕解痉祛风。如卫分证未除，气分热已盛，选用银翘白虎汤。

偏气分证用白虎汤加减。常用石膏清泄气分之热；知母、生甘草协石膏清热而护阴；加大青叶、黄芩、玄参清热解毒；钩藤、僵蚕熄风止痉；竹茹、藿香化湿和胃。

汗出热不解，神疲嗜睡，加佩兰、滑石、菖蒲清暑化湿；腹满苔腻加苍术、厚朴燥湿除满；热盛便秘加大黄、全瓜蒌通腑泄热，或用凉膈散表里双解。

(2)邪炽气营

【证候】 壮热不退，头痛剧烈，呕吐频繁，口渴引饮，颈项强直，烦躁不安，或神昏谵语，四肢抽搐，喉间痰鸣，呼吸不利，大便干结，小便短赤，舌质红绛，舌苔黄腻，脉数有力。

【辨证】 本证为暑邪由卫表入里传入气营，或暑邪炽盛，直入气营，形成气营两燔、三焦火炽之证。证候以高热、昏迷、抽风的暑温三大主症为特征。偏气分证壮热有汗，口渴引饮，烦躁不安；偏营分证神志昏迷，四肢抽搐，舌质红绛。

【治法】　清气凉营，泻火涤痰。

【方药】　清瘟败毒饮加减。常用生石膏、水牛角清气凉营；生地黄、知母、牡丹皮凉营滋阴；黄连、黄芩、菖蒲、大青叶清热解毒；甘草甘平调和诸药。

头项疼痛，哭闹不安加杭菊花、僵蚕、蔓荆子解热止痛；呕吐频繁加生姜、竹茹和胃止呕；抽搐频繁加羚羊角粉、钩藤，合安宫牛黄丸清热镇惊；喉间痰鸣，烦躁谵语加天竺黄、鲜竹沥，合猴枣散化痰开窍；高热，腹胀，便秘，加生大黄、玄明粉泻火通腑；口干唇燥，小便短赤，加用鲜生地、西瓜汁清暑生津。面白肢厥，呼吸不利加独参汤益气固脱；汗出如珠，脉微欲绝加参附龙牡救逆汤以回阳救逆。

(3)邪入营血

【证候】　热势起伏不退，朝轻暮重，神识昏迷，两目上视，口噤项强，反复抽搐，四肢厥冷，胸腹灼热，二便失禁，或见吐衄，皮肤斑疹，舌质紫绛少津，舌苔薄，脉沉细数。

【辨证】　本证暑邪进一步深入，邪正相争，正不胜邪，邪入营血，以伤津耗阴为特征。证候特点为身热起伏不退，昏迷加深，反应低下，时时抽掣，或见动血，舌质紫绛少津。

【治法】　凉血清心，增液潜阳。

【方药】　犀角地黄汤合增液汤加减。常用水牛角、牡丹皮、赤芍、板蓝根清营凉血解毒；鲜生地、玄参、麦冬增液潜阳；竹叶心、连翘清心除烦。

高热不退加龙胆草、黄连清热泻火；频繁抽搐加羚羊角粉、钩藤熄风止痉；喉间痰鸣，神志模糊加天竺黄、菖蒲、矾郁金化痰开窍；昏迷不醒加服安宫牛黄丸清心开窍。四肢厥冷，加用参附注射液静脉滴注；脉微细欲绝，加用生脉注射液静脉滴注。

2.恢复期、后遗症期

(1)阴虚内热

【证候】 低热不退，或呈不规则发热，两颧潮红，手足心灼热，虚烦不宁，时有惊惕，咽干口渴，大便干结，小便短少，舌质红绛，舌苔光剥，脉象细数。

【辨证】 本证见于恢复期，暑邪渐退，然阴液耗伤、余邪未尽。以低热不已，两颧潮红，手足心灼热，咽干口渴，舌质红绛为特征。

【治法】 养阴清热。

【方药】 青蒿鳖甲汤合清络饮加减。常用青蒿、地骨皮内清虚热；鳖甲、生地黄、玄参养阴清热；鲜芦根、丝瓜络、西瓜翠衣清热生津除烦。

大便秘结加瓜蒌仁、火麻仁润肠通便；虚烦不宁加胡黄连、莲子芯清心除烦；惊惕虚烦加钩藤、珍珠母安神除烦。

(2)营卫不和

【证候】 身热时高时低，面色苍白，神疲乏力，多汗出而不温，四肢发凉，大便溏薄，小便清长，舌质胖嫩，舌淡苔白，脉象细数无力。

【辨证】 本证见于恢复期，病后失调，或余邪未尽，卫阳受损，卫外不固，营阴外泄。以身热起伏，多汗出而不温，体虚易感为特征。

【治法】 调和营卫。

【方药】 黄芪桂枝五物汤加减。常用桂枝、生姜、白芍调和营卫；黄芪、白术、大枣、甘草健脾益气；生龙骨、生牡蛎、浮小麦敛阴止汗。

神疲乏力加太子参、怀山药益气健脾；纳呆便溏加鸡内金、焦山楂和胃消食；感寒流涕加苏叶、防风解散表寒。

(3)痰蒙清窍

医案论治

【证候】　神识不清，或见痴呆，语言不利，或见失语，吞咽困难，口角流涎，喉间痰鸣，舌质胖嫩，舌苔厚腻，脉象濡滑。

【辨证】　本证见于恢复期、后遗症期，痰浊内闭，清窍被蒙。以神识呆滞，吞咽困难，喉间痰鸣，舌苔厚腻为特征。

【治法】　豁痰开窍。

【方药】　涤痰汤加减。常用胆南星、半夏、天竺黄、菖蒲化痰开窍；陈皮、郁金、枳壳、瓜蒌皮理气化痰。

四肢抽搐加全蝎、蜈蚣、僵蚕镇惊熄风。痰涎壅盛，喉间痰鸣，可用礞石粉 2 份、月石粉 1 份、玄明粉 1 份，混匀，每服 1～3g，一日 3 次，以泄浊化痰。

(4)痰火内扰

【证候】　嚎叫哭吵，狂躁不宁，手足躁动，或虚烦不眠，神识不清，咽喉干燥，口渴欲饮，舌质红绛，舌苔黄腻，脉数有力。

【辨证】　本证见于恢复期、后遗症期，热郁肝胆，痰热互结，扰乱心神。以狂躁不宁，神识不清，舌质红绛，舌苔黄腻为特征。

【治法】　涤痰泻火。

【方药】　龙胆泻肝汤加减。常用龙胆草、栀子、黄芩泻火清心；天竺黄、胆南星、青礞石涤痰降气；当归、生地黄、白芍、甘草养阴安神。

躁扰不眠，加生龙骨、灵磁石、远志安神定志；狂躁不宁加朱砂（水飞）0.1～0.2g，每日 3 次，以镇惊安神。

(5)气虚血瘀

【证候】　面色萎黄，肢体不用，僵硬强直，或震颤抖动，肌肉萎软无力，神疲倦怠，容易出汗，舌质偏淡，舌苔薄白，脉象细弱。

【辨证】 本证见于恢复期、后遗症期，乃热病后气血受损，气虚血瘀，筋脉肌肉失养。以神疲倦怠，易感多汗，肌肉萎软，肢体不用为特征。

【治法】 益气养阴，活血通络。

【方药】 补阳还五汤加减。常用黄芪、当归、鸡血藤益气养血；川芎、红花、赤芍活血化瘀；桂枝、桑枝、地龙通经活络。

肢体强直，加白芍、生地、乌梢蛇滋阴祛风；肢体震颤，加阿胶、鳖甲、鸡子黄养血熄风；肌萎瘦削，加人参、茯苓、五加皮补气生肌。并结合中药外治、针灸、推拿等方法治疗。

(6)风邪留络

【证候】 肢体强直瘫痪，关节僵硬，或有角弓反张，或有癫痫发作，舌苔薄白，脉细弦。

【辨证】 本证见于恢复期、后遗症期，乃余邪未尽，风邪内窜，留注经络，气血痹阻。以肢体呈强直性瘫痪为特征。

【治法】 搜风通络，养血舒筋。

【方药】 止痉散加味。常用蕲蛇（或乌梢蛇）、全蝎、蜈蚣、僵蚕、地龙搜风通络；当归、生地、白芍滋阴柔筋；红花、鸡血藤活血化瘀。

角弓反张，加葛根、钩藤舒筋活络；癫痫发作，加羚羊角粉、胆南星、天麻、钩藤熄风定痫。

四、治乙脑备用成药

1.控制高热、昏迷、惊厥成药简介

紫雪丹：犀角（水牛角代）、羚羊角、寒水石、磁石、滑石、生石膏、朴硝、硝石、木香、沉香、玄参、升麻、甘草、丁香、麝香、朱砂。

紫雪丹原名紫雪，为清热解毒、镇痉开窍成药。主治:热邪

75

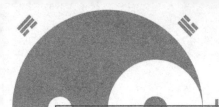

内陷，壮热烦躁，昏狂谵语，口渴唇焦，尿赤便闭，甚至惊厥。

安宫牛黄丸:牛黄、郁金、犀角（水牛角代）、黄芩、黄连、雄黄、山栀子、朱砂、梅片、麝香、珍珠。

安宫牛黄丸为清热解毒、开窍安神成药。主治：温邪内陷，神昏谵语，烦躁不安，中风惊厥等症。

2.控制高热、惊厥、昏迷新药简介

复方板蓝根注射液:由连翘、板蓝根、金银花、生地、竹叶、柴胡、大青叶、玄参制成。乙脑患儿均可用。

水牛角煎剂:水牛角切成薄片或锉末，水煎2h，冷藏。凡乙脑患儿均可应用。

醒脑静注射液:由麝香、冰片、黄连、山栀子、黄芩、郁金等加工制成。适用于昏迷者。

参附注射液:以红人参、附子加工制成。适用于心力衰竭者。

地龙注射液:以干地龙加工制成。适用于惊厥者。

五、验案选介

高某，女，9岁。

1984年7月16日住院，因发热、头疼2d，由外院腰穿诊断为"乙脑"转我院治疗。患儿身热无汗，头疼身痛，委靡嗜睡，口渴喜饮，腹满不欲食，大便调，小便短赤，尖红，苔黄，脉浮数。查体:体温38.8℃，神清，项强，脑膜刺激征阳性。血常规：白细胞34.8×10^9/L，中性84%，淋巴16%。中医诊断：暑温。证属风热袭表，湿阻中焦。治以辛凉解表，芳香化湿。方药：金银花15g，鲜荷叶、香薷、鲜芦根各12g，连翘、豆豉、鲜藿佩各8g，僵蚕10g，薄荷（后下）、生甘草各6g。服6剂后，病情加重，体温40.5℃，烦躁，腹痛，苔黄厚，脉滑数，余证同前。金主任查房谓：此表尚未解，邪已入里。卫气同病，宜清气透卫，解表祛湿。药用:金银花、鲜芦根、香薷各15g，连翘、鲜藿佩、生地、知母各 9g，生石膏（先煎）45g，大青叶 30g，丹皮、鲜荷叶各 12g，六一散（包）18g。上方服 6 剂后，体温渐降至正常，继以本方加谷芽 9g，治疗 8d，痊愈出院。

【按】　暑温夹湿，胶漆难已，证见壮热，恐邪内陷，速以清透芳化法，并以生地、丹皮"先安未受邪之地"，这是治疗本病初起的常用方法之一。

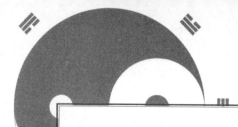

急 性 肾 炎

急性肾小球肾炎简称急性肾炎，是儿科常见的免疫反应性肾小球疾病，临床以急性起病，浮肿、少尿、血尿、蛋白尿及高血压为主要特征。本病多见于感染之后，尤其是溶血性链球菌感染之后，故称为急性链球菌感染后肾炎。

本病是小儿时期常见的一种肾脏疾病。多发生于3～12岁儿童。发病前多有前驱感染史。发病后轻重悬殊，轻者除实验室检查异常外，临床无明显症状，重者可出现并发症（高血压脑病、急性循环充血及急性肾功能衰竭）。多数患儿于发病2～4周内消肿，肉眼血尿消失，血压正常，残余少量蛋白尿，镜下血尿多于3～6个月内消失。近年来，由于采取中西医结合的治疗措施，严重并发症明显减少，预后大多良好。

中医古代文献中无肾炎病名记载，但据其临床表现，多属"水肿"、"尿血"范畴。如《灵枢·论疾诊尺》说："视人之目窠上微痈（通"壅"），如新卧起状，其颈脉动，时咳，按其手足上，窅而不起者，风水肤胀也。"对于本病的病机，《医宗金鉴·幼科杂病心法要诀》说："小儿水肿，皆因水停于肺脾二经。"其治疗，早在《素问·汤液醪醴论》就有"开鬼门、洁净府"，即发汗、利小便的方法，在此基础上，历代又有逐水、清热等多种治法。

一、病机概述

1.感受风邪

风寒或风热客于肺卫，阻于肌表，导致肺气失宣，肃降无权，水液不能下达，以致风遏水阻，风水相搏，流溢肌肤而发为水肿，称之为"风水"。

2.疮毒内侵

皮肤疮疖，邪毒内侵，湿热郁遏肌表，内犯肺脾，致使肺失通调，脾失健运，水无所主，流溢肌肤，发为水肿。又湿热下注，灼伤膀胱血络而产生尿血。

在疾病发展过程中，若水湿、热毒炽盛，正气受损，以致正不胜邪，可出现一系列危重变证。①邪陷心肝：湿热邪毒，郁阻脾胃，内陷厥阴，致使肝阳上亢，肝风内动，心窍闭阻，而出现头痛、眩晕，甚则神昏、抽搐。②水凌心肺：水邪泛滥，上凌心肺，损及心阳，闭阻肺气，心失所养，肺失肃降。而出现喘促、心悸，甚则紫绀。③水毒内闭：湿浊内盛，脾肾衰竭，三焦壅塞，气机升降失司，水湿失运，不得通泄，致使水毒内闭，而发生少尿，无尿。此证亦称"癃闭"、"关格"。

急性期因湿热水毒伤及肺脾肾，致恢复期肺脾肾三脏气阴不足、湿热留恋，而见血尿日久不消，并伴阴虚、气虚之证。

总之，急性肾炎的主要病因为外感风邪、湿热、疮毒，导致肺脾肾三脏功能失调，其中以肺脾功能失调为主。风、热、毒与水湿互结，通调、运化、开阖失司，水液代谢障碍而为肿；热伤下焦血络而致尿血。重症水邪泛滥可致邪陷心肝、水凌心肺、水毒内闭之证。若湿热久恋，伤阴耗气，可致阴虚邪恋或气虚邪恋，使病程迁延；病久入络，致脉络阻滞，尚可出现尿血不止、面色晦滞、舌质紫等瘀血之证。

医案论治

二、辨证论治

1.小儿肾炎属水气病，多因肺脾肾三脏失调

小儿急性肾炎的主要证候是出现浮肿。属于中医"水气病"的范围。水气病有阳水、阴水之分，急性肾炎的水肿，属于阳水之类。

产生水肿的主要原因，多由于外邪影响内脏，使水气不能正常地运行。水气不能正常运行，系由于肺、脾、肾三脏的功能失调。

肺主气，合皮毛，为水之上源，如肺气失调，或者肺气虚，则表气不固，容易受到外邪的侵犯，使肺通调水道的作用受到阻碍；脾主四肢及肌肉，主运化，如运化功能失常，则会使水湿停滞潴留；肾主水，主骨，主纳气，如肾气虚则水液不能下输膀胱。

由于肺气失调，脾运化不灵，不能制水，兼之表气不固，使外邪乘虚而入，风邪与水气相搏，肾气不足，使水液不能下行，遂使水湿泛滥而成水肿。所以，水肿的原因不单是在肾，而是与肺、脾都有密切的关系。因而在治疗上必须三者兼顾。

2.治肾炎不越发汗利水、行气和血，还须滋肾柔肝、甘淡养脾

《金匮要略》指出："诸有水者，腰以下肿，当利小便，腰以上肿，当发汗乃愈。"

《幼科铁镜》对于水肿的治疗认为："治宜调脾行气"、"实脾利水"。

在实际应用上，对于小儿急性肾炎的浮肿，如有表邪，应先发汗；如小便短少赤涩，应先利水；如小便自利，腹胀气短，面目虚浮，手足自冷，证属虚寒，则应先调营卫，然后行湿利水。

如咽部红肿，或伴有咳嗽喘促，或皮肤瘙痒等，多系外感风邪，内蕴热毒。在解表利水的同时，还应佐以清热解毒。

由于湿热积滞化火或肾不纳气不能摄血而出现血尿，实证应清热凉血，虚证应滋肾和血。

由于水不涵木，肝阳偏亢，可能出现头目眩晕、烦躁、恶心等症（高血压）。在滋肾的同时，应结合柔肝潜阳为治。

临床较为常见的还有：浮肿并不明显，只眼睑部分略见浮肿，其他症状亦不明显，或伴有纳差食减，面色不荣等，只是小便化验检查不正常。在治疗上以淡渗利湿、甘淡养脾、清热凉血、养阴滋肾等法随证论治。

中医认为，肾炎这个病，"其本在肾，其标在肺，其制在脾"。脾虚不能制水，因而形成水肿，在小儿实为多见。在治法上，如发汗、利水、行气、和血、滋肾、柔肝，总要照顾到脾胃。

早期以清为主，不要过早地补，更不要峻补，如病程较长，也应清补兼施，不要单补；在恢复期，应脾肾同时调理，才能避免反复，促进健康。

三、证治举例

1.急性期

（1）常证

①风水相搏。

【证候】 水肿自眼睑开始迅速波及全身，以头面部肿势为著，皮色光亮，按之凹陷随手而起，尿少色赤，微恶风寒或伴发热，咽红咽痛，骨节酸痛，鼻塞咳嗽，舌质淡，苔薄白或薄黄，脉浮。

【辨证】 本证多见于病程早期，多由外感风邪而诱发。以起病急，水肿发展迅速，全身浮肿，头面部为甚，伴风热或风寒表证为特点。

医案论治

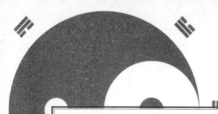

【治法】 疏风宣肺，利水消肿。

【方药】 麻黄连翘赤小豆汤合五苓散加减。常用麻黄、桂枝发散风寒，宣肺利水；连翘清热解毒；配杏仁、茯苓、猪苓、泽泻、车前草等宣肺降气，利水消肿；甘草调和诸药。

咳嗽气喘，加葶苈子、苏子、射干、桑白皮等泻肺平喘；偏风寒，证见骨节酸楚疼痛，加羌活、防己疏风散寒；偏风热证见发热，汗出，口干或渴，苔薄黄者，加金银花、黄芩疏风清热；血压升高明显，去麻黄，加浮萍、钩藤、牛膝、夏枯草利水平肝泻火；血尿严重加大蓟、小蓟、茜草、仙鹤草以凉血止血。本证风热蕴结于咽喉者，可用银翘散合五苓散加减以疏风清热，利咽解毒，利水消肿。

②湿热内侵。

【证候】 头面肢体浮肿或轻或重，小便黄赤而少，尿血，烦热口渴，头身困重，常有近期疮毒史，舌质红，苔黄腻，脉滑数。

【辨证】 本证常见于疮毒内归患儿，或病程中期、后期，水肿减轻或消退之后，也可见于水肿持续阶段。以血尿，烦热口渴，头身困重，舌红苔黄腻为特点。

【治法】 清热利湿，凉血止血。

【方药】 五味消毒饮合小蓟饮子加减。常用金银花、野菊花、蒲公英、紫花地丁清热解毒；栀子清泄三焦之火；猪苓、淡竹叶利湿清热；小蓟、蒲黄、当归凉血止血并能散瘀，使血止而不留瘀。

小便赤涩加白花蛇舌草、石苇、金钱草清热利湿；口苦口黏，加茵陈、龙胆草燥湿清热；皮肤湿疹加苦参、白藓皮、地肤子燥湿解毒，除风止痒；大便秘结加生大黄泻火降浊；口苦心烦加龙胆草、黄芩泻火除烦。

(2)变证

①邪陷心肝。

【证候】　肢体面部浮肿，头痛眩晕，烦躁不安，视物模糊，口苦，恶心呕吐，甚至抽搐，昏迷，尿短赤，舌质红，苔黄糙，脉弦数。

【辨证】　本证多见于病程早期，血压明显增高者。以头痛眩晕，烦躁，呕吐，甚至抽搐、昏迷为特点。

【治法】　平肝泻火，清心利水。

【方药】　龙胆泻肝汤合羚角钩藤汤加减。常用龙胆草清肝经实火，黄芩、菊花清热解毒；羚羊角粉、钩藤、白芍平肝熄风；栀子、生地黄、泽泻、车前子、竹叶清心利水。

大便秘结加生大黄、芒硝通便泻火；头痛眩晕较重加夏枯草、石决明清肝火、潜肝阳；恶心呕吐加半夏、胆南星化浊降逆止呕；昏迷抽搐可加服牛黄清心丸或安宫牛黄丸解毒熄风开窍。

②水凌心肺。

【证候】　全身明显浮肿，频咳气急，胸闷心悸，不能平卧，烦躁不宁，面色苍白，甚则唇指青紫，舌质暗红，舌苔白腻，脉沉细无力。

【辨证】　本证也多见于病程早期，水肿严重患儿。以全身严重浮肿，频咳气急，胸闷心悸，不能平卧为特点。

【治法】　泻肺逐水，温阳扶正。

【方药】　己椒苈黄丸合参附汤加减。常用葶苈子、大黄泻肺逐水；防己、椒目、泽泻、桑白皮、茯苓皮、车前子利水消肿；人参、附子温阳扶正。

若见面色灰白，四肢厥冷，汗出脉微，是心阳虚衰之危象，应急用独参汤或参附龙牡救逆汤回阳固脱。

本证之轻症，也可用三子养亲汤加减，以理肺降气，利水消肿。常用苏子、葶苈子、白芥子、香橼皮、大腹皮、葫芦、炙麻黄、杏仁、甘草。

③水毒内闭。

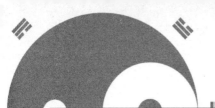

【证候】 全身浮肿，尿少或尿闭，色如浓茶，头晕头痛，恶心呕吐，嗜睡，甚则昏迷，舌质淡胖，苔厚腻，脉象滑数或沉细数。

【辨证】 本证多见于病程早期，常因持续少尿或无尿引起，故尿少尿闭为其突出证候，同时伴头晕头痛、恶心呕吐、嗜睡或昏迷等危重征象。

【治法】 通腑泄浊，解毒利尿。

【方药】 温胆汤合附子泻心汤加减。常用生大黄、黄连、黄芩清实火，泄浊毒；姜半夏、陈皮、竹茹、枳实降气化浊；茯苓、车前子利水消肿；制附子、生姜温阳气，化湿浊。

呕吐频繁，先服玉枢丹辟秽止呕。不能进药者，可以上方浓煎成100~200ml，待温，作保留灌肠，每日1~2次；也可用解毒保肾液以降浊除湿解毒，药用：生大黄30g，六月雪30g，蒲公英30g，益母草20g，川芎10g。浓煎200ml，每日分2次保留灌肠。昏迷惊厥加用安宫牛黄丸或紫雪丹，水溶化后鼻饲。

2.恢复期

若浮肿消退、尿量增加、血压下降、血尿及蛋白尿减轻，即标志病程进入了恢复期。此期为正气渐虚，余邪留恋阶段，其中在恢复期早期，常以湿热留恋为主。

(1)阴虚邪恋

【证候】 乏力头晕，手足心热，腰酸盗汗，或有反复咽红，舌红苔少，脉细数。

【辨证】 本证为恢复期最常见的证型，可见于素体阴虚，或急性期曾热毒炽盛者。临床以手足心热，腰酸盗汗，舌红苔少，镜下血尿持续不消等肾阴不足表现为特点。

【治法】 滋阴补肾，兼清余热。

【方药】 知柏地黄丸合二至丸加减。常用知母、黄柏滋阴降火；生地黄、山茱萸、怀山药、牡丹皮、泽泻、茯苓"三补"、

"三泻"，滋补肾阴、泻湿浊、清虚热；女贞子、旱莲草滋阴清热，兼以止血。

血尿日久不愈加仙鹤草、茜草凉血止血；舌质暗红，加参三七、琥珀化瘀止血；反复咽红，加玄参、山豆根、板蓝根清热利咽。

(2)气虚邪恋

【证候】　身倦乏力，面色萎黄，纳少便溏，自汗出，易于感冒，舌淡红，苔白，脉缓弱。

【辨证】　本证多见于素体肺脾气虚患儿。临床以乏力纳少，便溏或大便不实，自汗，易于感冒为特点。

【治法】　健脾益气兼化湿浊。

【方药】　参苓白术散加减。常用党参、黄芪、茯苓、白术、山药益气健脾；砂仁、陈皮、白扁豆、薏苡仁行气健脾化湿；甘草调和诸药。

血尿持续不消，可加参三七、当归养血化瘀止血；舌质淡暗或有瘀点，加丹参、红花、泽兰活血化瘀。

四、验案选介

苏某，男，8岁。

10d前因感冒而继发面部及右膝上方长脓疱，经用西药后，脓疱结痂，5d前出现面目浮肿，伴恶心呕吐，诊为急性肾炎并发尿毒症，于1982年9月22日收入院。

入院后见眼面浮肿明显，头晕，恶心呕吐，纳差，咽痛，面色不华，尿少色赤，大便正常，舌红苔薄黄，脉弦滑。体温37℃，血压17/12kPa，体重26kg。尿蛋白（++），白细胞（8～10），红细胞（2～3），颗粒管型（0～1），尿素氮54mg%，血常规：白细胞96×10^9/L，中性68%，淋巴32%，血色素118g。中医诊断：风水。证属风热犯肺，湿热内蕴，治以宣肺利水，清热

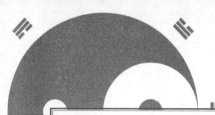

解毒。药用:麻黄、连翘、赤小豆各6g,泽泻、茯苓、车前子(包)、黄芩、冬瓜皮、杏仁各10g,生石膏12g,姜皮、甘草各3g。上方服2剂,病情有加重,症见头晕头痛,恶心呕吐,大便干,小便短赤,尿量250~450ml/d,舌红苔黄,脉弦滑,血压20.5/15kPa。金主任查房谓:病起于风热湿邪,肺失通调,脾失运化,水泛肌肤而肿;湿热内蕴,热邪扰肝,肝木不宁则眩晕。病情重笃,须认真观察,以防有变。治拟宣肺利水,健脾和中,平肝清热。药用:茯苓皮、陈皮、桑皮、枳实、厚朴、生姜皮、夏枯草、竹茹、龙胆草、苦丁茶、黄芩各9g,熟大黄6g,牡蛎(先煎)、石决明(先煎)各10g。上方加减调治4d,患儿精神好转,浮肿、头晕均减,无呕吐,尿量增多,舌红,苔薄黄,脉弦滑,血压17~16/11~12kPa。认为,病情缓解,但内热未清,血压仍不稳定。以清热除湿,柔肝凉血为法,当用知柏地黄汤加减:茯苓10g,泽泻、生地炭、丹皮、石决明、黄柏、知母、枳实、杜仲、六一散(包)各9g,白茅根15g,焦大黄3g。上方加减治疗2月,于12月16日查尿常规:蛋白(-),白细胞(0~1),红细胞(-),尿素氮16.2mg%,浮肿消失,血压13.3~12/8~7kPa,体重比入院减少3kg,痊愈出院。

　　按:本例患儿先师认为系由风热湿邪为患,影响肺脾对水液的调节代谢功能,且有邪陷心肝,扰动"有余之脏"的象征,病情危重,先以治标为主,利水平肝清热,挫其锐势,待病情缓解,即以培本治标并举,扶正祛邪,遂转危为安。

顿　　咳

顿咳，即百日咳，又名"鹭鸶咳"，或称为"疫咳"。因其咳时为阵发性连续咳嗽，故名为顿咳。每阵咳后，伴有水鸡啼样深吸气声，且颈项伸引，形如鹭鸶，故又称为鹭鸶咳。疫咳，则是说这是一种带有传染性的咳嗽病，故应加强对本病的预防。

一、病机概述

本病病因为感受百日咳时邪所致。百日咳时邪侵入肺系，夹痰交结气道，导致肺失肃降，肺气上逆为其主要病因病机。百日咳病变脏腑以肺为主，初犯肺卫，继则由肺而影响肝、胃、大肠、膀胱，重者可内陷心肝。

小儿肺常不足，易感时邪，年龄愈小，肺愈娇弱，感邪机会愈多。病之初起，百日咳时邪从口鼻而入，侵袭肺卫，肺卫失宣，肺气上逆，故以肺失清肃的卫表症状为主，有寒、热之不同。继而疫邪化火，痰火胶结，气道阻塞，肺失宣肃，气逆上冲，咳嗽加剧，而见痉咳阵作，连连不已，需待胶阻之痰涎吐出方可暂缓。由于时邪与伏痰胶结日久，除造成肺气上逆外，还常累及他脏，如气逆犯胃则呕吐，气逆犯肝则两胁作痛，气逆化火伤络则衄血、目睛出血、痰中带血等。又肺为水之上源，与大肠相表里，肺气宣降失令，则大肠、膀胱失约，故痉咳时可见二便失禁，面目浮肿。病之后期，由于病程日久，邪气渐退，但正气耗损，肺脾亏虚，多见气阴不足证候。

医案论治

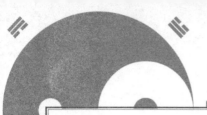

年幼、体弱小儿若罹患此病，由于不耐时邪痰热之侵，在病之极期可发生变证。若痰热壅盛，闭阻于肺，则壮热咳喘，痰涌气急，并发肺炎喘嗽；若邪热内陷心肝，则可致昏迷、抽搐之变证。

二、辨证论治

1.小儿顿咳治分三期

本病多发生于冬末春初，2～4岁幼儿发病较多。其特点是咳由轻到重，病程较长。所以习惯上通称为"百日咳"。其经过一般分为初、中、末三期。

初期（初咳期）：7～10d。证候与感冒相似，咳嗽、流鼻涕、微微发热。一般热退后咳嗽逐渐加重，白天较轻，夜间较重。如《千金要方》指出："小儿咳，日中差，夜甚，初不得息。"在流行季节，如遇这种情况，应注意是否有百日咳接触史，并考虑是否已经患有百日咳。

中期（痉咳期）：自出现阵发性痉挛性咳嗽开始约4周，重的可延至2月。顿咳的证候很典型，咳时顿呛，每天阵发10余次或数十次，顿咳发作时，连声不断，面部潮红，涕泪交流，往往以深吸气而暂时停止；吸气时喉间有笛音如水鸡鸣声，稍停复咳，每每呛咳二三次后，咳出痰液，或将乳食呕出，方才停息。但不久后又复发作。在剧烈咳嗽时，有时会出现痰中带有血丝，或引起鼻衄。久咳不止，兼之呕吐，小儿甚为痛苦。《本草纲目拾遗》关于鹭鸶咳曾指出："顿呛，从小腹下，逆上而咳，连嗽数十声，少住又作，甚或咳发必呕，牵制两胁，涕泪皆出，连月不愈。"其描述与百日咳痉咳期的表现基本相符。但小婴儿常无典型的痉咳，代之以阵发性发憋、青紫，甚至抽风，故应予注意。

末期（恢复期）：在此期间，临床证候由重减轻，咳嗽发作次数减少，咳嗽程度减轻，其他症状亦逐渐消失，2～3周而趋于痊愈。

2.治顿咳，宣清润养，还须佐金平木

中医认为，本病系由于外感时邪，内蕴痰湿所致。小儿抵抗力较弱，容易感受时邪，时邪中人，首先犯肺，肺气闭阻，则咳嗽、痰多。冬末春初，气候多变，小儿尤多寒热夹杂之证。寒邪伤肺，初期症见咳嗽、流涕、痰多清稀；继而寒从热化，火热熏肺，则咳嗽加剧，痰多黏稠。久咳不止，肺阴虚损，故见日轻夜重。阴虚肺燥，容易引起痰热阻肺，热伤肺络而出现痰黄稠，痰中带血，或鼻衄。痰湿阻滞，胃火冲逆，故咳即作呕作吐。

基于以上所述，在治法上，初期一般宜于宣发肺气，使邪从外达；中期宜于清燥润肺，以减轻病势；末期宜养阴清肺，以促进恢复。但是，顿咳之状，每有咳而气逆，甚则牵制两胁，痰中带血或鼻衄等症，这不仅与肺胃郁热，清肃失令有关，而且与肝气偏旺，木火刑金也有一定关系，故在治疗上，常常须配合平肝降逆、解痉之品。

三、证治举例

1.邪犯肺卫（初咳期）

【证候】　本病初起，一般均有咳嗽，喷嚏，鼻塞流涕，或有发热，2～3d后咳嗽日渐加剧，日轻夜重，痰稀白量不多，或痰稠不易咯出，咳声不畅，但尚未出现典型痉咳，舌苔薄白或薄黄，脉浮。

【辨证】　本证见于起病后 1 周以内，有外感咳嗽的一般症状，数天后外感症状减而咳嗽加重，连声咳嗽，日轻夜重，应考虑为本病。辨其寒热，风寒犯肺者鼻流清涕，咳痰清稀易咯；风热犯肺者鼻流浊涕，咳嗽，痰黄黏稠。本证以风热犯肺或风寒化热者居多。

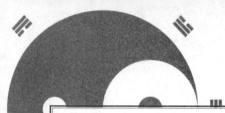

【治法】　疏风祛邪，宣肺止咳。

【方药】　三拗汤加味。常用麻黄辛温宣肺；甘草佐麻黄辛甘发散肺卫之邪；杏仁、瓜蒌皮、浙贝母化痰止咳；桑叶、炙紫菀、枇杷叶宣肺止咳。

偏风寒者，加苏叶、百部、陈皮辛温宣肺化痰；痰多色白者，加半夏、茯苓、枳壳燥湿化痰止咳；偏风热者，加菊花、连翘、黄芩祛风清热宣肺；痰黄而黏稠者，加胆南星、鲜竹沥、黛蛤散清化痰热。

2.痰火阻肺（痉咳期）

【证候】　咳嗽连作，持续难止，日轻夜重，咳剧时咳后伴有深吸气样鸡鸣声，吐出痰涎及食物后，痉咳才能暂时缓解，但不久又复发作。轻则昼夜痉咳5～6次，重症多达40～50次。每次痉咳多出于自发，有些外因，如进食、用力活动、闻到刺激性气味、情绪激动时常易引起发作。一般痉咳3周后，可伴有目睛红赤，两胁作痛，舌系带溃疡。舌质红，苔薄黄，脉数。

年幼及体弱的婴幼儿此期可发生变证，如咳嗽气急、痰鸣鼻煽、憋气窒息、面唇青紫的痰热闭肺证；或神识昏糊、四肢抽搐、口吐涎沫的邪陷心肝证。

【辨证】　本证一般从发病第2周开始，可持续2～6周，以阵发性痉咳为主要症状。本病痉咳期以痰火证为多，证候以连续痉挛性咳嗽、痰稠色黄难咯、目赤鼻衄舌红为特征；少数为痰浊证，证候以痉咳阵作、痰稀色清易咯、舌质淡润苔白为特征。

本病时邪郁而化热化火，熏肺炼液为痰，痰火交结，不仅造成肺气宣肃失司，而且碍滞气机、病涉其他脏腑。痉咳不止，泛恶呕吐，是肺气上逆，胃失和降；痉咳连作，目睛出血，是肺热痰阻，肝火上炎；痉咳频频，胁肋胀痛，是肺失肃降，肝气横逆；痉咳久发，舌系溃疡，是痰火阻肺，心火上炎。

若患儿年幼体弱，肺脏娇弱，痰热蕴肺不解，见咳嗽气急、痰鸣鼻煽、憋气紫绀，是痰热闭肺的肺炎喘嗽变证；见神昏、抽搐，则是邪陷心肝的变证。

【治法】　泻肺清热，涤痰镇咳。

【方药】　桑白皮汤合葶苈大枣泻肺汤加减。常用桑白皮、黄芩、鱼腥草、浙贝母清泄肺热，化痰止咳；葶苈子、苏子、胆南星降逆化痰；前胡、杏仁、百部肃肺止咳；黄连、栀子泻火泄热。

痉咳频作者，加僵蚕、蜈蚣解痉镇咳；呕吐频频，影响进食者，加代赭石、枇杷叶、紫石英镇逆降气；两目红赤者，加龙胆草清泄肝火；胁痛者，加柴胡、郁金、桃仁疏肝活血；咳血、衄血者加白茅根、侧柏叶、参三七凉血止血；咳痰清稀，加半夏、莱菔子燥湿涤痰；呛咳少痰，舌红少苔者，加沙参、麦冬润肺止咳。

邪盛正虚，发生变证时，应随证论治。痰热闭肺证，治宜开肺清热、涤痰定喘，选用麻杏石甘汤加味，窒息紫绀时紧急予以吸痰、吸氧。邪陷心肝证，治宜泻火涤痰，熄风开窍，选用羚角钩藤汤、牛黄清心丸等方，待神清搐止再继续治疗百日咳。

3.气阴耗伤（恢复期）

【证候】　痉咳缓解，咳嗽逐渐减轻，仍有干咳无痰，或痰少而稠，声音嘶哑，伴低热，午后颧红，烦躁，夜寐不宁，盗汗，口干，舌红，苔少或无苔，脉细数。或表现为咳声无力，痰白清稀，神倦乏力，气短懒言，纳差食少，自汗或盗汗，大便不实，舌淡，苔薄白，脉细弱。

【辨证】　气阴耗伤见于病之后期。肺阴亏虚者，多由痉咳期邪热痰火熏肺，肺之阴津耗伤，肺燥咽喉失濡，故证候以干咳少痰、声音嘶哑、低热盗汗、烦躁少宁、舌红苔少为特征。

肺气不足者，多由脾气素虚，痰浊阻肺，痉咳日久，耗散正气，故证候以咳嗽无力、痰白清稀、神倦乏力、纳差食少、舌淡苔薄白为特征。

医案论治

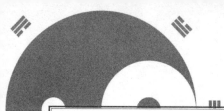

【治法】 养阴润肺，益气健脾。

【方药】 肺阴亏虚证用沙参麦冬汤加减。常用沙参、麦冬、玉竹、石斛润养肺阴；桑叶、天花粉、炙冬花、川贝母润肺止咳；芦根、甘草生津利咽。

咳嗽时作，加桔梗、杏仁宣肺止咳；干咳无痰，加百合、阿胶、生地润肺止咳；盗汗甚者，加地骨皮、浮小麦、牡蛎清热敛汗；声音嘶哑者，加木蝴蝶、胖大海、凤凰衣清咽开音；大便干结者，加麻仁、全瓜蒌润燥通便。

肺脾气虚证用人参五味子汤加减。常用党参、茯苓、白术、甘草、生姜、红枣健脾养胃；五味子敛肺纳气；百部、白前宣肺止咳。

痰稀量多，加半夏、陈皮燥湿化痰；咳嗽不止，加川贝母、炙冬花化痰止咳；不思饮食者，加砂仁、神曲、鸡内金助运开胃。

四、简易方选介

(1)鸡苦胆1个,取汁,加白糖适量,蒸后加开水冲服。1岁以内小儿 3d 1个,2岁以内 2d 1个,2岁以上每天 1 个。一般可服用2~3个。

(2) 白前 9g，百部 9g，白梨（用清水洗净，连皮切碎）1个，同煎，可以少加白糖，每天服 2~3 次（去渣饮汤），连服5~6d。

(3) 大蒜 1 枚，去皮捣烂，加白糖适量，开水，分 2 次服。如不习惯，可将大蒜煮熟，加糖，冲开水服。

(4) 鲜芦根 30g，鲜茅根 30g，冬瓜仁 15g，水煎，每天 1 剂，当茶饮，可连服数日。

五、验案选介

马某，女，6 岁。因呛咳顿作 20 余日来诊。

患儿呛咳顿作，以夜间为甚，咳时面红耳赤，涕泪俱下，每次发作必咳出稠痰和食物方止，反复不已，有时鼻衄，口干欲饮，眼睑浮肿，入暮低热，小便黄赤，大便秘结，舌苔少津，脉象滑数。证属热郁生痰，痰热交蒸上扰，治以清热豁痰，降逆止咳。处方：芦根 30g，桃仁 10g，生苡仁 10g，冬瓜仁 10g，苏子 10g，葶苈子 3g，车前子（包煎）15g，钩藤 10g，炙枇杷叶 10g，白茅根 30g，制军 10g。每日 1 剂，加用非那根糖浆，每次 10ml，一日 3 次。

　　连服 3 日后复诊：服药后呛咳大减，吐痰较爽，鼻衄未作，大便亦通，唯入暮尚有低热，眼睑微肿，舌苔较润，脉仍滑数。为痰热逗留，尚未尽解，再拟原方加减，以固其效：芦根 30g，桃仁 10g，生苡仁 10g，冬瓜仁 10g，车前子（包煎）15g，知母 10g，川贝母 5g，黄芩 10g，炙枇杷叶 10g。每日 1 剂，数日后病渐痊愈。

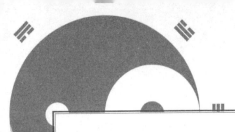

痄　腮

　　小儿痄腮（流行性腮腺炎）是一种传染性疾病。以学龄儿童较易感染，四季都可发病，但以冬春两季较为多见。

　　一、病机概述

　　流行性腮腺炎发生的原因为感受腮腺炎时邪所致。在气候变化，腮腺炎流行期间易被传染。当小儿机体抵抗力下降时，时邪乘虚侵入致成痄腮。

　　流行性腮腺炎的主要病机为邪毒壅阻少阳经脉，与气血相搏，凝滞于耳下腮部。《疮疡经验全书·痄腮毒》记述："此毒受在牙根耳聤，通过肝肾气血不流，壅滞颊腮，此是风毒症。"指出了本病的病因和病机特点。

　　1.邪犯少阳

　　邪病毒从口鼻而入，侵犯足少阳胆经。胆经起于眼外眦，经耳前耳后下行于身之两侧，终止于两足第四趾端。邪毒循经上攻腮颊，与气血相搏，凝滞于耳下腮部，则致腮部肿胀疼痛；邪毒郁于肌表，则致发热恶寒；邪毒郁阻经脉，关节不利，则致咀嚼不便；邪毒上扰清阳，则头痛；邪毒内扰脾胃，则致纳少、恶心、呕吐。

　　2.热毒壅盛

　　时邪病毒壅盛于少阳经脉，循经上攻腮颊，气血凝滞不通，则致腮部肿胀、疼痛，坚硬拒按，张口咀嚼不便；热毒炽盛，则高热不退；邪热扰心，则烦躁不安；热毒内扰脾胃，则致纳少，呕吐；热邪伤津，则致口渴欲饮，尿少而黄。

足少阳胆经与足厥阴肝经互为表里，热毒炽盛者，邪盛正衰，邪陷厥阴，扰动肝风，蒙蔽心包，可见高热、抽搐、昏迷等证，此为邪陷心肝之变证。足厥阴肝经循少腹络阴器，邪毒内传，引睾窜腹，可见睾丸肿胀、疼痛，或少腹疼痛等证，此为毒窜睾腹之变证。肝气乘脾，还可出现上腹疼痛、恶心呕吐等证。

二、辨证论治

1.小儿痄腮病属热毒壅滞少阳

《诸病源候论》认为，本病与喉痹（喉炎）都是风毒所致。指出："……风热毒气，客于咽喉颔颊之间，与血气相搏，结聚肿痛。"

《活幼心书》也认为是一种风毒，指出："毒气蓄于皮肤，流结而为肿毒……多在腮颊之间，或耳根骨节之处。"

本病以耳垂为中心的腮腺肿胀为特征，而其肿胀可以延及颈、颊及颌部。一侧或两侧俱可发生。初起先见于一侧，继而延及对侧；也有两侧同时发生。起病时，除局部灼痛肿胀而外，一般没有其他症状。或只是轻微发热，或咽部不适。由于咀嚼时疼痛加剧，可能出现纳差食少。

有的重症，除一般症状外，可能出现寒热往来、嗜睡、呕吐、头痛等较为明显的症状，但很少引起惊厥。

年长儿和成年男子可能合并出现睾丸炎，睾丸红肿胀痛。

自发病至腮腺肿胀消失，恢复正常，约需 10 天。

个别的腮腺高肿色红灼热，毒滞化脓，即所谓"重则成痈成疖"，这类情况较为少见。

基于以上所述，风邪外乘，湿热内蕴，毒壅少阳是引起本病的主要原因。风邪热毒聚于头面两侧耳下腮部，症见肿胀疼痛，

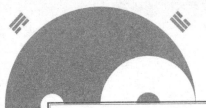

恶心呕吐。若合并睾丸肿痛，则不仅与足三阳胃、胆、膀胱三经有关，而且与肝经郁滞也有一定关系。本病基本上都是一种热证、实证。但因容易相互传染，所以必须注意隔离。

2.治痄腮习用清解汤解毒消肿

痄腮的治疗，着重于清热解毒，佐以软坚散结。由于风毒塞滞少阳经络，故应以清肝利胆、疏风消毒为主。而软坚散结，只可用宣、通之剂，以去其壅滞，而不要过于攻伐。壅滞既去，则风散毒解，自然会达到消肿止痛的治疗目的。在局部用药外敷，也有一定作用，但要注意保护皮肤，药涂得太厚或干裂，反而会增加疼痛，使肿处皮肤受伤，引起感染化脓，所以，外用药要调得滋润，也不要涂得太多，才好换药而不至于影响皮肤。

由于体质的强弱，病邪的深浅，以及有无兼证，故在证候表现上有轻重之分。但变化不大，在治疗原则上基本一致，一般以清热、解毒、消肿为治，除基本方而外，根据病清，随症加减。

三、证治举例

1.常证

(1)邪犯少阳

【证候】　轻微发热恶寒，一侧或双侧耳下腮部漫肿疼痛，咀嚼不便，或有头痛、咽红、纳少，舌质红，苔薄白或薄黄，脉浮数。

【辨证】　本证以轻微发热，耳下腮部漫肿疼痛，咀嚼不便为特征，全身症状不重。

【治法】　疏风清热，散结消肿。

【方药】　银翘散加减。或消瘰汤（玄参、浙贝母、牡蛎）加减。常用牛蒡子、荆芥、桔梗疏风利咽；金银花、连翘清热解毒；板蓝根专解温毒；夏枯草、赤芍疏肝散结；僵蚕祛风通络散结；浙贝母清热解毒，软坚散结。

热甚加葛根、黄芩、石膏清热；咽喉肿痛加马勃、玄参清热利咽；纳少呕吐加竹茹、陈皮清热和胃。

(2)热毒壅盛

【证候】 高热，一侧或两侧耳下腮部肿胀疼痛，坚硬拒按，张口咀嚼困难，或有烦躁不安，口渴欲饮，头痛，咽红肿痛，颌下肿块胀痛，纳少，大便秘结，尿少而黄，舌质红，舌苔黄，脉滑数。

【辨证】 本证以耳下腮部肿痛，坚硬拒按，张口咀嚼困难，同时见高热、烦躁、口渴、头痛等全身症状为特征。本证容易产生变证，须及早辨识。

【治法】 清热解毒，软坚散结。

【方药】 普济消毒饮加减。常用柴胡、黄芩清利少阳；黄连、连翘、板蓝根、升麻清热解毒；牛蒡子、马勃、桔梗、玄参、薄荷清热利咽，消肿散结；陈皮理气，疏通壅滞；僵蚕解毒通络。

热甚者加生石膏、知母清热泻火；腮部肿胀甚者加夏枯草、蒲公英软坚散结；呕吐加竹茹清胃止呕；大便秘结加大黄、芒硝通腑泄热。

2.变证

(1)邪陷心肝

【证候】 高热，耳下腮部肿痛，坚硬拒按，神昏，嗜睡，项强，反复抽搐，头痛，呕吐，舌红，苔黄，脉弦数。

【辨证】 本证以高热，耳下腮部肿胀，同时见神昏嗜睡、头痛项强、恶心呕吐、反复抽搐为特征。

【治法】 清热解毒，熄风开窍。

【方药】 清瘟败毒饮加减。常用栀子、黄连、连翘、生甘草清热解毒；水牛角、生地黄、生石膏、牡丹皮、赤芍清热凉营；竹叶、玄参、芦根清热生津；钩藤、僵蚕平肝熄风。

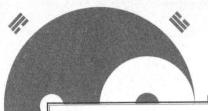

头痛剧烈，恶心呕吐者加用龙胆草、天竺黄、车前子清肝泻火；神志昏迷者加服至宝丹清热镇惊开窍；抽搐频作者加服紫雪丹解毒平肝熄风。

（2）毒窜睾腹

【证候】　腮部肿胀消退后，一侧或双侧睾丸肿胀疼痛，或脘腹疼痛，少腹疼痛，痛时拒按，舌红，苔黄，脉数。

【辨证】　本证以腮部肿胀消退后，睾丸肿胀疼痛，或脘腹、少腹疼痛为特征。

【治法】　清肝泻火，活血止痛。

【方药】　龙胆泻肝汤加减。常用龙胆草、栀子清泻肝胆实火；黄芩、黄连清热解毒；柴胡、川楝子疏肝利胆；荔枝核、延胡索理气散结止痛；桃仁活血消肿。

睾丸肿大明显者加青皮、莪术理气消肿；脘腹痛甚伴呕吐者加郁金、竹茹清肝止呕；少腹痛甚伴腹胀便秘者加大黄、川楝子、枳壳、木香理气通腑。

四、治痄腮外用药

（1）三黄膏、铁箍膏，成药。调敷肿处，每日换 1 次。

（2）简易方：芙蓉花叶，鲜蒲公英，鲜马齿苋，鲜野菊花叶，鲜鸭跖草。以上各药，任选其中一种，洗去尘土，捣细敷肿处。

五、验案选介

苏某，女，6 岁。1985 年 6 月 16 日初诊。

发热 2d，体温高达 40℃，烧时无汗，两耳下肿大而疼痛，头痛，不咳嗽，无流涕，口渴，大便日行 1 次，小便微黄，食欲欠佳，吞食则腮痛，昨日鼻衄一次，流血甚多，色鲜红。经外院青霉素、退烧药等治疗，热势如初，故来就诊。望其面色红赤，无汗，两腮肿大，约 4cm×4cm，压痛明显。舌苔薄白，舌边尖红，脉浮数。

【辨证】 风热袭表，少阳经络失和，热不得泄，迫血妄行。

【治法】 辛凉解表清热，佐以凉血解毒。

【方药】 荆芥 8g，薄荷（后下）3g，金银花 10g，连翘 12g，黄芩 5g，知母 3g，僵蚕 5g，马勃（包煎）3g，赤芍 6g，鲜芦根 15g，生石膏（先煎）18g。配合外敷三黄膏、铁箍膏于患处。

二诊：服药后，微汗出，身热退净，体温 36.4℃，头痛止，舌质红，咽红，脉数。此表邪虽退，而余热未尽。原方减荆芥、薄荷、僵蚕、生石膏，加夏枯草 10g、玄参 10g、板蓝根 10g。依此方连服 2 剂。6 月 21 日复查，腮肿消退，未见鼻衄，精神正常而愈。

医案论治

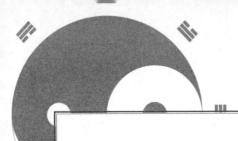

腹　　泻

　　小儿腹泻是一种常见病，系由于脾胃不和所致。"胃不伤不吐，脾不伤不泻。"饮食不节或气候的寒温失调，使肠胃受到影响，或脾胃素来虚弱，都容易发生腹泻。

　　"湿胜则濡泄"，"湿旺于四季"，故四时都有腹泻，而夏秋季节湿盛，兼之小儿喜欢吃瓜果及冷饮，故腹泻的发病率较高。

一、病机概述

　　小儿泄泻发生的原因，以感受外邪、伤于饮食、脾胃虚弱为多见。其主要病变在脾胃。因胃主受纳腐熟水谷，脾主运化水湿和水谷精微，若脾胃受病，则饮食入胃之后，水谷不化，精微不布，清浊不分，合污而下，致成泄泻。故《幼幼集成·泄泻证治》说："夫泄泻之本，无不由于脾胃。盖胃为水谷之海，而脾主运化，使脾健胃和，则水谷腐化而为气血以行荣卫。若饮食失节，寒温不调，以致脾胃受伤，则水反为湿，谷反为滞，精华之气不能输化，乃致合污下降，而泄泻作矣。"

1.感受外邪

　　小儿脏腑柔嫩，肌肤薄弱，冷暖不知自调，易为外邪侵袭而发病。外感风、寒、暑、热诸邪常与湿邪相合而致泻，盖因脾喜燥而恶湿，湿困脾阳，运化失职，湿盛则濡泄，故前人有"无湿不成泻"、"湿多成五泻"之说。由于时令气候不同，长夏多湿，故外感泄泻以夏秋多见，其中又以湿热泻最常见，风寒致泻则四季均有。

2.伤于饮食

小儿脾常不足，运化力弱，饮食不知自节，若调护失宜，乳哺不当，饮食失节或不洁，过食生冷瓜果或难以消化之食物，皆能损伤脾胃，发生泄泻。如《素问·痹论》所说："饮食自倍，肠胃乃伤。"小儿易为食伤，发生伤食泻，在其他各种泄泻证候中亦常兼见伤食证候。

3.脾胃虚弱

小儿素体脾虚，或久病迁延不愈，脾胃虚弱，胃弱则腐熟无能，脾虚则运化失职，不能分清别浊，因而水反为湿，谷反为滞，水湿水谷合污而下，而成脾虚泄泻。亦有暴泻实证，失治误治，迁延不愈，虽风寒、湿热外邪已解而脾胃损伤，转成脾虚泄泻者。

4.脾肾阳虚

脾虚致泻者，一般先耗脾气，继伤脾阳，日久则脾损及肾，造成脾肾阳虚。阳气不足，脾失温煦，阴寒内盛，水谷不化，并走肠间，而致澄澈清冷，洞泄而下的脾肾阳虚泻。

由于小儿稚阳未充、稚阴未长，患泄泻后较成人更易于损阴伤阳发生变证。重症泄泻患儿，泻下过度，易于伤阴耗气，出现气阴两伤，甚至阴伤及阳，导致阴竭阳脱的危重变证。若久泻不止，脾气虚弱，肝旺而生内风，可成慢惊风；脾虚失运，生化乏源，气血不足以荣养脏腑肌肤，久则可致疳证。

二、辨证论治

1.小儿腹泻须别寒、热、虚、实、湿、食

腹泻，亦称"泄泻"，如大便稀薄，时作时止，来势较缓者，称之为"泄"；如大便直下，如水倾注，其势较急者，称之为"泻"。一般临床常将二者合称为"泄泻"。

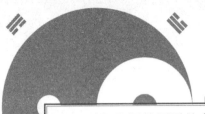

　　引起腹泻的原因是多方面的，凡风寒、湿热，或饮食不节等原因均可致泻。但总括而言，湿邪犯脾，脾为湿困，则是引起腹泻的主因。

　　脾为湿土，喜燥而恶湿。湿胜则伤脾，脾伤则作泻。所以《素问·阴阳应象大论》说："湿胜则濡泄。"朱丹溪《幼科全书》亦说："凡泄泻皆属湿，易寒易热。"加之小儿寒温不能自调，饮食不知自节，故更容易伤脾致泻。正如钱乙《小儿药证直诀》在脏腑虚实辨证中指出："脾主困。实则困睡，身热饮水；虚则吐泻，生风。"又说："脾病，困睡、泄泻，不思饮食。"

　　脾主运化，为气血生化之源泉。脾在五脏之中，为中洲枢纽。脾既为心之子、肺之母，又受肝主疏泄功能之制约；同时与肾分主先天、后天，共同调节水液代谢。又，脾与胃相为表里，"脾为胃行其津液"，"大肠、小肠皆属于胃"，而"肾者，胃之关也"。水谷精微之输布，水湿之分消运化，不仅与脾脏本身有关，同时，与全身各脏腑之间的相互配合、相互依存、相互制约有密切关系。因此先师强调，对于一切疾病，包括小儿腹泻，不能只看到局部，必须注意到整体，要全面分析，判明主次，才能做出正确的辨证。

　　《丹溪治法心要》谓泄泻"有湿、有气虚、有火、有痰、有积"。徐春甫《古今医统》谓："泄泻乃脾胃专病。凡饮食、寒、热三者不调，此为内因，必致泄泻。又经所论伤风，夏飧泻，夏伤暑，秋伤湿，皆为外因，亦致泄泻。医者当于各类求之。毋徒用一止泻之方，而云概可施治，此则误儿，岂鲜云耳。若不治本，则泻虽暂止而复泻，耽误既久，脾胃益虚，变生他证。"

　　腹泻应首先明确以下几点：①腹泻发病的主要因素是"湿"盛。②腹泻病位主要在"脾"。③导致腹泻的病源有内因，即饮食、内寒、内热三者不调；也有外因，即外感六淫。外因通过内因才能起到作用。所以，内因为"必致泄泻"的主要因素，而外因虽然有时"亦致泄泻"，但不是致泻的必然因素，只是某种诱发因。④腹泻的治疗，同样需要"治病必求其本"，只有"得病之性"，知其标本，然后"谨察间甚，以意调之"，才能"万举万当"。

小儿腹泻一病，绝不是简单的无足轻重的一种小病，而是比较复杂的，直接影响小儿健康发育的一种常见病、多发病。对此治疗不当，还会"变生他证"，因此，医生、家长，对此都务须谨慎，引以重视。

从临床实践看，泻出物有酸臭味，腹痛，腹胀，不思饮食，发热或不发热，面黄者，多为伤食泻。

泻出水样便，夹有不消化食物，面色㿠白，口不渴，腹隐隐痛，四肢发凉者为寒泻。

泻出黄稠便，腹痛，面色发红，口渴喜饮，肛门发红、灼热者为热泻。

久泻不止，面黄肌瘦，四肢不温，嗜睡，泻出物完谷不化者为脾虚泻。

2.治腹泻应标本兼顾，佐以分利升提

腹泻是消化道疾病，与饮食的关系最为密切，但除饮食而外，寒温失调也常影响脾胃的正常运行。脾和胃，相为表里，对立统一。脾司运化，为太阴湿土之脏，喜燥而恶湿，以升为健，湿胜则脾困，脾困则清气不升，易生飧泻；胃主受纳，为阳明燥土之腑，喜润而恶燥，以降为和，过燥则化热，胃失和降，浊气在上，易生腹胀。所以，脾与胃，一脏一腑，一阴一阳，一燥一湿，一升一降，二者之间，任何一方对另一方起着制约的作用，以维持其相对平衡。

脾胃功能一旦发生障碍，一则水湿不能正常运行而致泄泻，一则饮食不能正常纳化，而致水谷精微得不到补充，机体日虚，影响发育。所以，治疗腹泻，应从三方面着手。

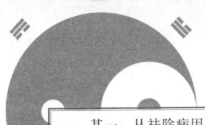

　　其一，从祛除病因角度看，中医认为"湿胜则濡泄"，无论是寒泻、热泻、伤食泻或脾虚泻，均必夹湿，故治泻，一般均须燥湿、利水，朱丹溪《幼科全书》曰："凡泄泻皆属湿……治法以分利升提为主。"所谓分利，即指分消水湿，通利小水。因一般腹泻患儿，往往伴有小便不利。水谷不分，水湿不走膀胱而错走大肠，造成水谷相混，合污而下，所以，采取利小便的方法，使水湿前渗，而不致后下，则肠道水分减少，大便自渐成形。此即古人所谓"利小便即所以实大便"之意。所谓升提，一则升提脾气，升发脾阳，使之清气上行，精微得布，自可免其下泄；一则升提肺气，提壶揭盖。因肺为水之上源，肺与大肠相表里，使肺气得开，水道自能通调，大肠传导复职，腹泻自止。

　　须注意的是，分利不宜过早，过重。尤其是热泻，更应如此。分利之法毕竟是一种渗降之法，对于腹泻一病，如过用分利，则是降之又降，一则重竭其阳，一则过耗其液，非但与病不利，而且有伤于正气。小儿脾常不足，肠胃本弱，尤其是水泻，更易消耗体液，用药应当慎重，"脾阳不伤不泻"，一伤不能再伤。所以分利之法，常与升提之法相结合而施，庶可免其虚损。

　　其二，从治病求本角度看，"泄泻乃脾胃专病"，治疗腹泻，必须脾胃兼顾。治脾当和胃，和胃须理脾。理脾、和脾，甘淡养脾，其目的在于恢复运化，渗湿利水，以实大便。和胃安中，理气消食，则有益于纳运复常，饮食有增，正气早日来复。否则，泄泻本来即是消耗性疾病，只消耗而得不到补充，则实证可能转为虚证，虚者则会更虚。

　　其三，治腹泻，除药物外，还应注意饮食调理。在腹泻时，尤其是伤食泻，一般应当减食。如系脾胃虚弱，更不宜食油腻、生冷之物，应多食清淡食品，方有利于早日康复。

　　总之，小儿腹泻的根源在于脾胃不健，小儿伤食又容易形成积滞，所以，临床常有虚实互见的情况出现。因而，在治疗上多采用"消补兼施"或"寓消于补"的方法。虽在治热泻时,有时亦用泻下之法,以"通因通用",使热去而泻止,但总以中病即止,做到"补不碍滞"、"消不伤正"为原则。

具体而言,如热泻、伤食泻,虽然多为实证,可用清法、消法,但过于寒凉或过于消导的药则不适宜;寒泻、脾虚泻,多为虚证,可用温法、补法,但过于辛燥或过于酸补的药也不适宜。

小儿腹泻的治疗,以标本而言,补脾益气为治其本,清里消滞为治其标。临床应权衡轻重,标本兼顾。若体壮而病轻,则治标多于治本;若体弱而病重,则治本多于治标。

三、证治举例

小儿腹泻可分为寒、热、虚、实四大类,立方遣药时常取多方化裁,综合而成。

1.常证

(1)湿热泻

【证候】 大便水样,或如蛋花汤样,泻下急迫,量多次频,气味秽臭,或见少许黏液,腹痛时作,食欲不振,或伴呕恶,神疲乏力,或发热烦闹,口渴,小便短黄,舌质红,苔黄腻,脉滑数,指纹紫。

【辨证】 本证以起病急,泻下急迫,量多次频,舌质红,苔黄腻为特征。偏热重气味秽臭,或见少许黏液,发热;偏湿重便如稀水,口渴尿短;兼伤食大便夹不消化物,纳呆。若泻下过度,本证易于转为伤阴甚至阴竭阳脱变证。失治误治,迁延日久,则易转为脾虚泄泻。

【治法】 清肠解热,化湿止泻。

【方药】 葛根黄芩黄连汤加减。常用葛根解表退热,生津升阳;黄芩、黄连清解胃肠湿热;地锦草、豆卷清肠化湿;甘草调和诸药。

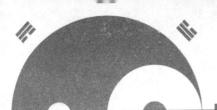

热重泻频加鸡苏散、辣蓼、马鞭草清热解毒；发热口渴加生石膏、芦根清热生津；湿重水泻加车前子、苍术燥湿利湿；泛恶苔腻加藿香、佩兰芳化湿浊；呕吐加竹茹、半夏降逆止呕；腹痛加木香理气止痛；纳差加焦山楂、焦神曲运脾消食。

(2)风寒泻

【证候】　大便清稀，夹有泡沫，臭气不甚，肠鸣腹痛，或伴恶寒发热，鼻流清涕，咳嗽，舌质淡，苔薄白，脉浮紧，指纹淡红。

【辨证】　本证以大便清稀夹有泡沫，臭气不甚，肠鸣腹痛为特征。风象重便多泡沫，鼻流清涕；寒象重腹部切痛，恶寒；兼伤食大便夹不消化物，纳呆。风寒化热则便次增多，气转臭秽，发热加重。寒邪易伤阳气，见大便不化，肢冷神萎，需防伤阳变证。

【治法】　疏风散寒，化湿和中。

【方药】　藿香正气散加减。常用藿香、苏叶、白芷、生姜疏风散寒，理气化湿；半夏、陈皮、苍术温燥寒湿，调理气机；茯苓、甘草、大枣健脾和胃。

大便质稀色淡，泡沫多，加防风炭以祛风止泻；腹痛甚，里寒重，加干姜、砂仁、木香以温中散寒理气；腹胀苔腻，加大腹皮、厚朴顺气消胀；夹有食滞者，去甘草、大枣，加焦山楂、鸡内金消食导滞；小便短少加泽泻、车前子渗湿利尿；恶寒鼻塞声重加荆芥、防风以加强解表散寒之力。

(3)伤食泻

【证候】　大便稀溏，夹有乳凝块或食物残渣，气味酸臭，或如败卵，脘腹胀满，便前腹痛，泻后痛减，腹痛拒按，嗳气酸馊，或有呕吐，不思乳食，夜卧不安，舌苔厚腻，或微黄，脉滑实，指纹滞。

【辨证】　以起病前有乳食不节史，便稀夹不消化物，气味酸臭，脘腹胀痛，泻后痛减为特征。伤乳者稀便夹乳凝块；伤食者夹食物残渣。本证可单独发生，更常为他证兼证。调治不当，病程迁延，积不化而脾气伤，易转为脾虚泻，或脾虚夹积，甚至疳证。

【治法】　运脾和胃，消食化滞。

【方药】　保和丸加减。常用焦山楂、焦神曲、鸡内金消食化积导滞；陈皮、半夏理气降逆；茯苓健脾渗湿；连翘清解郁热。

腹痛加木香、槟榔理气止痛；腹胀加厚朴、莱菔子消积除胀；呕吐加藿香、生姜和胃止呕。

(4)脾虚泻

【证候】　大便稀溏，色淡不臭，多于食后作泻，时轻时重，面色萎黄，形体消瘦，神疲倦怠，舌淡苔白，脉缓弱，指纹淡。

【辨证】　本证常由暴泻失治迁延而成，以病程较长，大便稀溏，多于食后作泻，以及全身脾虚征象为特征。偏脾气虚者面色萎黄，形体消瘦，神疲倦怠；偏脾阳虚者大便清稀无臭，神萎面白，肢体欠温。本证进一步发展，则由脾及肾，易转成脾肾阳虚泻，或久泻而成疳证。

【治法】　健脾益气，助运止泻。

【方药】　参苓白术散加减或六神汤（山药、茯苓、扁豆、薏苡仁、陈皮、甘草）加减。常用党参、白术、茯苓、甘草补脾益气；山药、莲子肉、扁豆、薏苡仁健脾化湿；砂仁、桔梗理气和胃。

胃纳呆滞，舌苔腻，加藿香、苍术、陈皮、焦山楂以芳香化湿，消食助运；腹胀不舒加木香、乌药理气消胀；腹冷舌淡，大便夹不消化物，加炮姜以温中散寒，暖脾助运；久泻不止，内无积滞者，加煨益智仁、肉豆蔻、石榴皮以固涩止泻。

(5)脾肾阳虚泻

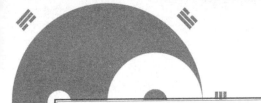

【证候】　久泻不止，大便清稀，澄澈清冷，完谷不化，或见脱肛，形寒肢冷，面色白，精神委靡，睡时露睛，舌淡苔白，脉细弱，指纹色淡。

【辨证】　本证见于久泻，以大便澄澈清冷，完谷不化，形寒肢冷为特征。偏脾阳虚者大便清稀，或见脱肛，面色白；偏肾阳虚者大便清冷，滑脱不禁，腹凉肢冷，精神委靡。本证继续发展，则成重症疳泻，终则阳脱而亡。

【治法】　温补脾肾，固涩止泻。

【方药】　附子理中汤合四神丸加减。常用党参、白术、甘草健脾益气；干姜、吴茱萸温中散寒；附子、补骨脂、肉豆蔻温肾暖脾、固涩止泻。

脱肛加炙黄芪、升麻升举中阳；久泻滑脱不禁加诃子、石榴皮、赤石脂收敛固涩止泻。

2.变证

(1)气阴两伤

【证候】　泻下过度，质稀如水，精神萎软或心烦不安，目眶及囟门凹陷，皮肤干燥或枯瘪，啼哭无泪，口渴引饮，小便短少，甚至无尿，唇红而干，舌红少津，苔少或无苔，脉细数。

【辨证】　本证多起于湿热泄泻，以精神萎软，皮肤干燥，小便短少为特征。偏耗气者大便稀薄，神萎乏力，不思进食；偏伤阴者泻下如水，量多，目眶及前囟凹陷，啼哭无泪，小便短少甚至无尿。本证若不能及时救治，则可能很快发展为阴竭阳脱证。

【治法】　健脾益气，酸甘敛阴。

【方药】　人参乌梅汤加减。常用人参、炙甘草补气健脾；乌梅涩肠止泻；木瓜祛湿和胃，以上四药合用且能酸甘化阴；莲子、山药健脾止泻。

泻下不止加山楂炭、诃子、赤石脂涩肠止泻；口渴引饮加石斛、玉竹、天花粉、芦根养阴生津止渴；大便热臭加黄连、辣蓼清解内蕴之湿热。

(2)阴竭阳脱

【证候】　泻下不止，次频量多，精神委靡，表情淡漠，面色青灰或苍白，哭声微弱，啼哭无泪，尿少或无，四肢厥冷，舌淡无津，脉沉细欲绝。

【辨证】　本证常因气阴两伤证发展，或久泻不止阴阳俱耗而成，以面色青灰或苍白，精神委靡，哭声微弱，尿少或无，四肢厥冷，脉沉细欲绝为特征。阴竭证皮肤枯瘪，啼哭无泪，无尿；阳脱证神萎而悄无声息，四肢厥冷，脉细欲绝。本证为变证危症，不及时救治则迅即夭亡。

【治法】　挽阴回阳，救逆固脱。

【方药】　生脉散合参附龙牡救逆汤加减。常用人参大补元气；麦冬、五味子、白芍、炙甘草益气养阴，酸甘化阴；附子回阳固脱；龙骨、牡蛎潜阳救逆。

四、验案选介

1.李某，女，5月。1981年7月27日入院。

患儿泄泻8d入院。入院时发热，恶心呕吐，泄泻日20余次，稀水样便夹乳片、黏液，味臭秽。经祛暑化湿清肠剂治疗后，热退，但泄泻迁延1月不愈。先后用过多种中、西药止泻、抗菌、推拿，均无效验。金主任查房，观患儿精神萎弱，便稀如水，夹乳片及不消化物，便前不哭闹，舌质淡，苔薄腻。辨证久泻损伤脾阳，当停用诸药，转以温运。处方：炮姜3g，丁香1.5g，煨益智仁10g，炙诃子10g，肉桂3g，苍术10g，白术10g，煨木香6g。每日1剂。服药次日，便次有增无减。报告先师，嘱原方照服。第3日起，果然便次日减，粪质渐稠。守方1周，大便成堆，泄泻已痊，精神、食欲均佳，痊愈出院。

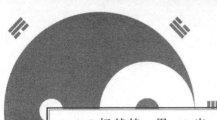

2.杨某某，男，1岁。

患儿1月前因吃不洁食物，引起下痢，经中西医治疗痢疾已止，未过几日腹泻又作，月余未止，曾住兰州某医院，诊为"单纯性消化不良"。前来就医，家属诉：大便日泄20余次，质稀薄时为水样，夹有不消化之食物，在就诊时即大便2～3次。查其舌苔薄白，脉沉细，指纹淡红。证属脾胃损伤，脾虚泄泻，治宜健脾止泻，和胃固脱。处方：淮山药、茯苓、扁豆、薏苡仁各6g，橘红、焦山楂、诃子肉各3g，罂粟壳1.5g，甘草2g。连服3剂，大便次数明显减少，似已成形。再进2剂，大便成形而痊愈。

【按】　本方系《证治准绳》方六神散加减而成。因小儿脏腑娇嫩，脾胃薄弱，且多因伤食伤乳而腹泻，故去滋补之党参，免滞其邪，泄泻次多极易伤胃，则去药性温燥之白术。薏苡仁以健脾渗湿止泻，加橘红理气和胃，使其止泻而不留邪。本案患儿之脉症合参，知为饮食不节，损伤胃脾，泻下日久，大有滑脱之象，急投加减六神汤加焦山楂、诃子肉、罂粟壳收涩固脱，使脾运健，胃气和，泄泻止。

厌 食

厌食是小儿时期的一种常见病症，临床以较长时期厌恶进食，食量减少为特征。本病可发生于任何季节，但夏季暑湿当令之时，可使症状加重。各年龄儿童均可发病，以1~6岁为多见。城市儿童发病率较高。患儿除食欲不振外，一般无其他明显不适，预后良好，但长期不愈者，可使气血生化乏源，抗病能力下降，而易罹患他症，甚或影响生长发育转化为疳证。

一、病机概述

本病多由喂养不当、他病伤脾、先天不足、情志失调引起，其病变脏腑主要在脾胃。盖胃司受纳，脾主运化，脾胃调和，则口能知五谷饮食之味，正如《灵枢·脉度》所说："脾气通于口，脾和则口能知五谷矣。"若脾胃失健，纳化不和，则造成厌食。

1.喂养不当

小儿脏腑娇嫩，脾常不足，乳食不知自节。若家长缺乏育婴保健知识，婴儿期未按期添加辅食；或片面强调高营养饮食，如过食肥甘、煎炸炙煿之品，超越了小儿脾胃的正常纳化能力；或过于溺爱，纵其所好，恣意零食、偏食、冷食；或饥饱无度；或滥服滋补之品，均可损伤脾胃，产生厌食。如《素问·痹论》所说："饮食自倍，肠胃乃伤。"

2.他病伤脾

脾为阴土，喜燥恶湿，得阳则运；胃为阳土，喜润恶燥，得

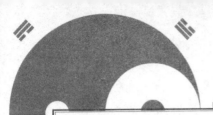

阴则和。若患他病，误用攻伐；或过用苦寒损脾伤阳；或过用温燥耗伤胃阴；或病后未能及时调理；或夏伤暑湿脾为湿困，均可使受纳运化失常，而致厌恶进食。

3.先天不足

胎禀不足，脾胃薄弱之儿，往往生后即表现不欲吮乳，若后天失于调养，则脾胃怯弱，乳食难于增进。

4.情志失调

小儿神气怯弱，易受惊恐。若失于调护，卒受惊吓或打骂，或所欲不遂，或思念压抑，或环境变更等，均可致情志抑郁，肝失调达，气机不畅，乘脾犯胃，形成厌食。

二、辨证论治

1.辨证要点

本病应以脏腑辨证为纲，主要从脾胃辨证而区别是以运化功能失健为主，还是以脾胃气阴亏虚为主。凡病程短，仅表现纳呆食少，食而乏味，饮食稍多即感腹胀，形体尚可，舌质正常，舌苔薄腻者为脾失健运；病程长，食而不化，大便溏薄，并伴面色少华，乏力多汗，形体偏瘦，舌质淡，苔薄白者为脾胃气虚；若食少饮多，口舌干燥，大便秘结，舌红少津，苔少或花剥者为脾胃阴虚。

2.治疗原则

本病治疗，以运脾开胃为基本法则。宜以轻清之剂解脾胃之困，拨清灵脏气以恢复转运之机，俟脾胃调和，脾运复健，则胃纳自开。脾运失健者，当以运脾和胃为主；脾胃气虚者，治以健脾益气为先；若属脾胃阴虚，则施以养胃育阴之法。此外，理气宽中，消食开胃，化湿醒脾之品也可酌情应用。须要注意的是，消导不宜过峻，燥湿不宜过寒，补益不宜呆滞，养阴不宜滋腻，以防损脾碍胃，影响纳化。在药物治疗的同时应注意饮食调养，纠正不良的饮食习惯，方能取效。

三、证治举例

1.脾失健运

【证候】 食欲不振，厌恶进食，食而乏味，或伴胸脘痞闷，嗳气泛恶，大便不调，偶尔多食后则脘腹饱胀，形体尚可，精神正常，舌淡红，苔薄白或薄腻，脉尚有力。

【辨证】 本证为厌食初期表现，除厌恶进食症状外，其他症状不著，精神、形体如常为其特征。若失于调治，病情迁延，损伤脾气，则易转为脾胃气虚证。

【治法】 调和脾胃，运脾开胃。

【方药】 不换金正气散加减。常用苍术燥湿运脾；陈皮、枳壳、藿香理气醒脾和中；神曲、炒麦芽、焦山楂消食开胃。

脘腹胀满加木香、厚朴、莱菔子理气宽中；舌苔白腻加半夏、佩兰燥湿醒脾；暑湿困阻加荷叶、扁豆花消暑化湿；嗳气泛恶加半夏、竹茹和胃降逆；大便偏干加枳实、莱菔子导滞通便；大便偏稀加山药、薏苡仁健脾祛湿。

2.脾胃气虚

【证候】 不思进食，食而不化，大便偏稀夹不消化食物，面色少华，形体偏瘦，肢倦乏力，舌质淡，苔薄白，脉缓无力。

【辨证】 本证多见于脾胃素虚，或脾运失健迁延失治者，以不思乳食，面色少华，肢倦乏力，形体偏瘦为辨证依据。若迁延不愈，气血耗损，形体羸瘦，则应按疳证辨治。

【治法】 健脾益气，佐以助运。

【方药】 异功散加味。常用党参、白术、茯苓、甘草健脾益气；陈皮、佩兰、砂仁醒脾助运；神曲、鸡内金消食助运。

苔腻便稀者，去白术，加苍术、薏苡仁燥湿健脾；大便溏薄加炮姜、肉豆蔻温运脾阳；饮食不化加焦山楂、炒谷芽、炒麦芽

医案论治

消食助运；汗多易感加黄芪、防风益气固表；情志抑郁加柴胡、佛手解郁疏肝。

3.脾胃阴虚

【证候】　不思进食，食少饮多，皮肤失润，大便偏干，小便短黄，甚或烦躁少寐，手足心热，舌红少津，苔少或花剥，脉细数。

【辨证】　本证见于温热病后或素体阴虚，或嗜食辛辣伤阴者，以食少饮多、大便偏干、舌红少苔为特征。

【治法】　滋脾养胃，佐以助运。

【方药】　养胃增液汤加减。常用沙参、麦冬、玉竹、石斛养胃育阴；乌梅、白芍、甘草酸甘化阴；焦山楂、炒麦芽开胃助运。

口渴烦躁者，加天花粉、芦根、胡黄连清热生津除烦；大便干结加火麻仁、郁李仁、瓜蒌仁润肠通便；夜寐不宁，手足心热加丹皮、莲子心、酸枣仁清热宁心安神；食少不化者，加谷芽、神曲生发胃气；兼脾气虚弱加山药、太子参补益气阴。

四、其他疗法

1.中药成药

（1）小儿香橘丸：每服 1 丸，一日 2～3 次。用于脾失健运证。

（2）小儿健脾丸：每服 1 丸，一日 2 次。用于脾胃气虚证。

2. 推拿疗法

（1）补脾土，运内八卦，清胃经，掐揉掌横纹，摩腹，揉足三里。用于脾失健运证。

（2）补脾土，运内八卦，揉足三里，摩腹，捏脊。用于脾胃气虚证。

（3）揉板门，补胃经，运八卦，分手阴阳，揉二马，揉中脘。用于脾胃阴虚证。

3.针灸疗法

（1）体针：①取脾俞、足三里、阴陵泉、三阴交，用平补平泻法。用于脾失健运证。②取脾俞、胃俞、足三里、三阴交，用补法。用于脾胃气虚证。③取足三里、三阴交、阴陵泉、中脘、内关，用补法。用于脾胃阴虚证。以上各型均用中等刺激不留针，每日1次，10次为1疗程。

（2）耳穴：取脾、胃、肾、神门、皮质下。用胶布粘王不留行籽贴按于穴位上，隔日1次，双耳轮换，10次为1疗程。每日按压3~5次，每次3~5min，以稍感疼痛为度。用于各证型。

五、预防与调护

1.预防

（1）掌握正确的喂养方法，饮食起居按时、有度，饭前勿食糖果饮料，夏季勿贪凉饮冷。根据不同年龄给予富含营养，易于消化，品种多样的食品。母乳喂养的婴儿4个月后应逐步添加辅食。

（2）出现食欲不振症状时，要及时查明原因，采取针对性治疗措施。对病后胃气刚刚恢复者，要逐渐增加饮食，切勿暴饮暴食而致脾胃复伤。

（3）注意精神调护，培养良好的性格，教育孩子要循循善诱，切勿训斥打骂，变换生活环境要逐步适应，防止惊恐恼怒损伤。

2.调护

（1）纠正不良饮食习惯，做到"乳贵有时，食贵有节"，不偏食、挑食，不强迫进食，饮食定时适量，荤素搭配，少食肥甘厚味、生冷坚硬等不易消化食物，鼓励多食蔬菜及粗粮。

（2）遵照"胃以喜为补"的原则，先从小儿喜欢的食物着

医案论治

手，来诱导开胃，暂时不要考虑营养价值，待其食欲增进后，再按营养的需要供给食物。

（3）注意生活起居，加强精神调护，保持良好情绪，饭菜多样化，讲究色香味，以促进食欲。

六、验案选介

案 1，李某，男，5 岁。1984 年 7 月 21 日诊。

患儿近 2 个月来厌恶进食，胸闷体倦，时时泛恶，小溲短赤，舌苔淡黄腻。辨证为暑湿困遏，脾阳失展，运化失健，治以醒脾助运，祛暑化湿。处方：苍术 10g，佩兰 10g，藿香 10g，生薏仁 10g，淡竹茹 6g，陈皮 4g，法半夏 6g，厚朴花 10g，六一散（包）10g。并嘱饮食清淡。

服药 4 剂后，胃纳转佳，苔转薄腻。原方出入，再进 4 剂，病情痊愈。

案 2，陈某某，女，1 岁 2 个月。1990 年 2 月 6 日初诊。

患儿近 4 个月来不思食，每餐吃稀粥 3~4 汤匙，多吃 1~2 口则恶心，其间曾经多处治疗，仍未见好转。就诊时形体消瘦，面色白，烦躁易哭闹，夜间出汗多，尤以头部及背部多汗，喉中痰多，舌质红，苔白稍厚，指纹淡紫。诊断为厌食症，属脾胃虚弱，脾失健运，胃失和降之证，治拟健脾和胃，消积化滞。处方：健脾饮（太子参、山药、炒薏仁、山楂各 10g，鸡内金、独脚金、陈皮、法半夏各 6g）加龙骨 12g，酸枣仁 6g。服药 3 剂后，症状有所改善，夜间出汗减少，精神较前活泼，但食量仍不大。续用前方加麦芽 10g，白术 6g，意在加强醒脾行气的作用。前后服用 8 剂，食欲增进，每餐能进食 1 碗肉泥糊粥，嘱其家长以后要调整饮食结构，少食冷冻饮料及零食，以牛胃或鸭肫粥食疗调理。3 个月后因感冒来复诊，患儿体重增加 1.4kg，未再见厌食现象。

病毒性心肌炎

病毒性心肌炎是由病毒感染引起的以局限性或弥漫性心肌炎性病变为主的疾病。以神疲乏力，面色苍白，心悸，气短，肢冷，多汗为临床特征。近年来，病毒性心肌炎的发病率有增加的趋势。本病发病年龄以 3～10 岁小儿为多。临床表现轻重不一，轻者可无明显的自觉症状，只出现心电图改变，重者心律失常、心脏扩大，少数发生心源性休克或急性心力衰竭，甚至猝死。本病如能及早诊断和治疗，预后大多良好，部分患儿因治疗不及时或病后调养失宜，可迁延不愈而致顽固性心律失常。

病毒性心肌炎在古代医籍中无专门记载，但有与本病相似症状的描述。根据本病的主要临床症状，属于中医学风温、心悸、怔忡、胸痹、猝死等范畴。

一、病机概述

小儿素体正气亏虚是发病之内因，温热邪毒侵袭是发病之外因。

小儿肺脏娇嫩，卫外不固，脾常不足，易遭风热、湿热时邪所侵。外感风热邪毒多从鼻咽而入，先犯于肺卫；外感湿热邪毒多从口鼻而入，蕴郁于肠胃。继而邪毒由表入里，留而不去，内舍于心，导致心脉痹阻，心血运行不畅，或热毒之邪灼伤营阴，可致心之气阴亏虚。心气不足，血行无力，血流不畅，可致气滞血瘀；心阴耗伤，心脉失养，阴不制阳，可致心悸不宁；心阳受

医案论治

117

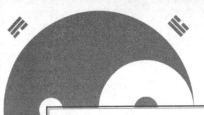

损，阳失振奋，气化失职，可致怔忡不安。病情迁延，伤及脾肺，脾虚水津不布，肺虚失于清肃，致痰浊内生，痰瘀互结，阻滞脉络。若原有素体阳气虚弱，病初即可出现心肾阳虚甚至心阳欲脱之危证。本病久延不愈者，常因医治不当如汗下太过，或疾病、药物损阴伤阳，气阴亏虚，心脉失养，出现以心悸为主的虚证，或者兼有瘀阻脉络的虚实夹杂证。

总之，本病以外感风热、湿热邪毒为发病主因，瘀血、痰浊为病变过程中的病理产物，疾病耗气伤阴为主要病理变化，病程中或邪实正虚、或以虚为主，或虚中夹实，病机演变多端，要随证辨识，特别要警惕心阳暴脱变证的发生。

二、辨证论治

1.治疗本病时，首先需辨明虚实，凡病程短暂，见胸闷胸痛、气短多痰，或恶心呕吐、腹痛腹泻，舌红，苔黄，属实证；病程长达数月，见心悸气短，神疲乏力，面白多汗，舌淡或偏红，舌光少苔，属虚证。

一般急性期以实证为主，恢复期、慢性期以虚证为主，后遗症期常虚实夹杂。其次应辨别轻重，神志清楚，神态自如，面色红润，脉实有力者，病情轻；若面色苍白，气急喘息，四肢厥冷，口唇青紫，烦躁不安，脉微欲绝或频繁结代者，病情危重。

2.治疗原则为扶正祛邪，清热解毒、活血化瘀，温振心阳、养心固本。

病初邪毒犯心者，治以清热解毒，养心活血；湿热侵心者，治以清化湿热，解毒达邪；气阴亏虚者，治以益气养阴，宁心安神；心阳虚弱者，治以温阳活血，养心通络；痰瘀阻络者，治以豁痰活血，化瘀通络。

三、证治举例

1.风热犯心

【证候】 发热，低热绵延，或不发热，鼻塞流涕，咽红肿痛，咳嗽有痰，肌痛肢楚，头晕乏力，心悸气短、胸闷胸痛，舌质红，舌苔薄，脉数或结代。

【辨证】 本证由外感风热邪毒，客于肺卫，袭肺损心所致。有风热表证同时见头晕乏力、心悸气短、胸闷胸痛为辨证要点。本证病程多在1个月以内，一般不超过3个月，常见于急性期。

【治法】 清热解毒，养阴活血。

【方药】 银翘散加减。常用金银花、薄荷、淡豆豉清热透表；板蓝根、贯众、虎杖、玄参清热解毒，凉血活血；太子参、麦冬益气养阴。

邪毒炽盛加黄芩、生石膏、栀子清热泻火；胸闷胸痛加丹参、红花、郁金活血散瘀；心悸、脉结代加五味子、柏子仁养心安神；腹痛泄泻加木香、扁豆、车前子行气化湿止泻。

2.湿热侵心

【证候】 寒热起伏，全身肌肉酸痛，恶心呕吐，腹痛泄泻，心悸胸闷，肢体乏力，舌质红，苔黄腻，脉濡数或结代。

【辨证】 本证由湿热邪毒蕴于脾胃，留滞不去，上犯于心所致。可同时见肠胃湿热蕴结及心神不宁的表现。

【治法】 清热化湿，宁心安神。

【方药】 葛根黄芩黄连汤加减。常用葛根清热解表；黄连、板蓝根清热解毒化湿；苦参、黄芩清化湿热；陈皮、石菖蒲、茯苓、郁金行气化湿安神。

胸闷加瓜蒌、薤白理气宽胸；肢体酸痛加独活、羌活、木瓜祛湿通络；心悸、脉结代加丹参、珍珠母、龙骨宁心安神。

医案论治

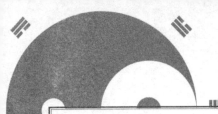

3.气阴亏虚

【证候】 心悸不宁，活动后尤甚，少气懒言，神疲倦怠，头晕目眩，烦热口渴，夜寐不安，舌光红少苔，脉细数或促或结代。

【辨证】 本证由热毒犯心，病久耗气伤阴，气阴亏虚所致。此证为中后期最常见的证型。病程多已逾3个月，但一般不超过6个月。若主证相符，恢复期或迁延期虽病程较长仍可考虑此证。本证偏气虚者少气懒言，神疲倦怠；偏阴虚者头晕目眩，烦热口渴，舌光红少苔。

【治法】 益气养阴，宁心安神。

【方药】 炙甘草汤合生脉散加减。常用炙甘草、党参益气养心；桂枝温阳通脉；生地、阿胶滋阴养血以充血脉；麦冬、五味子养阴敛阴；酸枣仁宁心安神；丹参活血化瘀。

心脉不整，加磁石、鹿衔草镇心安神；便秘常可诱发加重心律不齐，故大便偏干应重用麻仁，加瓜蒌仁、柏子仁、桑椹等养血润肠。

4.心阳虚弱

【证候】 心悸怔忡，神疲乏力，畏寒肢冷，面色苍白，头晕多汗，甚则肢体浮肿，呼吸急促，舌质淡胖或淡紫，脉缓无力或结代。

【辨证】 本证由病久外邪损伤心阳，或素体虚弱，复感外邪，心阳不振所致。以心悸怔忡、脉缓无力或结代，伴阳气虚弱的表现为临床特点。病情严重，心阳暴脱者可见大汗淋漓、四肢厥冷，唇紫息微，脉微细欲绝。

【治法】 温振心阳，宁心安神。

【方药】 桂枝甘草龙骨牡蛎汤加减。常用桂枝、甘草辛甘温阳；党参（或人参）、黄芪补益元气；龙骨、牡蛎重镇安神，敛汗固脱。

形寒肢冷者，加熟附子、干姜温阳散寒；肢体浮肿者，加茯苓、防己利水消肿；头晕失眠者，加酸枣仁、五味子养心安神；阳气暴脱者，加人参、熟附子、干姜、麦冬、五味子回阳救逆，益气敛阴。

5.痰瘀阻络

【证候】　心悸不宁，胸闷憋气，心前区痛如针刺，脘闷呕恶，面色晦暗，唇甲青紫，舌体胖，舌质紫暗，或舌边尖见有瘀点，舌苔腻，脉滑或结代。

【辨证】　本证由于病程迁延，伤及肺脾，痰饮内停，瘀血内阻，阻滞心络所致。本证病程多在6个月以上，常为心肌炎的迁延期或恢复期。亦有病程少于6个月者。痰瘀阻滞之实证证象为主，如胸闷憋气、心前区痛如针刺，是本证特点。

【治法】　豁痰活血，化瘀通络。

【方药】　瓜蒌薤白半夏汤合失笑散加减。常用全瓜蒌、薤白、半夏、姜竹茹豁痰宽胸；蒲黄、五灵脂、红花、郁金活血化瘀，行气止痛。

心前区痛甚加丹参、降香理气散瘀止痛；咳嗽痰多者加白前、款冬花化痰止咳；夜寐不宁者加远志、酸枣仁宁心安神。

四、验案选介

案1，柳某，女，12岁。1980年3月4日初诊。

自述心悸2月余，伴气短，乏力，动则汗出，咽痛，食欲不振，时轻时重。曾在兰州市某医院诊为病毒性心肌炎，今前来求治。查体：面色苍白，咽红，扁桃体Ⅲ°大，未见脓性分泌物，舌质淡红，苔白腻，脉结代。听诊心尖部位可闻及第一心音低钝，频发早搏，心率110次/min。心电图示：ST-TⅡ上移，TⅡ、aVF低平，TⅢ倒置，频发室性早搏。实验室检查：血象：白细胞12.5×10^9/L，中性粒细胞60%，淋巴细胞40%。谷草转氨

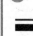

医案论治

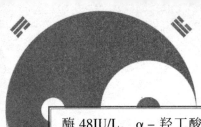

酶 48IU/L，α−羟丁酸脱氢酶 273　IU/L。辨证属邪毒内陷，心脉失养。治以清咽利喉，养血复脉。处方：辛夷 10g，苍耳子 10g，玄参 10g，板蓝根 10g，山豆根 5g，黄芪 15g，麦冬 10g，五味子 10g，丹参 15g，苦参 15g，蚤休 15g，阿胶（烊化）10g，青果 10g，锦灯笼 10g，焦山楂 10g，焦神曲 10g，焦麦芽 10g。每日 1 剂，水煎服。7 剂。

二诊：服药后咽痛明显减轻，纳食增，心悸略减，仍动则汗出。上方去青果、锦灯笼，加生姜 3 片、大枣 5 枚，7 剂。

三诊：诸症明显减轻，效不更方。继以前方加减服用，3 个月痊愈。随访未复发。

案 2，孙某，男，5 岁。1986 年 3 月 11 日初诊。

患病已 8d，初则发热，形寒肢冷，呼吸气粗，心烦泛恶，胸闷憋气，精神困惫，面色欠华，小便微黄，大便溏，活动后心悸气短，经多方治疗未见好转，遂来就诊。刻下症见：面色苍白，咳嗽痰多，气逆作喘，汗出唇绀，肢端发凉，舌质淡，苔白腻，脉结代。心率 160 次 /min，心律不规整，双肺可闻及湿啰音，肝肋下 3cm。胸透示心界扩大。诊断为病毒性心肌炎合并心力衰竭。曾用毒毛旋花子甙 K 每次 0.008mg/kg，后改为中药治疗。中医辨证为邪盛正衰，心阳欲脱。急宜温振心阳，益气固脱。宗参附龙牡救逆汤，处方如下：炮附子 10g，五加皮 10g，五味子 10g，白芍 10g，生龙骨 15g，生牡蛎 15g，炙甘草 6g。1 剂，水煎。另用红参 15g，文火浓煎兑服。

二诊：服 1 剂后汗出，手足转温，面色微华，唯咳逆痰多，心悸胸闷，苔白，脉细无力。处方如下：炙甘草 6g，生龙骨 15g，生牡蛎 15g，五味子 10g，桂枝 10g，炮附子 10g，茯苓 10g，陈皮 10g，五加皮 10g，万年青 10g。每日 1 剂，水煎服。6 剂。

三诊：服药后，患儿心衰已纠正。后予调肺养心冲剂治疗 3 个月，诸症消失，心电图正常。随访未复发。

紫　癜

　　紫癜是小儿常见的出血性疾病之一，以血液溢于皮肤、黏膜之下，出现瘀点瘀斑、压之不退色为其临床特征，常伴鼻衄、齿衄，甚则呕血、便血、尿血。本病亦称紫斑，属于中医学血证范畴，中医古籍中所记载的"葡萄疫"、"肌衄"、"斑毒"等病证，与本病有相似之处。

　　本病包括西医学的过敏性紫癜和血小板减少性紫癜。过敏性紫癜好发年龄为 3～14 岁，尤以学龄儿童多见，男性多于女性，春季发病较多。血小板减少性紫癜发病年龄多在 2～5 岁，男女发病比例无差异，其死亡率约 1%，主要致死原因为颅内出血。

一、病机概述

　　小儿素体正气亏虚是发病之内因，外感天时不正之邪及其他异气是发病之外因。若因外感风热邪毒及异气蕴阻于肌表血分，迫血妄行，外溢皮肤孔窍，以实证为主。若因素体心脾气血不足，肾阴亏损，虚火上炎，血不归经所致，以虚证为主。

　　由于小儿为稚阴稚阳之体，气血未充，卫外不固，外感时令之邪，六气皆易从火化，蕴郁于皮毛肌肉之间。风热之邪与气血相搏，热伤血络，迫血妄行，溢于脉外，渗于皮下，发为紫癜。邪重者，还可伤其阴络，出现便血、尿血等。若血热损伤肠络，血溢络外，碍滞气机，可致剧烈腹痛；夹湿留注关节，则可见局部肿痛，屈伸不利。

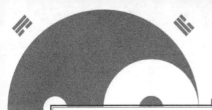

　　若小儿先天禀赋不足，或疾病迁延日久，耗气伤阴，均可致气虚阴伤，病情由实转虚，或虚实夹杂。气虚则统摄无权，气不摄血，血液不循常道而溢于脉外；阴虚火炎，血随火动，渗于脉外，可致紫癜反复发作。

　　人体血生于脾，藏于肝，源于肾而主在心，血在脉中周而复始循环流行，依赖于心之推动，脾之统摄，肝之储藏。若心、肝、脾功能受损，血行不循常道而外溢肌肤，重则吐衄便血。综上所述，本病外因为感受风热、异气，内因为气阴亏虚。病位在心、肝、脾、肾。早期多为风热伤络，血热妄行，属实证；病久由实转虚，或素体亏虚为主者，则多见虚证，或虚实并见，证属气虚失摄，阴虚火炎。

　　二、辨证论治

　　1.辨虚实轻重。首先根据起病、病程、紫癜颜色等辨虚实。起病急，病程短，紫癜颜色鲜明者多属实；起病缓，病情反复，病程缠绵，紫癜颜色较淡者多属虚。其次要注意判断病情轻重。以出血量的多少及是否伴有肾脏损害或颅内出血等作为判断轻重的依据。凡出血量少者为轻症；出血严重伴大量便血、血尿、明显蛋白尿，或头痛、昏迷、抽搐等均为重症。

　　2.辨病与辨证相结合，过敏性紫癜早期多为风热伤络，血热妄行，常兼见湿热痹阻或热伤胃络，后期多见阴虚火旺或气不摄血。

　　血小板减少性紫癜急性型多为血热妄行，慢性型多为气不摄血或阴虚火旺。

　　3.本病的治疗，实证以清热凉血为主；虚证以益气摄血、滋阴降火为主。

　　临证须注意证型之间的相互转化或同时并见，治疗时要分清主次，统筹兼顾。

三、证治举例

1.风热伤络

【证候】　起病较急，全身皮肤紫癜散发，尤以下肢及臀部居多，呈对称分布，色泽鲜红，大小不一，或伴痒感，可有发热、腹痛、关节肿痛、尿血等，舌质红，苔薄黄，脉浮数。

【辨证】　本证由风热之邪外感，内窜血络所致。以起病较急，紫癜色泽鲜红，伴风热表证为辨证要点。

【治法】　疏风散邪，清热凉血。

【方药】　连翘败毒散加减。常用薄荷、防风、牛蒡子疏风散邪；连翘、栀子、黄芩、升麻清热解毒；玄参、当归养血祛风；赤芍、紫草清热凉血。

皮肤瘙痒加浮萍、蝉蜕、地肤子祛风止痒；腹痛加玄胡索、甘草缓急和中；关节肿痛加桑枝、苍耳子、牛膝祛风通络；尿血加小蓟、白茅根、藕节炭凉血止血。

2.血热妄行

【证候】　起病较急，皮肤出现瘀点瘀斑，色泽鲜红，或伴鼻衄、齿衄、便血、尿血，血色鲜红或紫红，同时见心烦、口渴、便秘，或伴腹痛，或有发热，舌红，脉数有力。

【辨证】　本证由热毒壅盛，迫血妄行，灼伤络脉，血液外渗所致。以起病急，紫癜及其他出血鲜红，伴热毒内盛，血分郁热之象为辨证要点。

【治法】　清热解毒，凉血止血。

【方药】　犀角地黄汤加味。常用水牛角清心凉血；生地凉血养阴；丹皮、赤芍活血散瘀；紫草、玄参凉血止血；黄芩、生甘草清热解毒。

伴有齿衄、鼻衄者加炒栀子、白茅根凉血解毒；尿血加大蓟、小蓟凉血止血；大便出血加地榆炭、槐花收敛止血；腹中作

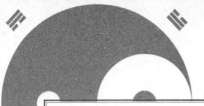

痛重用白芍、甘草缓急止痛。若出血过多，突然出现面色苍白，四肢厥冷，汗出脉微者，为气阳欲脱，急用独参汤或参附汤回阳固脱；若气阴两衰者，则用生脉散以救阴生津，益气复脉。

3.气不摄血

【证候】　起病缓慢，病程迁延，紫癜反复出现，瘀斑、瘀点颜色淡紫，常有鼻衄、齿衄，面色苍黄，神疲乏力，食欲不振，头晕心慌，舌淡苔薄，脉细无力。

【辨证】　本证由病久未愈，气虚不能摄血所致。以病程迁延，紫癜色淡，反复出现，伴气血不足之象为辨证要点。

【治法】　健脾养心，益气摄血。

【方药】　归脾汤加减。常用党参、白术、茯苓、甘草健脾益气；合黄芪、当归补气生血；配远志、酸枣仁、龙眼肉养血宁心；佐木香醒脾理气补而不滞；生姜、大枣调和脾胃。

出血不止加云南白药（冲服）、蒲黄炭、仙鹤草、阿胶以和血止血养血；神疲肢软，四肢欠温，畏寒恶风，腰膝酸软，面色苍白者为肾阳亏虚，加鹿茸、淡苁蓉、巴戟天以温肾补阳。

4.阴虚火旺

【证候】　紫癜时发时止，鼻衄齿衄，血色鲜红，低热盗汗，心烦少寐，大便干燥，小便黄赤，舌光红，苔少，脉细数。

【辨证】　本证由阴虚火旺，灼伤血络所致。以紫斑时发时止，血色鲜红，伴阴虚火旺之象为辨证要点。

【治法】　滋阴降火，凉血止血。

【方药】　大补阴丸加减，常用熟地、龟板滋阴潜阳以制虚火；黄柏、知母清泻相火；猪脊髓、蜂蜜填精润燥。

鼻衄、齿衄者加丹皮、白茅根、焦栀子以凉血止血；低热者加银柴胡、地骨皮、青蒿以清虚热；盗汗加煅牡蛎、煅龙骨、浮小麦以敛汗止汗。

四、验案选介

王某，女，9岁。1983年3月4日诊。

病史：诊前13d起病。症见双下肢紫斑，腹痛，关节痛。病后饮食减少，夜眠不安，大便干，小便黄。经当地用消炎、止血等药物治疗，无明显效果。

查体：神清，面红，唇红，舌质红，舌苔白厚。心肺未见异常。腹满，轻微压痛，肝脾未触及。双下肢皮肤瘀点密集，色红紫相间，伸侧尤多，斑疹高于皮肤，压之不退色。脉数有力。

检验：血、尿、大便常规均正常。出凝血时间及大便潜血正常。

诊治：诊断为过敏性紫癜。辨证为毒热犯血，血热外溢。治用清热解毒、凉血化瘀之法。处方：紫草8g，白鲜皮10g，水牛角片（先煎）15g，丹皮10g，生地10g，白薇10g，荷叶10g，茜草10g，苍耳子8g，甘草5g，大枣10g。水煎服。

服药8d，症状明显好转，腹不痛，关节痛减，紫癜减半，无新斑再出。前方继服8d，紫斑消退、留有褐色斑痕。处方：丹参10g，当归10g，生地10g，赤芍10g，黄芩10g，石斛10g，白芍10g，甘草5g。水煎服。

上方连用16d，诸症平复。再以黄芪10g，当归10g，生地10g，丹参5g，大枣10g，甘草5g，白术5g，苍术5g，佛手10g。水煎服，14d，以扶其正。

医案论治

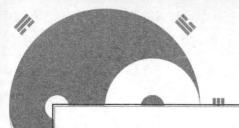

川　崎　病

　　川崎病又称皮肤黏膜淋巴结综合征，是一种以全身血管炎性病变为主要病理的急性发热性出疹性疾病，临床以不明原因发热、多形红斑、球结膜充血、草莓舌和颈淋巴结肿大、手足硬肿为特征。本病好发于婴幼儿，男女比例为(1.3～1.5)∶1。病程多为6～8周，绝大多数患儿经积极治疗可以康复，但尚有1%～2%的死亡率。死亡原因多为心肌炎、动脉瘤破裂及心肌梗死，有些患儿的心血管症状可持续数月至数年。

　　本病的病因尚未明了，现在多认为本病是一定易患宿主对多种感染病原触发的一种免疫介导的全身性血管炎。根据其起病急骤、发热及其他临床表现，可将其归属于中医学温病范畴，运用卫气营血辨证施治已取得较好疗效。

　　一、病机概述

　　本病病因感受温热邪毒，从口鼻而入，犯于肺卫，蕴于肌腠，内侵入气及营扰血而传变，尤以侵犯营血为甚，病变脏腑则以肺胃为主，可累及心肝肾诸脏。

　　温热邪毒初犯于肺卫，蕴于肌腠，酿生发热。迅速入里，热盛化火，内入肺胃，阳热亢盛，炽于气分，熏蒸营血，动血耗血，见壮热不退、皮肤斑疹、口腔黏膜及眼结膜充血等症。热毒痰邪凝阻经络，瘰核肿大疼痛；热盛伤津，致口干、舌红、草莓舌。热炽营血，血液凝滞，运行不畅，造成血瘀诸症。病之后期，热势去而气虚阴津耗伤，疲乏少力，指趾皮肤脱皮。

二、辨证论治

1.本病以卫气营血辨证为纲。

初起邪在肺卫，证见发热，微恶风，咽红，一般为时短暂；迅速化热入里，热炽气分，证见高热持续，口渴喜饮，皮疹布发；继入营血，证见斑疹红紫，草莓舌，烦躁嗜睡；后期气阴两伤，证见疲乏多汗，指趾脱皮。本病易于形成瘀血，证见斑疹色紫、手足硬肿、舌质红绛、指纹紫滞等，若是瘀血阻塞脉络，还可见心悸、右胁下痞块等多种证象。

2.本病治疗，以清热解毒，活血化瘀为主。

初起疏风清热解毒，宜辛凉透达；热毒炽盛治以清气凉营解毒，苦寒清透；后期气耗阴伤，则予益气养阴为主，甘寒柔润。本病易于形成瘀血，自初期至后期始终应注意活血化瘀法的应用。温毒之邪多从火化，最易伤阴，在治疗中又要分阶段滋养胃津，顾护心阴。

三、证治举例

1.卫气同病

【证候】　发病急骤，持续高热，微恶风，口渴喜饮，目赤咽红，手掌足底潮红，躯干皮疹显现，颈部臀核肿大，或伴咳嗽，轻度泄泻，舌质红，苔薄，脉浮数。

【辨证】　本证起病急，以短暂卫分证后，发热持续，迅即传入气分为特征。在辨证中除了发热不退外，目赤咽红、皮疹、手掌足底潮红、颈部臀核均为卫气同病温热邪毒入里之象。

【治法】　辛凉透表，清热解毒。

【方药】　银翘散加减。常用金银花、连翘清热解毒；薄荷辛凉透表；青黛清热解毒；牛蒡子、玄参解毒利咽；鲜芦根养阴

医案论治

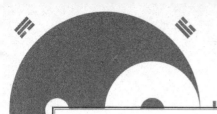

生津。

高热烦躁口渴者用生石膏、知母直清气分大热；颈部淋巴结肿大加浙贝母、僵蚕化痰散结；手足掌底潮红加生地、黄芩、丹皮凉血化瘀；口渴唇干加天花粉、麦冬清热护津；关节肿痛加桑枝、虎杖通经活血。

2.气营两燔

【证候】　壮热不退，昼轻夜重，咽红目赤，唇干赤裂，烦躁不宁或有嗜睡，肌肤斑疹，或见关节痛，或颈部瘰核肿痛，手足硬肿，随后指趾端脱皮，舌质红绛，状如草莓，舌苔薄黄，脉数有力。

【辨证】　本病极期多见本证，气营两燔，热炽三焦。偏气分证，见高热、烦躁、口渴、脉洪大；偏营分证，见肌肤斑疹红紫、草莓红舌、烦躁嗜睡；热凝血瘀，见斑疹色紫、手足硬肿、舌质红绛等症。

【治法】　清气凉营，解毒化瘀。

【方药】　清瘟败毒饮加减。常用水牛角、丹皮、赤芍清泄营分之毒，凉血散瘀；生石膏、知母大清气分之热；黄芩、栀子泻火；玄参、生地清热养阴。

大便秘结加用生大黄泻下救阴；热重伤阴酌加麦冬、鲜石斛、鲜竹叶、鲜生地甘寒清热，护阴生津；腹痛泄泻加黄连、木香、苍术、焦山楂清肠燥湿；颈部瘰核增多明显加用夏枯草、蒲公英清热软坚化瘀。

3.气阴两伤

【证候】　身热渐退，倦怠乏力，动辄汗出，咽干唇裂，口渴喜饮，指趾端脱皮或潮红脱屑，心悸，纳少，舌质红，舌苔少，脉细弱不整。

【辨证】　本证为疾病恢复期，身热渐退。偏气虚证，见倦怠乏力，动辄汗出，纳少；偏阴虚证，见咽干唇裂，口渴喜饮，指趾端脱皮。

【治法】　益气养阴，清解余热。

【方药】　沙参麦冬汤加减。常用沙参、麦冬、玉竹清润滋养；天花粉生津止渴；生地、玄参清热凉血；太子参气阴两补；白术、扁豆益气和胃。

纳呆加茯苓、焦山楂、焦神曲健脾开胃；低热不退加地骨皮、银柴胡，用鲜生地清解虚热；大便硬结加瓜蒌仁、火麻仁清肠润燥；心悸、脉律不整加用丹皮、丹参、黄芪益气活血化瘀。

四、验案选介

宋某某，男，3.5岁。1992年9月21日诊。

病史：患儿于诊前8d见发热（38.8℃）、不流涕、未咳。病后3d胸背发疹，伴草莓舌，以"猩红热"论治，用抗生素治疗。迄今8d热不降、疹未退，病后饮食减少、大便干、小便黄。

查体：神乏，面赤，双目红赤，口唇干裂，咽部红肿，舌刺红肿。舌质赤，舌苔少。颈两侧淋巴结肿大。躯干部散在多形性红色斑疹，压之退色。掌跖潮红而肿。心、肺、腹部检查未见异常。脉数有力。

检验：血白细胞数20×10^9/L，中性粒细胞65%，淋巴细胞35%。尿常规未见异常。X线胸透心肺未见异常。心电图示窦性心动过速。

诊治：诊断为皮肤黏膜淋巴结综合征。辨证为温毒毒犯营血。治用清营凉血，解毒退热之法。处方：柴胡10g，黄芩10g，生石膏（先煎）20g，寒水石（先煎）10g，生地10g，黄连3g，栀子5g，连翘10g，玄参10g，紫草5g，菊花10g，重楼10g。水煎服。停用抗生素。

上方治疗3d，体温降至正常，皮疹退没，精神状态明显好转，手足见有片状脱皮。处方：黄芩10g，生地10g，重楼10g，

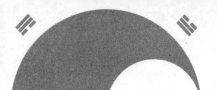

玄参 10g，青蒿 10g，白薇 10g，石斛 10g，天花粉 10g，当归 10g。

服药 4d，患儿一般状态尚好，但气阴两伤之候未除。处方：黄芪 10g，太子参 5g，当归 10g，石斛 10g，麦冬 10g，生地 10g，白薇 10g。水煎服。连服 4d，疗效巩固，临床治愈。

五　迟

　　五迟是指立、行、发、齿、语的发育迟于正常为特征的一种疾病。

　　发育正常的小儿，一般生后头发黑密，6个月左右开始萌牙，7个月能发出"爸爸"、"妈妈"等复音，10个月时能站立，1周岁时可独立行走，13个月已会说出简单的语言。若超过12个月头发稀细黄枯，未见萌牙，不能平稳站立，18个月尚不能行走。不会说爸妈以外的字。即为五迟，故本病以婴幼儿为多见。

　　西医学小儿生长发育迟缓、大脑发育不全、佝偻病等多种慢性疾病均可引起五迟。

　　五迟是小儿生长发育迟缓的一种疾病，如经积极治疗，大多可以改善和恢复，但部分患者往往成为痼疾。正如王肯堂在《证治准绳·幼科·五软》中说："婴孩怯弱，不耐寒暑，纵使成人，亦多有疾……如投药不效，亦为废人。"可见。本病的预防比治疗更为重要。随着我国优生优育知识的普及，人口素质逐渐提高，五迟的发病率逐渐减少。

　　五迟，早在《诸病源候论·小儿杂病诸候》中就有"齿不生候"、"数岁不能行候"、"头发不生候"、"四五岁不能语候"等记载。嗣后，历代医家多有阐发，至清代，《张氏医通·婴儿门上》始将古代分述的各类迟候，归为"五迟"，他说："五迟者，立迟、行迟、齿迟、发迟、语迟是也。"并指出诸迟之候"皆胎弱也"。《医宗金鉴·幼科心法要诀》提出用苣胜丹和菖蒲

医案论治

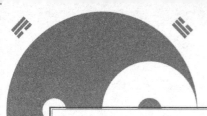

丸治疗发迟和语迟，这些论述迄今仍有指导意义。

现代研究认为，五迟的发生除与胎弱的因素有关外，还与社会环境、生活条件有密切关系。也可能因某种疾病而引起。因此本病的防治，主要在于大力宣传优生优育知识，提高人口素质。一旦发现本病，应及早治疗，除内服补肾健脾、强筋壮骨药物外，可配合针灸疗法及康复教育措施。

一、病机概述

五迟的发生，主要是由于先天禀赋不足，后天调摄失养，肾脾不足，累及五脏所致。又因五脏不足的程度不同。在病理变化上，可以表现为五脏俱亏，也可一脏、二脏或数脏亏损为主，故临床表现有五迟各候俱见者，也有各类迟候单发，或多个迟候联合发生者。

1.肾精亏损

肾主骨生髓，具有促进骨骼生长发育和资生骨髓、脑髓、脊髓的作用。若先天胎禀怯弱。肾精亏虚，骨髓生化乏源，不能很好地营养骨骼，则可出现骨骼脆弱无力而见立迟、行迟；肾主骨生髓，而"齿为骨之余"，所以牙齿的生长亦有赖于肾中精气的充养，若肾精不足，则牙齿不生而见齿迟;肾藏精，"其华在发"，说明头发的生长与润枯，与肾中精气有关，今肾精亏虚，故见发迟。

2.脾胃虚弱

脾胃为"后天之本"、"气血生化之源"。小儿生长发育所需营养全赖脾胃运化水谷精微与气血以供给。若饮食失节，生活失宜。或疾病影响，导致脾胃损伤，则化源不足。五脏失养，影响小儿正常的生长发育，也可出现五迟。

3.肝血亏虚

头发的生机根于肾，而其营养来源于血，肝藏血，肝血不足，血虚失养。则头发生长缓慢。干枯不泽;肝藏血，在体合筋。肝血充足，筋得其养，才能运动灵活。若脾肾不足，肝血亏虚，筋骨失养，则可见立迟、行迟。

4.心血不足

心主血脉，开窍于舌，语言为智慧的一种表现，若心气不足。脑髓不充，则智力发育不健。语言迟缓。心之声为言，小儿心气不足。脑髓不充，则不能如期说话。

二、辨证论治

1.辨轻重

临证见行走不稳，囟门闭合较晚，出牙延迟，心烦易惊，汗多，而无运动机能障碍者多属轻证;若筋骨痿弱，不能站立，头发稀疏萎黄，不能一语，身体瘦弱，精神委靡不振，伴神思迟钝，甚至痴呆者多属重证。

2.辨兼症

五迟发自五脏，常伴五脏不足之证，如肾不足，兼见形体瘦弱，生长缓慢;脾不足则肌肉松而不坚，大便多稀;肝不足则见乏力易倦;肺不足兼见汗多易感冒，心不足则易惊善惕。

五迟的治疗原则以扶正补虚为主。若偏于肾脾气虚者，治宜补脾益肾;偏于肝肾亏损者，着重补益肝肾;偏于心肾不足者，又当补肾养心。此外，可配合针灸推拿疗法，以提高疗效。本证治疗，疗程宜长，方可见效。

三、证治举例

1.脾肾虚弱

【证候表现】　头发稀疏萎黄，牙齿生长迟缓。或生而牙质不良，囟门宽大，逾期不合，形体瘦弱，生长缓慢，肌肉松软，面色淡白，食欲不振，大便溏薄，舌淡苔白，脉沉迟无力。

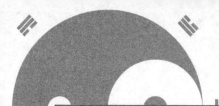

【辨证要点】 本证辨证，重在头发和牙齿方面的改变，以头发稀疏萎黄，牙齿生长迟缓，囟门逾期不合，兼见脾肾不足证为辨证依据。

【治法主方】 补益脾肾。六味地黄丸合四君子汤加减。

【方药运用】 常用药：熟地、山药、山茱萸、茯苓、黄芪、人参、白术、甘草等。头发稀黄为主者加何首乌、黑芝麻、枸杞子；牙齿不生，囟门不合加补骨脂、菟丝子、苍术、牡蛎。

2.肝肾亏损

【证候表现】 坐、立、行的发育明显迟于正常同龄儿，甚至四五岁还不能行走，或者伴有发和齿的异常。平素活动甚少，容易疲倦，肢体无力，睡眠不实，面色不华。形体瘦弱，舌淡苔少脉沉细无力。

【辨证要点】 坐立，行走属小儿动作发育，与肝藏血主筋，肾藏精主骨的关系较为密切。若肝肾亏损，气血不足，不能荣养筋骨。每见立迟、行迟，故辨证应注意辨别立、行与翻身、起坐、爬等动作的关系，同时注意发和齿的发育情况。

【治法主方】 补益肝肾。加味六味地黄丸加减。

【方药运用】 常用药：熟地、山药、山茱萸、茯苓、五加皮、太子参、何首乌、鹿茸等。先天禀赋不足者加枸杞子、紫河车；睡眠不宁者加琥珀、丹参、远志；精神呆钝者加石菖蒲、柏子仁。

3.心肾不足

【证候表现】 语言发育迟缓，智力低下，常伴有立、行、发、齿等迟缓症状，精神呆滞，疲乏无力，食欲不振，大便多秘，舌淡苔薄，脉缓无力。

【辨证要点】 证属心肾不足所致的语言发育迟缓，以及立迟、行迟、发迟、齿迟等，为五迟之中较为复杂而严重者。语迟的辨证又有语言迟发和语言障碍之别。

【治法主方】 补肾养心。菖蒲丸合五加皮散加减。

【方药运用】 常用药：石菖蒲、五加皮、丹参、牛膝、人参、当归、珍珠母、何首乌、远志等。肺不足而声微者加五味子、白石英；肝虚筋缓而乏力者加熟地、白芍、川芎等。

四、其他疗法

1.中药成药

(1) 六味地黄丸：用于发迟、齿迟。

(2) 肾气丸：用于五迟之重证。

(3) 补脑膏：用于五迟之肝肾亏虚者。

2.单方验方

(1) 醋炒鱼骨 50g，胎盘粉 7g，炒鸡蛋壳 20g，白糖 25g，共为细粉。每次 0.5g，每日 3 次，连服 1～3 个月。用于五迟。

(2) 五加皮 100g，研细粉，粥引调下。每次 3g，每日 3 次。用于行迟。

(3) 龙骨 25g，牡蛎 20g，牛膝 15g，淫羊藿 10g，白术 12g，苍术 8g，熟地 6g，太子参、当归、石菖蒲、何首乌、山楂各 5g，共为细粉。6 个月每次 0.25g；7～12 个月，每次 0.5g；1～2 岁，每次 0.75g；2～3 岁，每次 1.0g。每日 3 次，连服 1～2 个月。用于五迟。

3.药物外治

(1) 川芎、熟地、山药、当归、白芍各 10g，炙甘草 3g。共为细末，汤调擦齿根、每日 3 次。用于齿迟。

(2) 石菖蒲 20g，艾叶 30g，川芎 12g，羌活 10g，穿山甲 3g，茯苓 15g，五味子 5g，共研细粉，用鸡蛋清或麻油调匀，外敷关元、囟门。夜敷晨取。10d 为 1 疗程。用于立迟、行迟。

4.食疗方药

(1) 桑椹子，每次 1g，每日 2 次。久服可黑发，健步，利

医案论治

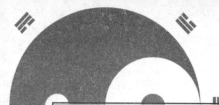

关节。

（2）龙眼肉，每次 1g，每日 2 次。常服能益智，安神。

（3）公鸡骨架 1 具，用净黄土焙黄，加入东北人参 9g，共研细末，按患儿年龄酌用，每次 1.5 ~ 3g，红枣煎汤送服。适用于立迟、行迟。

5.针灸疗法

（1）艾灸足两踝，每次 3 壮，每天 1 次。用于行迟。

（2）艾灸心俞穴，每次 3 壮，每日 1 次。用于语迟。

五、预防护理

1.预防

（1）大力宣传优生优育知识，避免近亲结婚。婚前进行健康检查。以杜绝先天性遗传疾病的发生。

（2）怀孕后要求孕母保持精神舒畅，营养丰富，多晒太阳，慎用对胎儿有害的药物，以避免损伤胎元之气。

（3）婴儿出生后应加强调护，提倡母乳喂养，及时添加辅食，保证营养均衡。并适当进行体格锻炼。

2.护理

五迟属虚弱之病，患病后首要加强饮食调理，以富有营养和易消化的食物为主。并应注意定时定量。

五　软

　　五软是指头项软、口软、手软、足软、肌肉软而言，是小儿时期的虚弱病症之一。

　　西医学的先天性遗传神经肌肉疾病、脑性瘫痪等疾病，可出现五软。

　　五软在宋代之前，多与五迟并论，如谓"长大不行，行则脚软"，即有迟缓和痿软之意。五软，最早见于元·曾士荣《活幼心书·五软》："爱自降生之后，精髓不充，筋骨痿弱，肌肉虚瘦，神色昏慢。又为六淫所侵，便致头项手足身软，是名五软。"明代《婴童百问·二十六问》则提出："五软者，头软，项软、手软、脚软、肌肉软是也。"并沿用至今。嗣后，《保婴撮要》等对五软的论述日趋全面，认为本病之因与先天胎禀不足和后天邪毒感染有关，病变以脾气损伤为主，日久则累及肝肾、气血，治疗以补中益气汤、地黄丸为主方，至今仍为辨证论治本病之绳墨。

　　现代对本病的研究多从脾肾肝入手，辨证论治治疗进行性肌营养不良、脑性瘫痪等，取得了不少成果。

一、病机概述

1.病因

　　多由父母体质素虚，精血不足，或母孕期间。疾病缠绵，以致胎元失养，先天禀赋不足，或因生后调护失宜，气血虚弱所

致。

2.病理

（1）脾肾两虚

脾主运化，为后天之本，主肌肉及四肢，开窍于口，脾的功能健旺则肌肉丰满。四肢健壮、灵活有力。肾主骨生髓，通于脑，肾精充足，骨髓生化有源，骨骼得髓之滋养，则坚韧有力，耐久立而强劳作。若先天胎禀不足，后天调摄失宜。致脾肾两虚、则化源不足而见五软。

（2）肝肾亏损

肝藏血主筋，肾藏精主骨，肝肾精血充足，筋骨得养，才能骨骼强健运动灵活有力。若因素禀阴亏，或疾病影响，伤津耗液，致肝肾亏损，筋骨失养。则见头项、四肢痿软不用。

（3）气血两虚

脾为气血生化之源，若因调护失宜、或疾病影响，损伤脾胃，脾失健运，生化乏源，气血不荣四肢、口唇则见手足口软，不养肌肉则肌肉软弱。

二、辨证论治

1.证候辨别

（1）辨轻重

五软部位少，范围小，神清气爽者病情多轻；部位多，范围广，神情呆滞者病情多重。

（2）辨兼症

兼肾虚者，可见发育落后，精神委靡；兼肝亏者，可见烦躁不安，惊惕肉瞤；兼脾弱者，可见纳差便溏，形体消瘦，倦怠乏力。

2.治疗原则

重在培补脾肾肝，益气养血。本病为一疑难重症，疗程宜长，可同时配合针灸、外治诸法，以提高疗效。

三、证治举例

1.脾肾两虚

【证候表现】 头项软弱不能抬举，口软唇弛，吸吮咀嚼困难，手足弛缓无力，不能握举和站立，肌肉松软、失于弹性，发育较同龄正常儿落后，精神委靡，面色苍白，肢冷便溏，舌淡苔白，脉沉迟无力。

【辨证要点】 证属先后天俱不足，为五软较重的类型，以肌肉软弱弛缓为主，病变广泛，呈全身性。肾藏精生髓，通于脑，肾元不足故见发育落后，精神委靡。

【治法主方】 温补脾肾。补肾地黄丸合补中益气汤加减。

【方药运用】 常用药：鹿茸、牛膝、熟地、山药、山茱萸、茯苓、党参、白术等。方中鹿茸可研粉另冲服。手软甚者加桂枝、桑枝、姜黄。头项软加巴戟天、菟丝子、枸杞子；足软甚者加杜仲、五加皮、续断；口软吮吸无力重用黄芪。

2.肝肾亏损

【证候表现】 头项软弱，挺而不坚，口唇松软，舌舒缓动，手握无力，步行蹒跚，容易跌倒，肌肉萎缩，酸软无力，心烦不寐，潮热盗汗，舌红少苔，脉沉细数。

【辨证要点】 本证多见于年龄较大儿童，多因先天禀赋阴亏，后天疾病影响，导致肝肾亏损，筋骨失养所致，临床以头项手足软弱无力为主，兼见肝肾阴虚表现。

【治法主方】 滋补肝肾。六味地黄丸加减。

【方药运用】 常用药：熟地、山药、山茱萸、茯苓、牡丹皮、枸杞子、女贞子、黄精等。睡眠不安者加酸枣仁、钩藤；汗多者加龙骨、牡蛎、五味子；大便秘结者加当归、郁李仁。

3.气血两虚

【证候表现】 肢体软弱，神情呆滞，智力迟钝，面色苍白，

医案论治

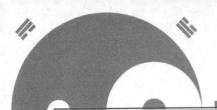

形瘦神疲，倦怠乏力，纳差便溏，舌淡苔薄白，脉弱无力。

【辨证要点】　本证为五软迁延日久，脾肾肝诸脏俱虚，并累及气血，致功能障碍，全身衰弱。以神情呆滞，形瘦神疲，倦怠乏力，纳差便溏为辨证要点。

【治法主方】　益气养血。八珍汤加减。

【方药运用】　常用药：黄芪、党参、白术、茯苓、当归、熟地、白芍、山药、牛膝等。智力迟钝明显者可用调元散以益气养血，开通心窍；胸闷纳呆者加陈皮、郁金；血虚心悸者加麦冬、五味子。

四、其他疗法

1.中药成药

(1) 补脑膏：用于肝肾亏损证。

(2) 补中益气丸：用于脾胃虚弱证。

(3) 当归补血丸：用于气血两虚证。

2.单方验方

(1) 白僵蚕，研为细粉。每次 0.5g，一日 2 次。

(2) 楮实子，研细粉，每次 3g，每日 3 次。久服可补肾健脾，壮筋骨，充肌肉。

(3) 楮实子 15g，何首乌、淫羊藿、锁阳、狗脊、白术各 10g，水煎服，疗程 1～3 个月。

(4) 石楠叶、石花各 15g，当归、牛膝、续断各 10g，鹿角 5g，共为细粉。每次 3g，每日 3 次，宜久服。

3.药物外治

(1) 附子（去皮脐）、天南星各 10g，共研细粉。取姜汁调和成糊状。摊贴在天柱骨处，每次 8h，取下休息 8h，再贴 8h。连用 3d。用于颈项软。

(2) 肉桂 12g，丁香 18g，川乌 1.5g，草乌、乳香、没药各

15g，红花、当归、赤芍、川芎、透骨草各 30g。共研细粉。过筛加入凡士林 500g，搅拌后成为药膏，涂在布上或硬纸板上，然后于药膏上再覆盖纱布两层，敷贴在双侧小腿腓肠肌处，药上加放热水袋增加药温，每日 1 次，每次 4~6h。用于五软之下肢无力，举步艰难及小腿肌萎而局部坚硬者。

4.针灸疗法

（1）体针

大椎、安眠、哑门、陶道、百会、印堂、内关、合谷、足三里。每日 1 次。

（2）耳针

心、肾、脾、脑干、皮质下，隔日 1 次。

（3）穴位注射

足三里穴注射 5% 当归液，每次 0.3~0.5ml，隔日 1 次，10次为 1 疗程。

五、预防护理

1.预防

（1）加强卫生宣教工作，普及妊娠期、哺乳期保健常识和育儿知识。

（2）母孕期间应加强保护，避免一切有损胎儿发育的不利因素，如中毒、外伤等。婴儿出生后重在优育，注意合理营养，增强体质。

2.护理

（1）平时宜用按摩法以锻炼肌力，也可应用贴敷患部，每日 2 次，每次 30min，可促进血液循环和肌肉活动，利于五软的恢复。

（2）加强营养，平时可食用芡实、山药，有补脾充肌功效。

诊余漫话

漫述乳贵有时、食贵有节

　　"乳贵有时、食贵有节"为祖国医学对小儿"乳哺"经验的科学总结。"乳哺"的古代概念："乳者奶也，哺者食也。"所以历代儿科医家皆强调说："盖人以食为命，孩非乳不活。"可见食对小儿的生长发育，实属至贵无疑。然而儿科先贤，研究"乳哺"之意不在"贵"，而在"有时"与"有节"。本文认为"乳贵有时、食贵有节"在指导小儿喂养方面，不仅在历史上起到过积极作用，而且在今天仍然具有重要保健意义，故略论之旨亦在于此。

一、乳有时、食有节，则令儿安

　　祖国医学对小儿喂养的论述，早在隋代的文献中就有"饮食有常剂"的告诫。那时的医生便注意小儿饮食须有一定之规的研究。唐代的育儿经验指出："凡乳儿不欲太饱，饱者呕吐，每候儿吐者，乳太饱也。"宋代儿科医家认为："凡乳母慎护养儿，乳哺欲其有节。"元代，曾世荣在倡导节制乳哺时说："四时欲得小儿安，常要三分饥与寒，但愿人皆依此法，自然诸疾不相干。"明代的儿科医家，对小儿"乳哺"的研究又有引申，如世医儿科学家，万全则谓："乳多则饱，乳少则饥，饥饱之伤，内因也。"又谓："节其饮食，则不伤饥饱矣。"同时代的鲁伯嗣也说："其乳哺之法，亦当有节，不可过饱。"清代的儿科医生总结历代医家育儿"乳哺"经验，概括为"乳贵有时，食贵有节"的理论，用以指导小儿"乳哺"，保障孩子健康成长，对人类发展，民族繁衍作出了贡献。夫小儿者，脾胃发育未臻成熟，正如清代叶天士所说："小儿肠胃柔嫩"并有"食已仍不知饱足"的弱点，同时小儿又处于"气血俱盛，食物勿消，故食无时"的阶段。历代儿科医生根据小儿这种生理特点，提出"乳哺"的节制论点是有科学道理的。现代的儿科医生亦不例外的继承前人的育儿成果，在指导小儿喂养时，从孩子的肠胃容量及功能特点着眼，在保证生长发育需要的基础上，规定乳食时间和次数以及食物种类、食量等。这种做法，不但满足其营养需要，而且尚可适应脾胃的消化功能负担，这就极大地减少了小儿肠胃病的发生，从而保障小儿健康地成长。由此可见，乳有时，食有节，如能依引施行，则儿必安。

二、乳无时，食不节，则令儿恙

"乳哺"如若无"时"、"不节"，必然导致胃损伤，形成病理改变。这种经验，早在古代便屡见不鲜，例如明代儿科医家王肯堂在他的著述中，引汤氏所论："乳后不得便与食，哺后不得便与乳，小儿脾胃怯弱，乳食相并，难以克化，周岁以上必成乳癖、食癖，于腹中作痛、作热，疳病从此起也。"万全又具体地提出："乳食伤胃，则为惟吐，乳食伤脾，则为泄泻，吐泻既久，则变缓惊，或为肝病。"并且对乳食太过所引起的其他病变，也行探讨。如"乳食停积，则生湿痰，痰则生火。痰火变作，则为急惊，或成喉痹、痰火结滞，或成痈，或为喘嗽。"诸如此类描述，古代文献甚多，像"伤乳过多，反从湿化，湿热相兼，吐痰之病作矣"，"食甜成疳，食饱伤气"，"小儿常病，伤于饱也"等论，都强调乳食不知节制形成的病理变化。临证所见，凡乳食无度之例，常可出现俗称的"食火"或者"积火"等证象。这种证象主要表现有，乳食减少，时有腹痛，夜卧不安，手足烦热等证候，严重的可见吐泻等证。具有"食积内热"的孩子，实际上为发生如外感、咳嗽、喘促、哮吼、惊搐等疾病提供了内部条件。此与"食饮不节，起居不时者，阴受之……阴受之，则入五脏……入五脏，则填满闭塞，下为飧泄，久为肠澼"的经意相似。对于小儿"乳哺"失调所引起病变，清代儿科医家陈复正用"伤食一证，最关利害，如迁延不治成积、成癖。治之不当则成疳，成痨"的结论来提醒后人注意。

三、乳食所伤在于预防

古今从事儿科者，均叹小儿肠胃薄弱，消化功能有限，所以历代儿科医家，皆疾呼节制乳食。如明代曾有"食物饱而衣无锦，肠胃脆薄兮，乳哺伤而成积"以及"父母常将幼子怜，几因受恤取愁烦，育婴家秘无多术，要受三分饥与寒"。而今日的儿科医生虽然亦强调小儿喂养方面的节制意义，但临证发病者仍非罕见，由此可知，乳食所伤之预防，实属必要。古代医家提出许多预防措施。比如，明代文献曾有"故善养子者，似拿龙以调护，不善养子者，如舐犊而爱惜，爱之愈勤，害之愈急"与"吃热、吃软、吃少，则不病；吃冷、吃硬、吃多，则多病"的经验。古代儿科医生，虽然都强调此种节制要求，但具体实践，却不易施行。《千金要方》于千年前便讲："如是十返五返，视儿饥饱节度，知一日中几乳而足以为常。"现代儿科医生则具体规定为，婴儿出生后 12h 即可开奶。这种主张于古代亦特别提倡，如清代医生有"婴儿初诞，如螯虫出户，草木萌芽，卒遇暴雪严霜，未有不为其僵折者"的比方。母乳喂养应按时哺乳，一般 3 个月以内的婴儿，每 3h 喂 1 次，夜间可停喂 1 次；3~5 个月，每 3.5h 1 次；5 个月以后，每 4h 1次，每次喂奶 15~20min。儿渐长，则乳次递减，而适当的增加辅助食品可满足婴儿的生长发育之需，亦可锻炼儿之脾胃功能。1~3 个月，可加菜汤，如番茄、青菜、胡萝卜汤等；4~6个月，宜添米粉、稀饭、挂面及各种豆制品等；7~9个月，给碎菜、馒头、饼干等；10个月以后，用少量的蛋类、肉类等食物。至周岁左右，即可逐渐过渡到完全以食代乳。类似这种做法，于宋代就大为倡导，如闫忠主张："小儿……自半年以后，宜煎陈米粥而时时与之，十月以后，渐与稠粥烂饭，以助中气，自然易养少病，惟忌生冷油腻甜食。"对小儿辅助食品的添加，应由少而多，由简而繁，由软而硬的递增。周岁以后的幼儿，其脾胃渐壮，则以食为主，初以软食，逐渐增加食量及食品种类。儿长其智力，所喜食物颇有偏嗜，对此倾向，为父母者，尤应予以慎戒，切勿惯以偏食和吃零食之习癖。更不可任其贪食无度。古人对此早有诫言，如"惜儿须惜食"和"殊不知忍一分饥，胜服调脾之剂"，还有"大抵爱子之偏，皆出于母，所嗜之食，任其饱足，以致所伤"。而古代医生也重视纠正那种偏食的不良习惯，像"小儿饮食有任意偏好者，无不致病。所谓爽口味多，终作疾也，极宜慎之"。临证常见有嗜喜甜食而少进蔬菜的孩子，多有厌食现象发生。总之，古今"乳哺"经验，渐趋完善，如能注意小儿"脾常不足"的生理特点，合理安排"乳哺"慎其过伤之弊，且保其营养之需，而于乳食之量、乳食次数、乳食种类等方面留意调剂，多可避免脾胃之罹恙。

四、乳食所伤之治疗

乳食所伤，主要伤于脾胃。正如明代李延所说："养子须调护……乳多终损胃，食壅即伤脾……"小儿脏腑娇嫩，脾胃素薄，稍有不慎便可受伤，而临证多见之证，是"积滞"。如清代吴谦根据小儿乳食所伤易患积滞，谓："小儿养生食与乳，蹲节失宜积滞成。"又谓："医者当别其停乳伤食之异，临证斟酌而施治焉。"乳滞者为乳伤成为积，证见呕吐乳片，大便不化，气味酸臭，啼叫惊烦，面色青黄，身热作渴，多睡无神。治用消乳丸(香附、神曲、麦芽、陈皮、砂仁、甘草)。食滞者为食伤成为积，证见头热腹满，或吐或泻，气味酸腐，恶食嗳气，腹痛不安。治用木香大安丸(木香、黄连、陈皮、白术、枳实、山楂肉、连翘、神曲、麦芽、砂仁、莱菔子)。若积滞失治，易转疳证。因而古谓:积为疳之母，无积不成疳。疳证病变较深，证见面黄肌瘦，乳食懒进，嗜食泥土，困倦无神，腹满胀痛。治用:初投消疳理脾汤(三棱、莪术、青皮、陈皮、芦荟、槟榔、使君子肉、甘草、川黄连、胡黄连、神曲、麦芽)，次用肥儿丸(人参、白术、茯苓、黄连、胡黄连、使君子肉、神曲、麦芽、山楂肉、甘草、芦荟)。末服参苓白术散(人参、白术、茯苓、甘草、陈皮、扁豆、薏苡仁、山药、砂仁、莲子、桔梗)。若证变，见有咳嗽或惊搐等证可随证参治。上述之证为之常见，其治亦属通治之法，而临证仅此尚有不足。清代儿科医生陈复正指出:"小儿之强壮者，脾胃素实，为其能食，父母纵之，以致太过，停留不化，吐食伤脾胃，真伤食也。"治疗:用胃苓丸调之，调之不成可用保和丸等导之，导之不去，则攻下之，轻则木香槟榔丸，重则消积丸。与此同时又指出:"如小儿之怯弱者，脾胃素弱，所食原少，或因略加，即停滞而不化，此乃脾虚不能消谷，转运迟耳，非真伤食，作伤食治则误矣，惟宜六君子汤，助其健运，多服自愈。"夫小儿生长发育之营养皆靠脾胃之气吸收水谷精微以供给，故曰:"后天之本在脾(胃)。"《幼科发挥》又云:"脾胃壮实，四肢安宁，脾胃虚弱，百病蜂起，故调理脾胃者，医中之王道也，节制饮食者，却病之良方也。"清代沈舍螯亦云:"太阴脾脏，奠安一身，论其职掌，化宿消陈，滋荣脏腑，灌液布津，上承胃纳，表里相循，下输大肠，传送频频。"历代儿科医家注重小儿"乳哺"尤以节制为重，既慎乳食又顾及脾胃之功能。

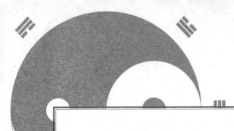

刍论小儿津液不足诊治

　　古代对津液的概念明确，如《灵枢·决气》曰："腠理发泄，汗出溱溱，是谓津；谷入气满、淖泽注入骨，骨属曲伸、泄泽补益脑髓，是谓液。"《素问·灵兰秘典》还曰："膀胱者，洲都之官，津液藏焉。"至唐，王冰于注释《内经》一书，则将古时对津液的论述一语概谓："津液者水也。"虽然中医自古以来所讲的津液，其意有津和液之不同，但实所指即人身一切体液及其代谢产物，如体内循行充盈之液及排出之汗、尿等。临床讲津液一般称其为"体液"。"体液"，是现代医学所说的体内的水分和溶解在水分中的各种电解质和有机物之统称。根据体液的组成而制成的一种液体，用以补救人体的体液不足，素谓之液体疗法。由于这种疗法应用比较广泛，所以对祖国医学的津液疗法研究，存在着忽视倾向。多年来，我们在重视液体疗法在儿科治疗领域的重大意义的同时，也意识到液体疗法的某些不足，尤其滥用所致的损害亦为临床医家所关注。在研究和应用津液疗法以及液体疗法的过程中，基本可以肯定一点，即中医所说的津液与现代医学讲的体液，共同点都是水。液体疗法是近代的一种疗法，祖国医学中对于液体疗法所治的疾病，早在唐宋时代就有自己的独特方法和丰富经验。其中有些方法至今仍不失其先进性，有的尚可补救液体疗法治疗不足。在中医学中称水为阴，所以阴液和津液同义本质皆液水。儿科疾病中液体疗法用之甚广，实际上在儿科临床中自古以来就强调"保一分阴液，有一分生机"或"留有一分津液，便有一分生理"以及"阴液耗尽，则阳无留恋，必脱而亡"的告诫，皆为强调津液不足的危害性。由此古人又创造许多纠正津液不足之法，如保津、养阴、生津、增液、救阴、复津等补充水液的种种治法。诸如此类治法不仅适应津液不足之补充，同时也是防止伤津失液的治疗所必需的一种治法。在研究津液疗法中我们体会，津液疗法具有液体疗法性质，同时，由于合理的运用津液疗法还能调整津液失调之因和其有关证候。这种既可补阴复液，又可除因疗症的津液疗法大有研究必要。

一、津液基础

有关津液的古代文献甚为丰富，所论众多，归结起来分为生成、功用及代谢几个方面。

（一）生成

津液的生成，即其来源。自古以来对津液来源于饮食水谷的认识明确。一般而论，饮食物（水谷）经脾胃的腐熟、消化，再经三焦的气化作用，然后在小肠分清泌浊即进一步消化吸收，而使浊的部分，其中主要是食物的残渣，由小肠下移，传给大肠，在大肠形成糟粕而排出体外。清的部分则是食物的精华，一般所说的水谷精微，即混合的营养物质部分。其中之清，即清中之清则为津液。古人还认为津的性质稀而薄，液的性质稠而厚。津液于小肠生成后吸收入血供给全身需要。文献中经常说的水谷之精微，即是概括人体所需的各种营养素，其中水的部分和其他营养物质部分，皆由此而生。可见津液主要来源是食物和水，经过脾胃的消化过程于小肠而分清浊，生成津液。

（二）功用

津液生成后，进入血行循环全身以供人体生理活动需要。其功能主要有二。其一，津液在体内具有充养脏腑、器官、肢节百骸、空窍等组织，成为人体各种组织中的重要组成部分；其二，

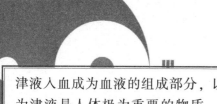

津液入血成为血液的组成部分，以保持血液的循环量。古人还认为津液是人体极为重要的物质，由于水在人体内所占的重要位置，以及所起的重要作用。因此，古代有人概括说：水养人，人靠水生，机体生活在水的环境里，足以说明津液功用的重要性。

古人为了进一步说明津液中的水，包括溶解其中的营养物质，而将津的部分概属为阳，液的部分为阴，故有阳津阴液的理论。又说：津是主向外蒸发，而液是主向内灌注濡养机体。我们认为津为阳质稀为水液，液为阴质稠为水中的营养物质。所以，古今皆认为阴阳互根、津液并论，此与"体液"的认识大致相似。

(三) 代谢

津液进入血液流行全身各部起营养作用。这种营养活动过程，必须经过脾的运化、肺的宣散、肾的蒸化，而完成吸收、营养、排泄等代谢程序，这种代谢结束必经尿、便、汗、呼吸等途径而排出体外。如此看来，津液的进入、使用、排出是不停地进行而保持平衡的。由于津液代谢正常进行，机体方可维持正常活动。

二、小儿津液特点

津液，对小儿来说，意义尤深。小儿处于生长发育阶段，其形体稚嫩，脏腑未坚，气血未充，阴阳处于不稳定，即"动"的状态中。所以，津液的生成、利用、代谢都有自己的特点。这种特点也为小儿津液失调的发生和治疗奠定了基础，从而导致多方面特点。

(一) 需要多

小儿因其生长发育的特殊性需要，故津液的需求，相对比成人要多，具体的可从水占体重的多少来测知。如成人水占体重60%，新生儿则占80%，婴儿占70%，儿童占60%。年龄越小水占比重越大，当然水的需要量同样也大。因此，对小儿的津液需求必须结合这种实际而加以解决。

（二）代谢快

小儿的津液代谢相对较成人为快，比如婴儿以乳为主，乳中多水，所以尿相对也多，尿多说明代谢快。一般新生儿24h排尿20～30次，1岁则为15次，成人是5～6次。由此可见，年龄越小，饮入越多，排出越快，进而说明代谢亦较年长者为快。现代医学有人观察水在小儿体内的循环要比成人快3～5倍。此乃由于小儿脏腑娇嫩，尤其与脾、肺、肾等对水液管理调节功能不足有关。

（三）易失调

由于小儿的生长发育旺盛，对水液的需求相对为多，而且其循环代谢亦为迅速，此种处于"动"的状态中之水液，对小儿生理发展十分有利，但在许多因素的影响下，如外感和内伤等干扰之后，极易发生失调。这种失调，最多的是津液不足或者亏损，临床习用的丧津失液，就是指机体的水液脱失而言。临床所见小儿水液失调远较成人为多。

三、病因病理

（一）病因

津液不足的病因，主要有内外两个方面因素。内因的根本是津液未充，调节功能稚弱，在外因干扰下则易发生失调而发病。外因大致有二：一是饮入量减少，如脾胃疾病的饥饿和饮入障碍；二是津液耗损过多，常见有呕吐、腹泻、大汗等疾病直接脱失津液，其次有邪热灼津以及内热耗阴等。

（二）病理

小儿津液不足，如不重则不会影响机体活动，一旦津液损伤较重，则发生病理改变，从而影响体内生理活动。其中比较明显

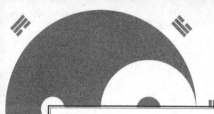

的有血液循环受挫，脏腑器官组织濡养失润。由于血失其充、体失其养，因而出现血稠而滞、体枯而萎的严重结果。此种病理改变是由轻而重的发展，因此，其血液、机体脏腑器官组织的损伤程度也有不同，一般临床见口渴、乏力、皮肤不泽、舌燥、眼窝塌陷、尿量减少等津液减少征象。如津液损失严重则症见脏腑、气血等，因干枯而导致的诸种功能减弱直至衰竭，临床可见肢冷、脉弱等重笃证候。

当前津液不足的治疗普遍应用液体疗法。人所公认液体疗法抢救危重病儿方面，确实可以收到起死回生之效，因此液体疗法的应用越来越广。若使用不当，由之而来常可引起不良后果，而且此法也费事麻烦。所以，现代医学也主张能经口服解决液体治疗的，尽量不用静脉输液的办法。

四、津液不足证的治法

(一) 清法

主要作用于热病伤津之例。古谓：温者清之，故清药多属寒凉，一般具有清热、泻火、解毒、生津等作用。古人还说：温、热、火三者同属一性。一般而言温盛为热，热极为火，统称为热。热度高（39℃以上）多有伤津改变。所以，对火热伤津之例用清法为宜。清法范畴也很广，选用清热生津法，以白虎汤为主方加减。清法和现代医学的消炎法不同，但清法之剂大多具有消炎作用。伤津现象，主要由火热所伤，治疗用清，可除伤津之源。因此，清热法能解决生津问题，从而达到补液目的。用于清热生津治疗的方剂比较多，除白虎汤外，尚有竹叶石膏汤（竹叶、石膏、麦冬、人参、粳米、甘草、半夏）、化斑汤（石膏、知母、元参、甘草、粳米）等。所用之方，主要药物是石膏，石膏素以清肺胃之热为著。临床实践中小儿肺胃之热居多，故石膏成为首选药物。文献研究生石膏可抑制发热时过度兴奋的体温调节中枢，有强而快的减热作用，但不持久。石膏对汗腺尚有抑制效果，故退热不见汗出。小儿发热多有不安，而石膏降热同时，还可镇静。石膏清热作用很强，所以，用于火热之候，足可发挥清热泻火，除烦止渴作用。临床若与生津之剂，如甘草、麦冬、石斛、人参、花粉、生地、芦根等为伍，可共奏生津之功。白虎汤方可加减，石膏、知母、甘草、芦根、生地、花粉、柴胡，其清热生津效力远较原方为优，对火热津液不足者尤为适宜。

(二) 滋法

为滋润之法、主要用于阴伤而燥。本文应用滋润生津法，治疗内热耗津之例获效。滋润生津与清热生津不同，前者治内，后者疗外。但滋润法所治范围极广，临证选用增液汤加味治疗效果显著。方中以元参为主剂，疗效全面，具内外兼治功能，与麦冬、生地为伍，以提高增液效果。佐用花粉、石斛、地骨皮，专司小儿常见的肺胃之痰积内热所伤证候。

(三) 益法

为益气之法，重在益气生津。《内经》有"气和而生、津液相成、神乃自生"（六节藏象论）之说，其谓津液的生成、调节必有气和的条件，可见气的功能与津液活动有关。泻证的津液脱失乃气不和、气伤津脱，当然津伤气亦必脱。气伤血亏，血虚脉弱，血脉不足气亦虚。故谓：津血同源。所以，生脉散加味治疗吐泻伤津取效良好。生脉散中主药有参，补气生津，对机体具有调节作用，尤其气失和津伤之例疗效尤佳。

由此说明津液不足证治，其因有火热、内热、吐泻等因素，引起不同程度的津亏，治疗分清、滋、益三法，但共同伍用生津之法。方药中以石膏、元参、人参为主剂，相伍有关药物共治津液不足的各种症状。其中石膏善调火热，元参善调内热，人参善调气机。可见不同药治疗不同症状，关键在于调，调乃协调。机体发病之本为气机失调，如阴阳失调，气血失调，脏腑失调，营

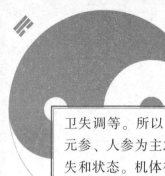

卫失调等。所以，治病用药在于调和，使失调恢复平衡。石膏、元参、人参为主之方分别调节火热伤津、内热耗津、吐泻津亏的失和状态。机体得和，疾病乃愈。反之，用药如若不和，其治疗亦难奏效。因此，对津液不足的证治，尽管方法不同，但必须加强药物的针对性调节，调动机体的主动作用使其机体趋于康复。

小儿津液不足可分为火热伤津、内热耗津、津液脱失三型，分别可以应用白虎汤加减、增液汤加味、生脉散加味治疗，使失去平衡的机体，获得调和而取效。

津液理论及临床，虽然资料较多，但其问题仍然不少，特别是吐泻引起津液丢失，一般皆用输液法纠正。用口服药补津之外，根据"无湿不成泻"的理论，还应用利法以及"气散液走"的病理，采取涩法等进行研究，如五苓散、收涩散治之亦取得不同程度效果。此项研究尚须更广泛、更深入地开展工作，以进一步寻求比较稳定的诊治规律。

有关痰瘀相关的论述

一、痰瘀相关的概念及其临床意义

"痰瘀相关"学说源远流长，肇始于《黄帝内经》。经过几千年的医疗实践，积累了丰富的临床经验和宝贵的理论知识。该学说已成为中医宝库中一个极其重要的组成部分。

中医传统理论认为，痰和瘀是两种不同物质和致病因素。痰有两种涵义，即狭义的痰和广义的痰。狭义的痰，一般是指肺部渗出物和呼吸道的分泌物，或咳咯而出，或呕恶而出；广义的痰，是由于机体气机郁滞或阳气衰微，或情怀不畅，不能正常地运化津液，使体液停留积聚，逐步蕴结而成。从这种意义上说，广义之痰应包括痰、饮、水、湿四种形态，它们名异而实同，皆为人体水液代谢障碍所产生的。瘀血的概念也有广义狭义之分，狭义的概念，《说文》的"瘀为积血"是其代表，反映着血液运行不畅、停滞、留着、瘀积于局部；而广义的瘀血概念，除了包括狭义之外，还涉及血管的病变以及各种病理产物的综合性病变。从现代医学角度理解中医的"瘀血"概念应是：在一定的外因和内因条件下，由于机体心脏、血管、血液等，发生组织学、生理生化、生物物理学的改变，致使血液流动缓慢或停滞，或血液离开血管产生瘀积，血液由动态变为静态，这是血瘀的基本环节，也是瘀血的共性。在病理生理上表现为血液循环障碍和受累组织的损害，组织器官的炎症、水肿、糜烂、坏死、硬化、增生

诊余漫话

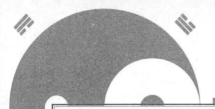

等继发性改变。故血瘀症应包括血液停积、血流不畅或停滞，血液循环障碍的发生、发展及其继发变化的全部病理过程。

"痰瘀相关"是基于祖国医学"津血同源"这一基本理论而产生的。津液与血，异名同类，均属阴精。而阴精为病，必然表现为津血的亏耗与留滞。津血留滞即为痰为瘀。痰水和瘀血作为阴精为病的两个不同方面的表现形式，成为一种病理产物和致病因子，在某些特定条件下，有分有合，相互转化。对于痰瘀之间的这种内在联系古代医家早已察觉，如张仲景在《伤寒杂病论》中说"血不利则为水"；巢元方在《诸病源候论》中倡因瘀致痰说；朱丹溪亦提出"痰挟瘀血，遂成窠囊"；唐容川则称"血结亦病水"、"水结亦病血"，并强调痰瘀同病，需痰瘀同治方能取效。这从理论上发展了痰瘀相关学说，从实践上丰富了痰瘀同治的经验。

痰饮瘀血作为一种病理产物，对机体造成的损害是多方面的，其临床表现也极为广泛。元代王隐君在论述诸痰诸饮之症时说："痰之为物，随气升降，无处不到，为喘，为嗽，为呕，为泻，为眩晕心嘈，为怔忡惊悸，为寒热肿痛，为痞满隔塞……""内外百病皆生于痰"（引自《医述》王隐君论）。《素问·调经论》谓："血气不和，百病及变化而生。"李中梓在《医学入门》中说："血为百病之胎也。凡寒热，蜷挛，痹病，隐疹，瘙痒，好忘，如狂，惊惕，迷闷，癥块，疼痛，遗溺等症，及妇女经闭，崩中漏下，皆血病也。"这是古人在痰瘀异源分治的情况下提出来的。在津血同源，痰瘀相关的思想指导下，来认识痰瘀同病的证候表现，亦很符合上述医家的论述。近人董汉良从辨证痰瘀证的证候特点（异常分泌物、疼痛、肿块、精神症状），结合现代医学知识，认为痰瘀是炎性反性、变态反应及人体物质代谢障碍所形成的病理产物，同时，又是局部血液循环和淋巴循环障碍的反映，说明了痰瘀同病之广。故笔者认为，提出"百病皆由痰瘀作祟"并不为过。

痰瘀相兼为患的病证临床表现不但广泛，而且复杂、严重，甚至离奇古怪。诸多疑难杂症、重症，缠绵久病，常常与"痰瘀互结"有关联。叶天士在《临证指南医案》中曾将众多的疑难、幽深、久耽之疾，如痹证、积聚、症瘕、噎膈、痛证等称为络病，其中以"痰凝血瘀"者居多，论治亦多从化痰祛瘀通络着手。从临床实践看，对于一些疑难重症，从痰瘀论治，确能大大地提高临床治疗效果。如慢性支气管炎的治疗除化痰平喘外，加活血化瘀之品效果更好。类风湿性关节炎，中医称之为"尪痹"，病情顽固，久延难愈，且周身关节疼痛、肿胀、变形，活动受限，多为痰瘀痹阻，用化痰祛瘀，虫类搜剔之剂而收到满意的疗效。结石症，从"痰、瘀、浊是结石的主体"来立论，运用痰瘀同治法能起到溶石、碎石的作用。有人对痰证、血瘀证、痰瘀相兼证进行了临床比较后发现，胸闷、嗜睡、肥胖、气短喘促、倦怠乏力等症状在痰瘀相兼组中出现的频率远高于痰证组及血瘀证组患者，眼底动脉硬化的严重程度以及全血比黏度，还原全血比黏度的异常也均以痰瘀相兼组为高，表明痰瘀相兼患者其病变程度比单纯痰证或单纯血瘀证患者更严重。故在疑难重症、顽症的研究中注重痰瘀同病、同治是有一定临床意义的，亦是重要的研究途径。

在肿瘤的防治方面，痰瘀同病、同治理论已引起国内许多学者的重视。从治肿瘤的内服方来看，化痰用象贝、百合、夏枯草、冬瓜仁、瓦楞子，祛瘀用三七、三棱、莪术、当归、红花、桃仁、血竭；在痰瘀同治基础上加扶正补气之品或虫类搜邪之药或清热解毒之剂，进行随证加减。著名痰病学家朱曾柏教授在《中医痰病学》中对"顽痰死血化毒凝结与恶性淋巴瘤"及"痰毒瘀结成癌"，从理论到临宋实践作了精辟的阐述。大量的临床实践表明，活血化瘀与化痰散结药物配伍应用（痰瘀同治法）治

疗肿瘤的临床意义在于：①增强了消肿散结的作用，能使癌瘤缩小或消失；②瘀去有利于痰消，痰消有利于瘀去，二者相辅相成，提高了治疗效果；③现代研究，二者均有不同程度的抗癌效应，但作用环节不同，二者配伍可产生药效互补，发挥协同作用。因此，从攻克人类的大敌——肿瘤病的治疗方面，痰瘀同治亦是一种途径，值得进一步探索。

在长期的临床实践中产生和发展的"痰瘀相关"学说。正在引起广大中西医务工作者的重视和关注，在深度和广度上进一步研究，将使其在理论和实践中出现一个新的飞跃，为中医药学的发展，为人类的健康事业作出贡献。

二、痰瘀相关学说的形成和发展

痰瘀同源、同病、同治的理论和实践，由来已久。湖南长沙马王堆三号汉墓出土的医学帛书《五十二病方》就记载着半夏、服零（茯苓）、皂荚、虻（贝母）、漏芦等化痰祛瘀的药物。甘肃武威出土的汉墓医简，其中一个医简的处方为：干当归、芎䓖、牡丹皮、漏芦及虻。此方养血活血加化痰散结，是痰瘀同治的典型方。它证明了早在两千多年前，医家对于祛瘀之中加以治痰，已有一定认识和经验。

我国第一部医学经典著作《黄帝内经》中，对痰瘀相关的理论和治疗已有论述。首先，在生理上，阐明了津血同源的相互关系。如《灵枢·痈疽》中说："津液和调，变化而赤为血。"《灵枢·邪客》中说："营气者，泌其津液，注之于脉，化以为血，以荣四末，内注五脏六腑。"其次，在病理上，虽然没有明确提出"痰瘀同病"，但从有关的论述中，也体现了痰饮与瘀血在病理上的相关性。如《灵枢·百病始生》说："凝血蕴里而不散，津液涩渗，著而不去而积成矣。"又说："肠胃之络伤，则血溢于肠外，肠外有寒，汁沫与血相搏结，则合并凝聚不得散，而积成矣。"

说明了津液与血瘀相互影响的病变过程。在《灵枢·水胀》中说："臌胀何如？岐伯曰：腹胀身皆大，大与肤胀等也，色苍黄，腹筋起。""腹筋起"，实为络脉之瘀血，此说明了水臌之水由瘀聚而生，或水聚迫血不行而血脉瘀阻，二者互为因果，而形成腹大如鼓之腹水征。再次，在治法上，提出了"留者攻之，坚者削之，结者散之，逸者行之"等一系列法则，它不仅适用于瘀血病变，而且广泛应用于痰瘀互阻的一切病证。《素问·缪刺》云："人有所堕坠，恶血留内，腹中满胀，不得前后，先饮利药。"不得前后，就是大小便不通。而先饮利药，就有攻下祛瘀利水之义。《素问·汤液醪醴》中提出的水肿三大治法之一"去苑陈莝"，即是用活血化瘀的方法而起到消除水肿的作用。此外，在方剂上，治疗血枯的四乌贼骨——蘆茹丸，实际上也是一个痰瘀同治方。由此，痰瘀相关学说在《内经》已初见端倪。

《伤寒杂病论》总结了秦汉以前的医学理论，并结合自己的临床实践，灵活运用《内经》基础理论，根据疾病发展不同规律，创立了辨证论治法则。其中对痰瘀相关颇多创新。首先提出了"瘀血"、"痰饮"病名，并对其临床症状及体征作了详细的描述。在《水气病篇》，创造性地提出了水气病分气分、水分、血分之说，所言"血不利则为水"，为后世"从血治水"奠定了理论基础，并在长期的临床实践中逐步得到了完善。仅从《金匮要略》一书看，涉及痰瘀同病、同治的病种，如疟母、中风、虚劳、胸痹、肺痈、肝着、黄疸、妇人杂病等，几乎占1/3以上。按痰瘀同治组方的方剂，有苇茎汤、大黄牡丹皮汤、鳖甲煎丸、当归芍药散、桂枝茯苓丸、当归贝母苦参丸、大黄甘遂汤等。由于这些方剂配伍精当，行之有效，至今运用不衰，尤其是在疑难杂症的治疗方面，发挥着重要作用。可见，张仲景对痰瘀相关学说作出了可贵的贡献。

隋巢元方著《诸病源候论》，是我国最早的一部病因病理学

诊余漫话

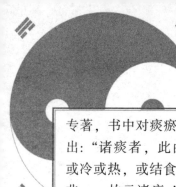

专著，书中对痰瘀同病的论证十分精辟。在《诸痰候》中明确提出："诸痰者，此由血脉壅塞，饮水结聚而不消散，故能痰也。或冷或热，或结食，或食不消，或胸腹否满，或短气好眠，诸候非一，故云诸痰。"首次阐明了瘀血化痰的病理过程。在《妊娠胎间水气子满体肿候》中指出："胎间水气子满体肿者，此由脾胃虚弱者，腑脏之间，有停水，而挟以妊娠故也。妊娠之人，经血壅闭，以养于胎，若挟有水气，则水血相搏为病。"说明了脏腑功能减退与水、血之间在病理上的相关性。在《诸肿候》指出："肿之生也，皆由风邪寒热毒气客于经络，使血涩不通，瘀结而成肿也。"堪称真知灼见。它对于我们目前临床上急、慢性肾炎从活血化瘀、清热解毒论治，提供了最早的理论依据。

唐孙思邈《备急千金要方》、《千金翼方》及王焘《外台秘要》，汇集、保存了东汉至唐代大量重要的医论、医方等内容，从中可窥见痰瘀同治之法已经被医家广泛应用。如《千金要方》卷十三治头风眩欲倒、眼旋屋转、腰痛的防风汤中，化痰之竹沥、杏仁、半夏与祛瘀之川芎合方；卷十二治症坚水肿、留饮结聚的蜥蜴丸，用甘遂、巴豆逐水，取泽泻、桃仁去瘀，更加蜥蜴、蜈蚣、蘆虫、蜣螂、蛇虫等虫类之品搜剔络邪。在《外台秘要》卷十九中所举的治疗水气肢肿方葶苈丸、大小金牙酒等方剂中都配用了活血、养血通络药，如丹参、川芎、蜈蚣、鬼箭羽等；又如下气消肿方中用的昆布、大黄，也具有活血化瘀作用。这些组方配伍是十分科学的，对后世方剂的组成及痰瘀同治药物的配伍应用很有启示。

宋陈无择在《三因极一病证方论》中说："津液流润，营血之常，失常则为痰涎，咳嗽吐痰，气血已乱矣。"它论证了津液营血间的生理病理联系，说明痰水之化生，乃气血逆乱所致。严用和在《济生方》中说："人之气道贵乎顺，顺则津液流通，决无痰饮之患。（若）调摄失宜，气道闭塞，水饮停于胸膈，结而成痰，其为病也，症状非一。"进而提出治痰"顺气为先"。杨仁斋《直指方》中说："盖气为血帅也，气行则血行，气滞则血滞，气温则血温，气寒则血寒，气有一息之不运，则血有一息之不行。"并提出瘀血治疗必兼理气分的原则。以上三家从不同角度指出了气、血、津液之间的相互依存关系，同时，强调气滞则血瘀，气病则饮停，血病则痰生，痰瘀必气滞的因果关系，特别提出痰饮瘀血调气为先的治疗大法，是十分可贵的。

张子和善用汗吐下三法治疗疾病。在所著《儒门事亲》一书中，提出了以"气血流通为贵"的观点，认为下法能达到"催生、下乳、磨积、逐水、破坚、泄气"的作用，可以使"陈莝去而肠胃洁，瘕症尽而荣卫昌"。在这种理论指导下，他善用吐下之法，攻瘀逐水，以治瘀水互患为病。对于因落马、坠井、跌打损伤、烫火伤、肿发灼痛、日夜号泣不止者，用通经散（当归、陈皮、甘遂）、导水丸（大黄、黄芩、滑石、黑牵牛）；治"肥气"（患疟疾发展为脾肿大），先用瓜蒂散、通经散、舟车丸以吐下磨积，后用白术散、当归散以和血流经，攻补兼施，瘀水同治，效果颇佳。

元朱丹溪以善治杂病而为后世所瞩目。在其所著《金匮钩玄》、《丹溪心法》、《格致余论》、《活法机要》、《脉因证治》、《局方发挥》等书籍中，对痰瘀相关问题进行了临床实践的探讨，首次提出了"痰挟瘀血，遂成窠囊"这一科学论断，并极力倡导痰瘀同病，需痰瘀同治才能取效。论麻木，言"手足木者有湿痰死血"（《丹溪心法》）；论血块（积聚），言"气不能作块，成聚块乃有形之物，痰与食积、死血"（《金匮钩玄》）；论肺胀，言"此痰挟瘀血碍气而病"（《丹溪心法》）。这些精辟的论述备受后世医家推崇。清·唐容川在《血证论·内伤肺胀之法》中说："丹溪云，此证多系痰挟瘀血……用四物汤加桃仁、诃子、青皮、竹沥、姜汁治之。丹溪此论，洵中病情，盖失血之家，所以有痰，

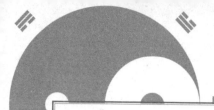

皆血分之火，所结而成。然使无瘀血，则痰气有消容之地……丹溪此论，可谓发眼矇振聩。"王纶则评称："丹溪先生治病不出乎气、血、痰。"（《明医杂著》）可谓十分公允。罗赤诚师承丹溪，融会通达，又有阐发，对痰挟瘀血和瘀血挟痰，从病因病机、症状体征及论治详加分析，他说："或问痰挟瘀血，何以验之？予曰：子知有痰挟瘀血，不知有瘀血挟痰。如先因伤血，血逆则气滞，气滞则生痰，与血相聚，名曰瘀血挟痰，患处按之则痛而不移，其证或吐、或衄、或大便黑；其脉轻举则滑，重按则涩。治宜导痰破血，先用导痰汤加苍术、香附、枳壳，白芥子开郁导痰；次用芎、归、桃仁、红花、苏木、丹皮、莪术以破其血。若素有郁痰，后因血滞，与痰相聚，名曰痰挟瘀血。患处则痛而少移，其证或为胀闷，或为寒热；其脉轻举则芤，重按则滑。治宜先破其血，而后消痰；或消痰破血二者兼治。医或误补，及寒凉之剂，致病邪郁久而成窠囊。其窠囊之验，患处则痛而不能转侧，或肺膜间偏热偏肿，咳喘痰臭。丹溪云：'痰挟瘀血，遂成窠囊者，不治'，正此谓也。"（《医述》引罗赤诚论）这些论证和学术见解至今仍有较高的临床指导价值，综上可见，朱丹溪所创立的"痰挟瘀血，遂成窠囊"之说，对后世中医痰瘀相关学说的发展影响极大。

明戴元礼师承丹溪，对杂病辨治，重在气血痰瘀。在所著《推求师意》中载噎膈治案："一少年，食后必吐出数口，却不尽出，膈上时作声，面色如平人，病不在脾胃，而在膈间，间其得病之由，乃因大怒未止辄吃曲，盖有此症。想其怒甚则死血菀于上，积在膈间，碍气升降，津液因聚而为痰为饮，与血相搏而动，故作声也。用二陈汤加香附、韭汁、莱菔子……"此案点明了瘀血碍气升降，津液因聚而为痰饮，痰瘀互阻致噎膈的病变过程。清朝徐灵胎更明了地说：噎膈"必有瘀血顽痰逆气阻膈胃气"。沈金鳌又提出"梅核膈"，症为喉中如有物，膈间作痛，认为此症总属有形之物，非血即痰，"治宜昆布、当归、桃仁、韭汁，甚者加大黄"。这些论述和经验，值得临床效法。

花溪老人虞天民著《医学正传》，对丹溪"痰挟瘀血，遂成窠囊"之说独具心得。他在《痛疽门》中说："痛疽因阴阳相滞而生。盖气阳也，血阴也，血行脉内，气行脉外，相并周流。寒与湿搏之，则凝涩而行迟，为不及；热与火搏之，则沸腾而行速，为太过。气得邪而郁，津液稠黏，为痰为饮，积久渗入脉中，血为之浊（瘀），此阴滞于阳也。血得邪而郁，隧道阻隔，或溢或结，积久渗出脉外，气为之乱，此阳滞于阴也。百病皆由于此，又不止于痛疽而已。"在论"胃脘痛"时说："（胃脘痛）致病之由，多因纵恣口腹，喜好辛酸，恣饮热酒煎煿，复餐寒凉生冷，朝伤暮损，日积月深，自郁成积，自积成痰，痰火煎熬，血亦安行，痰血相杂，妨碍升降，故胃脘疼痛，吞酸嗳气，嘈杂恶心。"上述，从病因病理学角度对痰瘀相因为病阐述得十分深刻，特别是所提出的百病皆由于"阴（血）阳（气）相滞"，痰瘀作祟之说，为痰瘀相关理论运用到临床各科起了重要作用。

明代孙一奎撰《赤水玄珠全集》三十卷，对朱丹溪气、血、痰、瘀为患之论极为称道。指出"津液者，血之余，行乎脉外，流遍一身，如天之清露。若血浊气滞，则凝聚为痰，痰乃津液之变，遍身上下，无处不到"。故论治痰瘀互患之病，每从气、血、水入手。如治中风症，倡导"治风之法，初得病，即当顺气，及日久，即当活血，此万古不易之理。盖风病未免有痰，治痰先治气，气顺则痰清。治风先治血，血行风自灭，顺气和血，斯得病着"。并创制一方（白术、川芎、南星、半夏、芍药、茯苓、天麻、川归、生地、熟地、牛膝、酸枣仁、黄芩、橘红、羌活、防风、桂枝、红花、甘草、黄柏、竹沥、姜汁），释此方"有补血活血之功，不致于滞；有健脾燥湿消痰之能，不致于燥；有清热解毒，疏风开经络，通膝理，内固根本，外散病邪"。治痰厥头

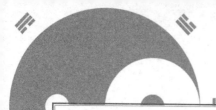

痛，他认为痰浊阻于经隧，气血不能畅通，常用二陈汤合天南星、川芎、细辛、枳实，复入酒炒黄芩一味，清降痰火。明代龚廷贤的《万病回春》、《寿世保元》，论述痰病之证十分丰富，而对痰血互结、血从痰化者，也常常治痰而兼主活血行血。对于麻木，他认为是湿痰死血，用二陈汤合桃红四物汤加白芥子，并入竹沥、姜汁同服。对于瘿瘤，言"气血凝滞"所致，创制消瘤五海散（海带、海藻、海布、海蛤、海螵蛸、木香、三棱、莪术、桔梗、细辛、香附米、猪琰子）以化痰软坚、破血祛瘀。它如"上可取上之湿痰，下可取肠胃之积痰"的竹沥化痰丸，"专治胃脘痛，胸中满闷、停痰积块、滞气壅塞"的沉香化滞丸等，均化痰与祛瘀并举，均为痰瘀同治之良方。

　　明代杰出医药学家李时珍不仅在《濒湖脉诀》中提出了"痰生百病食生灾"的学术见解，而且善于治疗痰瘀相结之顽症。如在郁金条下记载：一妇人，因惊扰痰血络聚心窍，致发癫狂，病延十年久，用郁金、明矾为丸服。"初服心胸间有物脱出，神气洒然，再服而苏。"盖因"郁金入心去恶血，明矾化顽痰故也"。又如治"痰血凝结"之症，用紫芝丸，药用五灵脂、半夏、姜汁配伍（方出《百一选方》）。这些组方，痰瘀同治，药专力宏，效验亦佳，湖北名医万密斋，倡导"人之为病者，有十病九痰之说，而治痰之方，常常配伍活血化瘀之品，如治痰核、瘿瘤、瘰疬，他认为此类病其因虽"种种不同，为痰则一"，系顽痰堆累而成。治疗"宜清痰降火之剂"，行瘀拔毒之方，并研制"九十六味秘传之方——太乙万灵膏"，申言："可治一切外症……痰核、瘰疬……大有神效。"该方药味虽多，但不外化痰、祛瘀两类。化痰者用皂角、巴豆、大戟、黑丑、轻粉、雄黄、海藻、昆布……等涤痰重剂，直捣顽痰巢穴；祛瘀者用斑蝥、血竭、蜈蚣、山甲、乳没……等破血通络佳品，以折其堆累之势。妇人以血为本，而血病从痰论治，又为万氏妇科之一大特色。他说：

"盖妇女之身,内而肠胃开通,无所阻塞,外而经隧流利,无所碍滞,则血气和畅,经水应期。唯彼肥硕者,膏脂充满,脂痰凝涩,元室之户不开,夹痰者痰涎壅滞,血海之波不流,故有过期而经始行,或数月而经一行,乃为浊为带为闭经,为无子之病。"对经迅迟至和"数月而经一行"之症,"如肥人及饮食过多之人,责其湿痰壅滞,躯体迫寒也,用六君子加归芎汤主之。"对"肥人经水少者,责其痰碍经隧也,用二陈加芎归汤主之。"对经闭不行而"因于痰者,用苍莎导痰丸主之,更服开郁二陈汤……"万氏将"脂痰凝塞"作为月经不调及不孕症的主要病因之一,是非常正确的。

清代名医喻昌,根据实践体会,于(臌)胀病独倡水裹气结血凝之说。他指出:"胀病与水病,非两病也,水气积而不行,必至于胀极,胀病亦不外水裹气结血凝,而以治水诸法施之,百中无一愈者。"又说:"不病之人,凡有症瘕积聚痞块,即是胀病之根,日积月累,腹大如箕,腹大如瓮,是名单腹胀,不似水气散于皮肤面目四肢也。仲景所谓石水者,正指此也。胸中空旷,食气尚可从旁辗转,腹中小肠膀胱逼处,瘀浊占据,水不下趋而泛滥,无不至矣。"他所列治胀满方,血胀用人参芎归汤,血分之水用人参丸,寒气客于下焦,血气闭塞用见睨丸,诸气痞塞用导气丸等,均体现了温阳逐瘀利水的治疗原则,为后世治疗臌胀开一法门。

南海名医何梦瑶,学术思想活跃,临床经验丰富,在所著《医碥》一书中,对痰瘀同病学说亦极力倡导,提出"气血水三者,病常相因……有先病水肿而血随败者……有先病血结而水随蓄者"。论腹痛,言"邪入则气停液聚,痰血不行,脉络皆满,邪正相搏则痛";论痹证,言"寒能滞气死血,湿能停痰聚液","瘀血痰饮为之痹"。尤其对"内风"一证的病理基础提出了卓越的见解,他说:"病自内发,未有不伤其腑脏者,由于火盛则火发，而血与痰壅矣，由于气虚则气滞，而血与痰凝矣。痰血壅滞，食亦不化，填塞于腑，则二便不通，阻塞脏气，则昏迷不醒，其重者也。"关于中风致病原因，历代多有争议，汉唐时期多主外因，治必温散，予续命诸方，验之临床疗效甚微。金元以后乃说内因，刘河间主火，李东垣主气虚，朱丹溪主痰热，张景岳主内伤，在中风的病因上各树一帜，而梦瑶把火、气、痰、瘀、虚作为内风的病理基础，是发前人之未发，补前人之未备。

清代名医叶桂不仅在温病学发展史上作出了突出的贡献，而且对痰瘀相关理论卓有发挥。首先创立了"久病入络"学说。叶氏将众多疑难、幽深、久耽之疾称为络病，如《临证指南医案》云："经以风寒湿三气合而为痹，然经年累月，外邪留著，气血皆伤，其化为败瘀凝痰，混处经络"；"近几年宿病，邪必在络……痰因血滞，气阻血瘀，诸脉逆乱"；"胃痛久而屡发，必有凝痰聚瘀"。诸此等等，都说明久病入络，须考虑痰瘀互阻之证。在治疗上，将痰瘀同治法广泛地应用于痛证、郁证、痹证、积聚、症瘕、噎膈及多种妇科病证。在用药上，对虫类药有了新的体会，善用蜣螂虫、䗪虫、水蛭等类以疏经剔络，迫拔沉混气血之邪。此外，叶氏对外感热病从卫、气、营、血辨证，提出"其热传营，舌色必绛……纯绛鲜泽者，色络受病也，宜犀角、鲜生地、连翘、郁金、石菖蒲等。延之数日，或平素心虚有痰，外邪一陷，里络就闭，非菖蒲、郁金所能开，须用牛黄丸、至宝丹之类，以开其闭，恐其昏厥为痉也"（《外感温热论》）。这说明邪陷心包证，多为痰瘀互阻。俞根初更明确指出："热陷心包络，夹痰瘀互结清窍，症必痉厥并发，终日昏睡不醒，或错语呻吟，或独语如见鬼状"（《重订广温热论》）。吴坤安、吴鞠通、王孟英等温病学家论治热入心包证，亦都主张于清营泄热化瘀方中，加化痰开窍之品。诸此，又为痰瘀相关理论在急性热病学中的应用展现了新的前景。

清林佩琴所撰《类证治裁》一书，对丹溪"痰挟瘀血，遂成窠囊"及叶桂"久病入络"之说尤为推崇，所举病证从痰瘀论治者不乏其例。如治肿张，缘于血沫凝涩经隧者，取桃仁承气汤；如不知痛痒，遇阴寒益甚，属痰挟瘀血，宜活血行气，二陈汤加川芎、当归、怀牛膝、韭汁等等。林氏十分重视标本缓急，对痰瘀势甚紧急之患，则大刀阔斧，专主攻逐，如治痰挟死血攻注，取控涎丹加韭汁、桃仁、木香、胡椒、鲮鲤鱼；治痰血塞心窍癫狂，用白金丸。而对痞瘀结块，指出："初由寒气瘀血痰沫，交结于肓膜，久而盘踞坚牢，至元气日削，盘踞至深，攻补两难措手。"对此，"搜逐之中，酌补元气，即邪深积锢，务令脾胃气旺，乃可消磨痞坚，否则专事攻削，正气益衰，积聚何由去乎。知养正则邪可除，而后结者散之，客者除之，留者攻之，坚者削之，强者夺之，咸以软之，苦以泻之，和其中外，可使必已。"这同《内经》所说"大积大聚，其可犯也，衰其大半而止，过者死"的观点可谓异曲同工。

吴鞠通著《温病条辨》、《医案》，创立三焦辨证体系，对痰瘀同治亦不乏心法。他认为肝性喜条达，主疏泄，为藏血之脏，凡精微物质之敷布、气血津液之运行，与肝气疏泄正常无不相关。若肝气因情志郁结而失于疏泄，久则或津液不布变为痰饮，或血行不畅留而为瘀。此即"肝气久郁，痰瘀阻络"之证，治疗需从肝着手，疏肝通络，祛瘀化痰兼顾。若肝郁痰饮夹络瘀之证，则取香附旋复花汤（香附、旋复花、苏子、杏仁、陈皮、半夏、茯苓、苡仁）疏肝理气通络祛饮为主，配当归须、降香等以活血通络；若肝经络瘀夹痰饮之证，则取新绛旋复花汤（新绛、旋复花、桃仁、郁金、降香、当归、苏子）疏通肝络活血祛瘀为主，配半夏、陈皮等和胃以化痰。涉及吐血、胁痛、肝厥、痰饮、症瘕、单腹胀、积聚、淋浊、头痛等门。由是观之，吴氏把痰瘀互患为病与肝脏相关联这一学术见解是十分可贵的。

诊余漫话

清唐容川撰写血证专著《血证论》，填充了"血证自古绝少名论"的空白，"补唐以下医书所不逮"。该书对痰瘀相关理论亦颇多发挥。他指出："血瘀积久，亦能化为痰水"，"瘀血流注，亦发肿胀者，乃血变成水之证"，进一步明确地提出瘀血痰水相互胶结为害的病理机制，为临床治疗"痰挟瘀血，遂成窠囊"等疑难杂症，提出了具体有效的方药。如单腹胀，五皮饮加当归、白芍、蒲黄、丹皮、桃仁治之；产后败血干脾发为水肿，五苓散加蒲黄、丹皮以利之；瘀血乘肺，葶苈大枣汤加苏木、蒲黄、五灵脂、童便治之，即是其例。唐氏以"阴阳水火气血"统论诸种血证，他认为"热结膀胱则下血，是水病而累血也。吐血咳血，必兼痰饮"。究其原因，"盖在下焦，则血海膀胱同居一地；在上焦则肺主水道，心主血脉，又并域而居"，"故血结亦病水，水结亦病血"。证之临床，心系肺系疾患，膀胱以及妇科经、带、胎、产诸病痰瘀同病者确属居多。对于"痰血作咳"一证，论述得更为详细而深刻。他说："又有痰血作咳，其证咳逆倚息，而不能卧，与水饮冲肺之证相似。盖人身气道，不可有塞滞，内有瘀血，则阻碍气道，不得升降，是以壅而为咳，气壅则水壅，气即是水故也，水壅即为痰饮，痰饮为瘀血所阻，则益冲犯肺经，坐立则肺覆，瘀血亦下坠，其气道尚无大碍，故咳亦不甚，卧则瘀血翻转，更为阻塞，肺叶又张，愈难敛戢，是以倚息不得卧也。若仍照水饮冲肺，用葶苈大枣汤，是得治饮之法，而未得治瘀之法矣。须知痰水之壅，由瘀血使然，但去瘀血，则痰水自消，宜代抵当丸加云茯苓、法半夏，轻则用血府逐瘀汤，加葶苈、苏子。"堪称经验之谈。论精神性疾患，如怔忡、惊悸、恍惚、健忘等，认为除思虑过度，及失血及去血过多外，"余则多挟痰瘀"，而施治以痰瘀兼顾；论痈脓，认为脓"实则水与血并交而成形者"，因而提出了"消瘀则脓自不生，逐水则脓自排去"之治疗原则。由此看出，痰瘀相关理论贯穿于《血证论》之始终，唐容川堪称痰瘀同治之大家。

新中国成立以来，医家对痰瘀相关学说的研究，把更大的注意力投向疑难杂病、缠绵久病和老年病防治上来。在呼吸系疾病，慢性咳喘从痰瘀论治法则已被临床广泛应用。著名中医学家周仲瑛提出，慢性肺源性心脏病的病理因素主要是"痰浊、水饮、瘀血互为影响，兼见同病"；洪广祥教授倡导"痰瘀伏肺为哮证的夙根"的观点，提高了哮证的治疗效果。在心脏疾病，已故名医冉雪峰认为，冠心病心绞痛，辨证多为"痰热内阻，夹有瘀血"；董建华老中医指出，胸痹的基本病机是"胸阳不振，阴邪上承或痰浊痹阻导致气血运行不畅"。在急性脑血管疾病，王永炎教授认为，中风乃"风火痰瘀互结作用于人体，使气机升降失常，气血运行逆乱，邪实充斥三焦所致"，并制订化痰通络汤、化痰通腑汤，提高了临床疗效。在肝病，吴圣农老中医认为"臌胀病在水而源在血，血瘀成症。因此，化瘀是利水的关键"；韩经寰教授提出，肝纤维化（肝硬变）的病机，可概括为"肝内热蕴结痰，血瘀症积；病损肝脾肾，终至气血，三焦失调"；关幼波教授对痰瘀同治之法应用更为娴熟，强调"活血化痰的法则一定要贯穿肝病的治疗全过程"。在泌尿系统，以及风湿病、甲状腺疾病、乳腺病、结石、肿瘤等疾病，许多学者同痰瘀互结联系起来分析机理，制订方药，观察疗效和摸索经验，也取得可喜成绩。

"痰瘀相关"学说也引起了中西医结合工作者的很大兴趣。他们用现代医学的理论方法对有关病证进行了详细观察和实验研究，不但验证了这一理论，而且在更深的层次上探求其病理变化的本质所在。如黄军饶，通过对肾炎的研究后认为，痰湿较重的病人，其血液黏稠度较高，以致肾微循环血流缓慢，促进新陈代谢和排泄毒物的水平降低，从而造成局部炎症的反复不愈。方显明测定45例冠心病痰证病人的血液流变学6项指标，结果表明：

诊余漫话

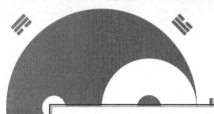

冠心病痰证病人的全血黏度、血浆黏度、红细胞聚集指数与血沉等指标均高于正常对照组。由此得出结论，红细胞聚集性增强和血浆黏滞性增高是冠心病痰证的主要血液理化基础。周端等通过对水肿病人瘀血证的定性分析，血液流变学分析以及观察同一疾病不同阶段瘀血表现程度与血液流变学之间的关系后得出"瘀可致水"的结论，从而佐证了活血利水法的正确性。

三、从痰瘀论治小儿肺炎

随着现代医学对小儿肺炎的不断认识，中医对小儿肺炎也有了逐步认识，辨证与辨病的研究不断提高，用中药治疗小儿支原体肺炎取得了很好的临床效果。我们从痰热瘀血与肺炎的相关性进行探讨，以加深对小儿肺炎的认识，从而提高临床效果。

(一)小儿肺炎痰瘀形成的机理

肺炎在祖国医学文献记载中无此病名，其临床以"发热、咳嗽、气急"为主要症状，具有肺气郁闭的病机特点，故认为本病可归属于中医学"肺炎喘嗽"范畴。由于小儿脏腑娇嫩，主气司呼吸，其性喜清肃，如风邪侵袭，上先受之，使肺失宣肃，肃降失职，水液输化无权，留滞肺络而聚液为痰，肺主气而朝百脉，心主血而行营阴，肺气郁闭，则心血运行受阻，脉道壅滞，出现痰滞血瘀。故痰热致瘀，瘀滞生痰，痰热瘀血互结，二者在病理上相互为用，密切相关，因而痰热瘀血，是小儿肺炎发病过程中不可忽视的重要环节。

1.痰热致瘀

痰郁生热，且小儿为纯阳之体，更易化热，血液受其煎熬成瘀。王清任说："血得寒则凝结成块，血得热则煎熬成块。"即说明了热郁亦可致瘀。

2.痰瘀同源

痰为水谷津液所化，张景岳《景岳全书·痰饮》云："痰即人之津液，无非水谷之所化，此痰亦既化之物，而非不化之属也。但化得其正，则形体强，荣卫充，而痰涎本皆血气，若化失其正，则脏腑病，津液败，而气血即成痰涎。"痰是津液不化的病理产物，瘀是人体血运不畅，或离经之血着而不去的病理产物。津血同源，津液可以转化为血。《医学入门》中有记载："痰乃津血所称。"故津血可以成瘀，津液亦可以化痰，痰瘀同源，皆为津液的病理产物。

3.痰瘀同病

《丹溪心法》："肺胀而咳，或左或右，不得眠，此痰挟瘀血，碍气而病。""自气成积，痰挟瘀血，遂成窠囊。"说明肺部疾患多痰瘀为病。

4.痰瘀互化

痰为水谷津液停聚而成，阻滞气道，气机不利，血运失常，血滞成瘀，瘀血停滞脉络，脉络被阻，气机不畅，影响水谷津液输布，津液不化，聚为痰浊，故瘀阻生痰，痰滞致瘀，二者互为因果，可相互化生，互相影响。

(二)从痰瘀论治肺炎的理论基础

北宋·钱乙认为小儿处于生长发育阶段"五脏六腑，成而未全，全而未壮"，其"脏腑柔弱"、"血气未实"，由此决定了小儿的病理特点为"易虚易实，易寒易热"。明代儿科世医万全有"阳常有余，阴常不足"的观点，故小儿感邪易从热化，痰热闭肺，痰瘀互结是肺炎的重要病机。治疗时应宣肺开闭，清热涤痰，佐以化瘀。痰瘀并治，活血化瘀使瘀血去，脉络通则气机通利调达，肺气宣畅，水谷津液运行通畅，有利于痰浊的清除。正如《血证论》"盖人身气道，不可壅滞，内有瘀血，则阻碍气道，不得升降，是以壅而为咳，气壅则水壅，气即是水故也。水壅即为痰饮，痰饮为瘀血所阻，则易冲犯肺经……须知痰水之壅，由瘀血使然，但去瘀血则痰水自消……"涤痰使痰祛无以阻

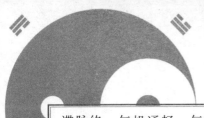

滞脉络，气机通畅，气行则血行有利于瘀血的消散。痰瘀并治，使痰消瘀散，不使痰瘀互结为患，邪去正安，则咳喘得平。临床之所以选用活血化瘀的中药，是以肺炎中西医两方面的发病机制与病理改变为理论基础的。活血化瘀药可促进血液循环，改善肺通气，活血化瘀的中药有抗氧自由基的作用；活血化瘀药具有扩张血管，改善血液循环，降低毛细血管通透性，减少炎症渗出的作用，从而可促进肺间质充血的改善，促进支气管、毛细支气管腔内黏液性渗出物的吸收，以改善其病理状态，有利于肺炎的好转与痊愈，为治疗小儿肺炎提供了现代科学依据。

(三)用涤痰通瘀法的时机判断

小儿有发病快、传变迅速的病理特点，在疾病过程中，除有发热、咳嗽、咯痰、憋喘等症状外，如病情进一步发展，可出现面青、唇甲发绀、舌下青筋粗大等明显的瘀血之证。瘀血一旦形成，将同痰热互结，又可加重肺气的郁闭，反之，肺气郁闭也会使痰瘀加重，造成病理上的恶性循环，危象丛生。另一方面，小儿"阳常有余，阴常不足"，病变化热最易，传变最速，即使在肺炎喘嗽的初期，亦可由气滞而迅速地引起瘀热互结。所以，强调要尽早地在宣肺清热涤痰的同时，配合使用活血化瘀之法，可以防治瘀血的形成并使已成的瘀血尽早得以消散，截断病理上的恶性循环和提高治疗效果。

总之，痰热瘀血是小儿肺炎的重要病理基础，掌握痰瘀同治的原则，灵活运用化痰祛瘀之药，可使肺络疏通，瘀消痰化，血和气顺，肺之宣肃逐渐恢复，对缩短病程，减轻症状起到重要作用，也是防止出现变证的关键所在。

脾胃学说在儿科临床上的应用

脾胃学说是中医"藏象"学说的一个组成部分。中医认为："既见于外，必因于内。"人体各种正常活动以及疾病的发生发展都有内在因素，而各个疾病的产生，除与其本脏有直接关系而外，与其他各脏也有影响，所以，中医所谈的脏器名称，不单纯指脏器本身，而是包括它的功能作用及其他各脏之间的关系。五脏六腑，都是相互依存，相互制约的。某一部分病了，对另外的部分就会产生影响，把所影响的部分调整好了，生病的那部分也得到调整而治愈了。因此，藏象学说对中医临床诊治具有现实的意义。

突出脾胃，开始于金元，金代李东垣所著的《脾胃论》三卷，可以参考。

脾胃学说，在中医儿科临床诊治方面是十分重要的。

"脾胃为后天之本。"小儿在幼小时候，脏腑气血未充，稍长则生长旺盛，这是他生理上的特点，而在其生长发育过程中，从哺乳以至成人，除阳光、空气而外，主要依靠饮食营养。消化、吸收能力之是否正常，直接关系着他的生长发育，因此，如何保持脾胃运化功能的正常及加强其日趋完善，对于维护儿童的健康，的确是十分重要的。

小儿脏腑娇嫩，发育未全，主要是脾胃运化功能尚未充足，一旦失调，体质受到影响，则表现为易虚易实，在病情上则表现易寒易热。除消化系本身的疾病而外，其他很多疾病也与脾胃

诊余漫话

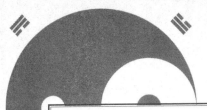

有关，因此，调理脾胃在治疗其他疾病方面，也是一个重要的方法。

脾和胃是一脏一腑，脏与腑之间是表里关系，太阴脾与阳明胃，是相互协调的，胃主纳谷，脾司运化，是供给全身营养的来源。

脾为湿土，喜燥而恶湿，过湿则脾困；胃为燥土，喜润而恶燥，过燥则化热。

胃主纳，故胃宜降则和，脾司运，故脾宜升则健。

一脏一腑，一阴一阳，一湿一燥，一升一降，是对立的统一，而在生理病理上起着相辅相成的作用。

脾胃的健全与否直接关系着身体的是否强健。如果脾胃健，吸收好，身体自然会好，抵抗力强，就少生病。

小儿科临床经常有这种现象：有些小儿，由于脾胃不好，消化吸收能力差，一遇气候变化，往往容易感冒。因为感冒、发热、咳嗽更影响他的消化，形成了恶性循环，经常生病，对他的生长发育也带来了不良的影响。

从这里可以看出脾胃在小儿发病方面的重要性，也可以进一步地看出：脾胃的健全与否，不仅是消化道本身的问题，而且与其他各个脏腑的关系也是十分密切的。所以，治疗其他系统的疾病，如呼吸系统、泌尿系统等方面的疾病，也需要注意调整脾胃，说明中医脾胃学说在儿科临床上的应用，是比较广泛的。现在，仅就几种常见病来加以阐明。

一、呼吸道疾病调理脾胃方法的应用

小儿呼吸道疾病最常见的如上呼吸道感染（伤风感冒）、气管炎（咳嗽）、肺炎（肺炎喘嗽）。在治疗上主要是用清热解表的方法，或者是清热、解表、养阴的方法，这些都是行之有效的。但对于伴有消化不良的患儿，单纯去清热解毒，效果就不够满意，而小儿的特点是呼吸道、消化道的证候同时出现是经常的，因此，必须兼顾。以感冒为例：

有的患儿，除发热、鼻塞、流涕这些症状而外，往往伴有食欲不振、呕吐、腹泻、腹痛、腹胀，或便干、溲赤等症。中医称之为"夹食感冒"，群众呼之为"停食着凉"。

临床上经常用来治疗小儿感冒的，如辛温解表的荆、防、紫苏、羌活、葱豉，或辛凉解表的银翘、桑菊、白虎，力量就不够了。因此，对于这种情况，在解表的同时还应当和里。

一种是脾胃素来虚弱的小儿，感受外邪，"邪之所凑，其气必虚"，稍一发表即汗出不止，汗越多，气越虚，而热又不退。在这种情况下，在解表药中加用补脾益气的药，如沙参、白术，或姜、枣，或白虎汤加人参，或二陈汤配玉屏风散等。这是指一般虚证而言。临床上毕竟是实多于虚。所谓实，是指另一种平素饮食不节的小儿，素有积食又加上外感，如系风寒，则容易形成热为寒闭，如系风热，则容易形成表里俱热。在这种情况下，也要照顾到脾胃，在解表药中加用消食导滞的药，如神曲或焦三仙、厚朴、枳壳等。方剂如参苏饮、杏苏散加减，或藿香正气散加减。

由于小儿是"纯阳"之体，故热多于寒，且容易寒从热化，即以感冒而论，如系风寒，恶寒的时间比较短而发热的时间比较长，无汗的时间比较短，而有汗的时间较多，因而用于解表的方剂，往往是辛温辛凉并用，以期风寒风热两解。这是常用的方法，而表里双解，肺胃双清的方法也是最常用的。

如素有积滞，突然感冒，汗出不透，表邪尚重，则先解表，后和里。

如表里俱热，汗出热不退，则表里双解。

如表邪已去，尚有余热，日轻夜重，则着重和里，调理脾胃。

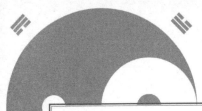

应当指出：无论是先解表后和里，或者是表里双解，或者是着重和里，总之是要照顾到脾胃。

从脾与肺的关系来看，他们相互之间是相互依存的。中医认为，脾肺之间既是相生，又是相互影响的，如肺气逆则脾胃受损，即所谓"子病累母"。如脾胃旺则能将精气、津液上输于肺而肺气畅。小儿在这方面表现尤为明显，除感冒而外，咳嗽病也是如此。

古人说："五脏六腑，皆令人咳，非独肺也。"这是说各个脏腑的各种因素都能影响到肺而发生咳嗽。例如咳时作呕作吐即是胃咳，小儿经常是这样，痰由湿生，如脾为湿困，则容易生痰。又如胃燥化热，热盛伤阴，则熏肺作咳。

中医认为：肺主气，脾主运化。《素问·经脉别论》说："饮入于胃，游溢精气，上输于脾，脾气散精，上归于肺。"所以它们二者之间的相互关系，最为密切，而其相互影响也最为明显。用调整水谷之气（即调理脾胃）的方法来调理肺气，显然是可以的。例如"二陈汤"，要就是治胃中寒湿痰浊等证的一个通用方，半夏既能降逆，又能和胃；陈皮既能理气，又能健脾；茯苓佐半夏，则燥湿；甘草佐陈皮，则和中。这些都是脾肺二经的药，所以二者都能兼顾。这仅仅是举例而言，不是说这个方子就是治肺胃兼病唯一的一个方子，而且在临证时，还须随证加减。例如杏苏散、藿香正气散，这两个方子中，都有半夏、陈皮、云苓、甘草，而其解表和里的作用，都较二陈汤更为全面些了。

关于肺炎的治疗，一般是以清热、解毒、养阴为主。需不需要调理脾胃呢？也是需要的，主要在于掌握时机，特别是在后期，当炎症基本控制以后，不能单纯去养肺阴，也需要去养胃阴，把胃气养起来了，肺气也才能固起来。例如《温病条辨》的"沙参麦冬汤"：沙参、麦冬、冬桑叶、玉竹、生扁豆、花粉、生甘草。这个方子就是治燥伤肺胃阴分或热或咳，也即是既养肺阴，也养胃阴，在肺炎末期行之有效的一个方子。如食欲不振，胃气较弱，则加生稻草、淮山药、鸡内金；如咳不止，则加紫菀、白前、枇杷叶；如余热不尽，则加知母、桑白皮、地骨皮。

还有一点，在肺炎极期，采用生脉散：人参、麦冬、五味子。配合清热药，如麻杏石甘汤，加知母、粳米，也即是肺胃兼顾，清补兼施之意，对于益气育阴有一定的作用。

二、"治肝病，实脾土"的实际应用

肝胆与脾胃之间的关系是极为密切的。肝胆有病，就会累及脾胃，脾胃不和也会影响肝胆。以黄疸型肝炎而论，中医认为系病邪经由口鼻而直犯中焦，肺虚不能化气，脾虚不能散津，累及肝胆而生病变。若湿热俱重者，则湿从火化而为阳黄；若阳气素虚，形寒饮冷，则湿从寒化而为阴黄。

《金匮要略》在这方面有详细的论述，可以参考。小儿黄疸型肝炎，绝大多数都属于中医阳黄的范畴。所以，在治疗方法上以清热利湿为主。所谓清热，是指清肝胆之热，以茵陈蒿汤为主；所谓利湿，是指利水和脾，以五苓散为主。因此，茵陈蒿汤和五苓散同用，确实是治疗急性黄疸型肝炎的一个行之有效的方剂。

《医宗必读》指出："统之疸证，清热利湿，为之主方，假令病人脾衰胃薄，必以补中。"可以看出，黄疸型肝炎本身就有虚实之分，也须注意调理脾胃。

钱乙《小儿药证直诀》治肝木克脾土，目劄面青，食少体倦，用"芍药参苓散"：芍药、人参、茯苓、白术、陈皮、柴胡、栀子、甘草、生姜。

还有《幼科全书》的"胃苓丸"：主治：分阴阳，退潮热，止吐泻，消浮肿，退黄疸，调脾胃。方剂：苍术、厚朴、陈皮、白术、甘草、草果、猪苓、泽泻、茯苓、官桂。

这两个方子都很好。"芍药参苓散"是以五味异功散作基

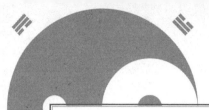

础，加芍药、柴胡疏肝，栀子清热退黄。"胃苓丸"是从平胃散、五苓散加减化裁而成。在临床上常用的方子，即是根据这几个方子加减的。

我们在临床上治疗黄疸型肝炎，习用：茵陈、栀子、熟军、云苓、泽泻、苍术、夏枯草、六一散。纳差加焦三仙、鸡内金；热重加知母、黄芩；腹胀气滞加青陈皮、香橼片或佛手片；黄疸重加板蓝根、苦丁茶、败酱草、金钱草。

至于无黄疸型肝炎，在儿科临床比黄疸型尤为多见。我们的经验主要是扶脾健胃，佐以清利。常用方剂，系以二陈、平胃、小柴胡加减组成：云苓、苍术、厚朴、青陈皮、柴胡、焦三仙、法半夏、黄芩、夏枯草。腹胀加藿香、佩兰；便干加熟军；小便短黄加六一散；检验转氨酶高加金钱草、败酱草。在症状消失后，以香橘丸、启脾丸调理。

慢性肝炎，一般多属脾胃虚弱，如脉来沉涩，或弦大而缓，胸背胀痛，系气郁血滞，以加味逍遥丸为治：炒白术、云苓、当归、白芍、软柴胡、金铃炭、元胡、乳香、砂仁、川厚朴、川郁金、炙草。胃滞加炒三仙、鸡内金、蔻仁；便秘加酒军、枳实；便溏加炮姜、木香；口渴加花粉、麦冬；腹胀满加藿香、佩兰；腰酸痛加续断、狗脊、杜仲；失眠加茯神、枣仁、夜交藤。

若脉来虚弦，或濡弱，体倦神疲，病程较长者属气血两虚，以加味归脾汤为治：党参、白术、云苓、枣仁、黄芪、当归、白芍、木香、肉桂、木瓜、桂圆肉、砂仁、炙甘草。胸闷胀加豆蔻、厚朴、藿香；失眠加远志、茯神、龙齿、夜交藤；肝区痛加郁金、乳香、香附；喜暖畏寒阳虚者加附片、炮姜；腰背酸痛加杜仲、续断、小茴香、胡桃肉。

若脉象细数而弦，头晕耳鸣，潮热盗汗，口舌干燥，属阴虚肝郁，以加味复脉汤为治：生地、白芍、女贞子、天冬、阿胶、胡麻仁、鳖甲、牡蛎、金铃子、玄胡、软柴胡、炙草，加左金丸

（吴萸、黄连）。肝区痛甚加当归、桃仁、柏子仁；失眠加枣仁、茯神、柏子仁；大便燥结加桃仁、柏子仁、火麻仁。

三、调整脾胃对小儿肾炎治疗的应用

小儿急性肾炎，在临床上较为多见。在治疗方法上，血尿以小蓟饮子为主，风水加外感，如腰以上肿，应宣肺清热，以越婢加术汤为主，腰以下肿，一般用五皮饮、五苓散利小便，时间较长以六味地黄汤为主，如阳虚用参附汤，阴虚用生脉散。但除急性期而外，始终着重于调整脾胃。

《内经》："饮入于胃，游溢精气，上输于脾，脾气散精，上归于肺，通调水道，下输膀胱。"肾和肺能聚水行水，而关键在脾。脾虚不能制水，因而形成水肿，在小儿实为多见。因此，感冒风寒仅仅是发病的诱因，而饮食不调影响脾胃，以致不能通调水道，下输膀胱，才是形成水肿的主要因素。

在方法上，如发汗、利水、行气、温肾、健脾，总要照顾到脾胃。

如头面周身浮肿、发热、咳嗽、无汗、脉浮数，以越婢加术汤为主：麻黄、石膏、生姜、甘草、大枣、苍术。如血尿明显，加白茅根、侧柏、大小蓟；如食欲不振，加大腹皮、厚朴。

如全身浮肿、口渴、小便短赤、咳嗽、脉象弦滑，以麻黄连翘赤小豆汤为主：麻黄、连翘、赤小豆、黄柏、杏仁、银花藤、知母、六一散。

如全身浮肿，下肢甚，小便短少，以五苓散、五皮饮为主：猪苓、茯苓皮、泽泻、苍白术、嫩桂枝、生姜皮、大腹皮、陈皮、桑白皮、甘草。如兼血尿，加白茅根、侧柏、石韦。

如食欲不振、恶心、大便干稀不定，脉象沉弦而缓，下肢及腹部肿胀，以实脾饮加减为主：茯苓、白术、木瓜、腹皮、厚朴、泽泻、鸡内金、陈皮、甘草。

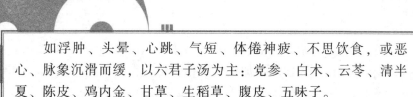

如浮肿、头晕、心跳、气短、体倦神疲、不思饮食，或恶心、脉象沉滑而缓，以六君子汤为主：党参、白术、云苓、清半夏、陈皮、鸡内金、甘草、生稻草、腹皮、五味子。

以上大多为初期浮肿较为明显的。小儿尤为多见的为浮肿不明显，只面色苍黄、食欲不振，出现高血压、蛋白尿、血尿，现分别论治如下。

高血压：一般伴有头晕、头痛、耳鸣，或恶心、目珠痛等症，系由肾虚阳亢，以滋肾柔肝化湿为治，以六味地黄汤为主：生地、山萸肉、云苓、泽泻、丹皮、怀山药、生牡蛎、夏枯草、枸杞、菊花、牛膝。

蛋白尿：一般伴有轻微浮肿，系由肾虚不能固摄，脾虚不能制水，应脾肾两补，以六味地黄合四君子加减为治：生地、山萸肉、怀山药、云苓、泽泻、丹皮、北沙参、白术、菟丝子、桑螵蛸、枸杞、甘草。

血尿：小蓟饮子为主：大小蓟、生地炭、蒲黄炭、仙鹤草、焦栀子、藕节、侧柏、白茅根、云苓、泽泻、六一散、车前草。

如血尿久不消失，以地黄汤加胶艾等为治：生地炭、云苓、泽泻、山药、丹皮、山萸肉、炒艾叶、阿胶珠、白茅根、侧柏。

如病程较长，脾肾两虚，则以补肾扶脾为主，以金匮肾气、真武汤加减为治：制附片、肉桂、茯苓、白术、白芍、熟地黄、山萸肉、泽泻、五味子、丹皮、怀山药、甘草。

如肾阴虚则去桂、附，加人参、麦冬、生龟板。

在恢复期，一般以人参启脾丸和金匮肾气丸为治。

总之，脾肾同治是比较行之有效的方法，以上所谈，仅仅是个概略，临床在具体治疗时，尚须具体分析。

四、小儿消化不良调理脾胃的方法

小儿消化不良，临床上最为常见，怎样调理脾胃，更是十分重要。

例如呕吐、腹泻、经常低烧、消瘦以及虫积等，都与脾胃有直接关系。对于这类疾病，主要是分别虚实，用不同的方法，解决不同的矛盾。一个是消的办法，一个是补的办法，有余则消，不足则补，即《金匮》"补不足，损有余"之义。而更应当注意的是不能"虚虚实实"。

小儿的特点，一般是实证多于虚证。由于易虚易实，又往往出现虚实互见之证。因此，既不能一味地去补，也不能一味地去消导，有时在补的当中，需要佐以消导，有时在消导的时候要兼顾到扶正。如果主要矛盾是一般的积滞，那使用消导的方法，就可以达到邪去正安的目的；如果体质素来虚弱，又有积滞，则应当加用扶正的药，就可以达到扶正祛邪的目的。

以李东垣《脾胃论》的"平胃散"为例：厚朴、陈皮、苍术、甘草、生姜、大枣。主治：脾胃不和，不思饮食，心腹胁肋胀满刺痛，口苦无味，胸满气短，呕哕恶心，嗳气吞酸，面色萎黄，形体消瘦，怠惰嗜卧，体重节痛，常多自利等症。

从所列诸症来看，显然是虚实互见。如果单独使用平胃散来治疗，效果显然不会太好，所以，临床重点在于随证加减：如脾胃虚弱，不思饮食加黄芪、人参；如胸中不快，心下痞气加木香、枳壳；如湿重加云苓、泽泻；如热重加黄芩、黄连。

再以调理脾胃常用的几个方剂为例：

如以燥湿为主，则用平胃散：苍术、陈皮、厚朴、甘草。

如以痰湿为主，则用二陈汤：法半夏、陈皮、云苓、甘草。

如以泻胃热为主，则用泻黄散：藿香、山栀、甘草、防风、生石膏。

如以消滞为主，则用保和丸：山楂、法半夏、橘红、神曲、麦芽、茯苓、连翘、黄连、莱菔子。

如表里双解，则用藿香正气散：厚朴、陈皮、桔梗、半夏、

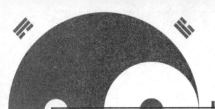

甘草、云苓、腹皮、白芷、紫苏、藿香。

　　以上这些方剂，主要是以清热利湿，消食导滞来调理脾胃的一些比较好的验方。补脾胃的方剂，一般以四君子汤加味。

　　四君子汤：党参、白术、云苓、甘草。是补脾的主方，也可以加姜枣。加陈皮为五味异功散；加藿香、葛根、木香为七味白术散；加半夏、陈皮为六君子汤；再加木香、砂仁即为香砂六君子汤。这类方子，主要作用都是补中益气，也是调理脾胃的效方。

防治小儿感冒的体会

小儿感冒，既是一个常见病，又是一个多发病。稍一稽延或治疗不当，即可衍变为咳嗽痰喘等病。也即是由一般的上呼吸道感染转变为气管炎，或者是发展为肺炎。给小儿带来较大的痛苦。因此，不能把伤风感冒当成无足轻重的小病而等闲视之。

任何疾病都应当贯彻"预防为主"的方针。小儿感冒这个病也应当重视预防，而且也是可以预防的。近年来，全国各地采取了各种有效措施，使感冒、气管炎这类常见病的发病率有了普遍的降低，在治愈率方面也有了很大的提高。特别是在控制流行性感冒和防治老年慢性气管炎方面的成就尤为显著。这使我们从中可以得到很多启发。

学习和探索有关中医防治小儿感冒、气管炎的有效方法，以供我们临床用作参考，实责无旁贷。这里只就个人平素在学习过程中，以及在临床实践中涉及的有关小儿感冒的预防方法和治疗体会作如下简介。

一、关于小儿感冒的预防

中医重视小儿身体的锻炼，主张多呼吸新鲜空气和多晒太阳，反对娇生惯养。唐·孙思邈《千金要方》说："凡天和暖无风之时，令母将儿于日中嬉戏，数见风日，则血凝气刚，肌肉牢密，堪耐风寒，不致疾病。若常藏在帏帐之中，重衣温暖，譬犹阴地之草木，不见风日，软脆不堪风寒也。"

诊余漫话

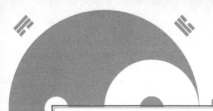

金·陈文中《小儿病源方论》指出："忍三分寒，吃七分饱。"明·万全《育婴家秘》进一步阐明："谚云：若要小儿安，常受三分饥与寒。"饥，谓节其饮食；寒，谓适其寒温。

散见在历代儿科医籍中有关小儿护养的方法还很多，归纳起来，不外"慎风寒，节饮食"六个字。风寒袭人，主要是表气不固。小儿气血未充，不耐风寒，更容易受邪侵袭。最好的预防方法，是从幼儿起即进行锻炼。锻炼的方法如"数见风日"，如"适其寒温"，都是很重要的。明·鲁伯嗣还提出有关锻炼的方法，他说："小儿始生，肌肤未实，不可暖衣，止当薄衣，但令背暖。薄衣之法，当从秋习之……所以以秋习之者，以渐稍寒，如此则必耐寒。"也即是说，要循序渐进地养成耐寒的习惯。还主张"头宜凉，背宜暖。"头为诸阳之会，故宜清凉；以使头目清利，免生头疮目疾；背为肺俞所在，故宜保暖，而不使其为风寒所侵。这些方法，既切合实际，也简便易行。

另外，小儿睡眠、沐浴时都不宜当风，即使在冬月，室内也不宜太暖，应经常保持空气流通。除夏月而外，小儿睡后，应注意背部、腹部、足部不受风冷，头部要露出，口鼻不要堵塞，要保持小儿足够和安稳的睡眠。

以上是小儿护养要"慎风寒"，这一点，在气候骤然变化，或感冒流行季节，尤其应当引起注意。

关于"节饮食"，是指小儿平素饮食应当注意。小儿发育迅速，需要摄入足够的营养素、蛋白质等。但是，小儿"脾常不足"，消化吸收功能尚不完善。小儿饮食不知自节，往往有挑食、偏食的习惯。针对小儿的这些特点，一是应该坚持以母乳喂养。明·万全《育婴家秘》说："乳为血化美如饧"，就是说母乳是婴儿最好的营养品。二是应当掌握"食贵有节"、"过犹不及"，就是说，应当保证小儿发育过程的营养所需，但是，对于高脂肪、高蛋白的食物也不宜食之过多，以免影响消化吸收，以免营养偏胜或营养失衡。应当鼓励小儿多吃新鲜蔬菜。因为新鲜蔬菜中所含的维生素、叶酸、纤维素等，不但能减少胃肠疾病，而且能促进胃肠蠕动，保持消化功能，增强抵抗能力，从而也就能防御外邪，不致发生感冒。另外，还应注意，不要给小儿过食生冷，要多吃熟食、热食，容易消化之食物。《内经》说："形寒饮冷则伤肺"，肺受寒侵，则容易产生咳嗽痰喘等疾，甚则可因热为寒闭，郁火上攻咽喉而生发热咽痛等症。

这是对小儿护养要注意"节饮食"方面的简要介绍。综上所述，要预防小儿感冒，乃至于要注意小儿全面的护养和保健，"慎风寒，节饮食"都是很重要的。

二、小儿感冒治法述要

小儿感冒约略可分为：风寒感冒、风热感冒、寒热夹杂感冒、夹食感冒四种。其治法大要为：

风寒感冒，以辛温解表为治；

风热感冒，以辛凉解表为治；

寒热夹杂，以辛温辛凉并用，风寒风热两解为治；

夹食感冒，以表里兼顾，解表和里为治。

风寒感冒，多见于冬季，风热感冒，四时皆有，多见于夏秋。南方多热，北地多寒。风寒见汗而解，风热见汗不解。如寒邪重，辛温应重于辛凉，如热多于寒，辛凉应重于辛温。

表邪应由汗而解，解表法也即是汗法。由于小儿易实虚，无论是风寒或者是风热，发汗皆不宜太过，剂量也不过大。由于小儿易寒易热，又往往热多于寒，因而在应用汗法的同时，应当佐以清法；如夹食则应佐以消法；如汗后虚，营卫失调，则应佐以和法。所以，小儿感冒在治法上不局限于一个汗法，而是应当根据具体情况作具体的分析。

诊余漫话

189

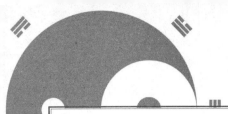

三、关于小儿感冒选方用药

《丹溪治法心要》指出："治小儿杂病，其药品与大人同者多，但不可过剂耳。"以感冒而论，其原因不外乎风寒，或者是风热，在治法上，也不外乎辛温解表，或者是辛凉解表两大法。说明小儿感冒与成年人感冒是有共性的。而小儿由于易寒易热，往往寒热夹杂，在治法上多采用辛温辛凉并用，这也说明了小儿感冒，毕竟还有它的个性。因此，在选方用药上，既要注意到它的普遍性，也要注意到它的特殊性。

辛温解表的方剂如《伤寒论》的麻黄汤（麻黄、桂枝、杏仁、甘草）。

《六科准绳》的九味羌活汤（羌活、防风、苍术、甘草、川芎、生地、黄芩、白芷、细辛，加姜、葱）。

《肘后方》的葱豉汤（葱白、淡豆豉，无汗加葛根）。

《局方》的川芎茶调散（薄荷、川芎、荆芥、羌活、白芷、甘草、防风、细辛）。

这些方剂，都有它的一定意义，例如麻黄汤，是张仲景治太阳伤寒的主方。其中麻黄、桂枝都是辛温之品，麻黄发汗的力量强，桂枝发汗解肌，是风寒感冒的常用药。麻黄、桂枝同用，既能发汗，也能调和营卫。九味羌活汤的羌活、防风、白芷、细辛等，也都是辛温之品，但在发汗力量上，与麻黄、桂枝是有差异的。这是张元素创立的方子，他认为："有汗不得用麻黄，无汗不得用桂枝"，故另立此方来代替桂枝、麻黄所组成的一些方剂。他这个方子，除着重驱散风寒而外，还注意行气活血，去湿和中。所以，还有辛散的细辛，去湿的苍术，苦寒的黄芩，凉血的生地，和中的甘草。故他认为寒热温湿都可以治。实际上也即是寒温并用的一个方子。应用较为普遍的成药"冲和丸"就是这个配方。

葱豉汤，正是辛温辛凉并用的一个有代表性的成方。葱白辛温通阳散寒，淡豆豉辛、甘、微苦寒，解表除烦。汪切庵认为，这个方可以"免用麻黄汤之所顾忌"。他即是说此方既能起到通散发汗的作用，又能避免过于发散而引起的不良后果。

　　川芎茶调散也是辛温辛凉并用，但辛温重于辛凉，着重于治疗恶风有汗，憎寒壮热，对热为寒闭，寒热夹杂的感冒，较为有效。

　　关于辛凉解表的方剂，如辛凉轻剂桑菊饮（桑叶、菊花、连翘、桔梗、杏仁、薄荷、芦根、甘草），辛凉平剂银翘散（银花、连翘、桔梗、牛蒡子、芥穗、薄荷、豆豉、竹叶、芦根），辛凉重剂白虎汤（生石膏、知母、甘草、粳米），都是常用的方剂，在儿科方面的应用尤为广泛。

　　所以，小儿感冒的治疗，在选方用药上，都是根据这些方剂化裁而来的。由于小儿热多于寒，又不能过于发散，在解表时，总应佐以清热降火药，如生石膏、知母、黄芩、栀子、淡竹叶、芦根、板蓝根、大青叶这类药物。如有其他兼证，在主方主药以外，也应适当地兼顾。

四、小儿感冒例方选介

（一）风寒感冒

主症：发热，恶寒，头痛，身疼，鼻塞，流涕，喷嚏，无汗，脉浮紧，舌苔薄白。

治法：辛温解表。

例方：加味葱豉汤。葱白、淡豆豉、紫苏、防风、羌活、荆芥穗、白芷、淡竹叶、黄芩、连翘。

加减：如脉洪数，壮热不退，头痛面赤，汗不出，加生石膏、知母、芦根；如冬月寒重，身体壮热，面色青白，四肢冷，汗不出，去葱豉，加麻黄、桂枝、杏仁、甘草；如兼有湿浊，头

痛身重，舌苔白腻，加苍术、陈皮、生姜。

（二）风热感冒

主症：发热，头痛，微汗，喷嚏，鼻塞，唇红，脉浮数，舌苔薄白。

治法：辛凉解表。

例方：银翘散加减。银花、连翘、牛蒡子、薄荷、芥穗、淡豆豉、大青叶、淡竹叶、黄芩。

另：可用金主任自拟解毒消炎汤：银花、连翘、牛蒡子、僵蚕、草河车、板蓝根、大青叶、薄荷、黄芩。

加减：如高热、烦躁不宁加生石膏、生稻芽、甘草，去淡豆豉；如恶风，口渴加葛根、防风；如头痛，鼻塞重加白芷、葱白。

（三）寒热夹杂感冒

主症：发热，喷嚏，流清涕，鼻塞，汗出不透，头痛，口渴，脉浮数或紧，舌苔白微黄，烦躁。

治法：清热解表。

例方：防风散加减。防风、荆芥、连翘、麻黄、薄荷、栀子、黄芩、桔梗、甘草、淡竹叶。

加减：自汗去麻黄，加桑叶；汗多热甚去麻黄，加生石膏、知母；鼻衄去麻黄，加白茅根、侧柏叶；咽红去麻黄，加板蓝根、大青叶；大便秘结加酒大黄；小便短黄加滑石、淡竹叶。

（四）夹食感冒

主症：发热，头痛，喷嚏，流清涕，鼻塞，有汗，恶心，不思食，脉浮数，苔白微黄。

治法：表里双解。

例方：藿香散加减。藿香、紫苏、白芷、大腹皮、陈皮、焦三仙、黄芩、桔梗、甘草。

加减：热重去陈皮，加连翘、莱菔子；湿浊化热加苍术；头痛身疼加羌活；腹痛去大腹皮，加槟榔、枳壳，陈皮易青皮；汗多去紫苏，加云茯苓、滑石；大便秘结加酒大黄；小便短黄去紫苏，加滑石、淡竹叶。

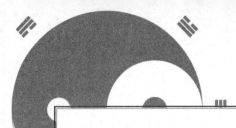

小儿肺炎的辨证论治

一、关于小儿肺炎的辨证问题

辨证论治，是中医临床治疗的基本方法。以小儿肺炎而论，中医对本病的认识，归纳起来，基本上有以下几点：

（一）辨病因病机，定病性范围

（1）发生本病的根本原因是外感风邪，内蕴伏热。基本属于温热病的范畴。

（2）由于风邪犯肺，使肺气郁结不宣，因而出现肺气闭塞的情况。

（3）由于肺气闭塞，表邪里热交织，使肺气上逆，则会出现高热、咳嗽、气促、喘憋等证。

（4）由于肺为水之上源，肺气不宣使水液阻滞，凝而为痰，痰阻肺络，则咳嗽加重。气滞则血滞，肺气阻滞，则血滞而不畅，故出现颜面苍白，甚则口唇、指甲青紫等气血瘀滞的现象。加之内热炽盛，津液受损，还会出现舌质红赤，烦躁不安，阴津不足的情况。

综上所述，中医对于肺炎这个病的认识：其致病的主要因素是"风"（风寒或风热），其病在肺，临床表现为发热、咳嗽、痰多、喘憋、脉数、舌苔薄白或薄黄。属于中医温热病范畴的急性热性病。

中医儿科文献虽无肺炎这个名词。而在记载中所称的"风邪喘急"、"火热喘急"以及"肺闭喘咳"、"肺风痰喘"、"肺炎喘嗽"等，从其发病因素及证候的描述来看，与今天我们所说的肺炎，基本上有相同之处。应用前人治疗肺炎喘嗽的经验治疗肺炎，能够取得明显的效果，更进一步证明中医治疗急性热性病，是有它的历史发展继承性的。

（二）辨寒热虚实，防病情转变

风邪，一般有风寒、风热之分。风寒犯肺则症见:恶寒、发热、头痛、无汗、口不渴、苔白腻。风热犯肺则症见恶风、发热、有汗、口渴、舌质红、苔薄白或薄黄。

肺炎主要是温热病，即使初期外感风寒，而由于内在因素是温热，遂能"先受温邪，继为冷束"而形成热为寒闭。由于热多于寒，往往寒从热化。所以，本病基本属于热证。

温热病变化快，而各脏之间又是互相影响的。故肺气受病，势必影响到其他各脏。如高热稽留不退，侵及心包，则会出现神昏谵妄，如影响到肝，引起肝风内动，则会出现惊掣抽搐。如影响到脾，或素来脾胃较弱的患儿，则会出现腹胀、腹泻。

如病势不能及时控制，形成正虚邪实，则可能出现心阳衰竭、内闭外脱等危重证候。

小儿容易出现并发症，如患麻疹、百日咳的小儿，如经治不愈，最易合并肺炎，而肺炎患儿也容易交叉感染其他的病。所以必须慎于防护。

二、关于小儿肺炎的论治问题

根据本病的主证、兼证、病因、体质等具体情况分析，首先要考虑宣肺，并随证施治。

在宣通肺气的同时，必须清肺热，解温毒，不能过于发散，使津液得以保存。

至于其他变证，如发热持续不退，则应着重泻热；如出现昏

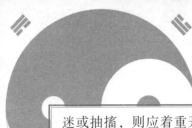

迷或抽搐，则应着重开窍、熄风；如出现气阴两虚，则应育阴潜阳。如高热、喘憋、鼻翼扇动等热象不解，又同时出现四肢厥冷、小便清长、大便溏泄、腹胀等证、则应当考虑既要开闭泄热，又要存阴救逆。对心阳衰竭者，则应回阳救逆。

常用治法有以下三点：

(1) 宣肺平喘，清热解毒；

(2) 清肺祛痰，泻火解毒；

(3) 益气育阴，扶正救逆。

法有定而方无定。故在立方遣药上既要掌握原则，又要随证加减。清代徐灵胎先生在其《兰台轨范》"自序"中一段话很有道理，他指出："一病必有主方，一方必有主药，或病名同而病因异，或病因同而病证异，则又各有主方，各有主药。千变万化之中，实有一定不移之法。即或有加减出入，而纪律井然。"同时他对于"其议论则杂乱无统，其方药则浮泛不经"的一些作法也作了批评。

随着时代的发展，儿科用药的问题是一个急待解决的问题。成方成药，固然方便，但疗效是否理想，是不是稳定，是需要研究的，而剂型的改造也很必要，而如何改进，改成什么样的剂型？也正在共同摸索。而且需要各方面配合来搞才行。最重要的一点，还是临床实践确定疗效，配方能够肯定下来才是首要的。

在长期临床实践中，对于小儿肺炎的治疗，是在以下几个主方中进行加减化裁的。

(1) 麻杏石甘汤（《伤寒论》）方；

(2) 银翘散（《温病条辨》）方；

(3) 银翘汤（《温病条辨》）方；

(4) 三黄解毒汤（《沈氏尊生书》）方；

(5) 生脉散（《千金方》）方；

(6) 参附汤（《妇人良方》）方。

前四方为治小儿肺炎初期、中期主方。后二方为治并发症引起正虚时选用的主方。

三、关于"麻杏石甘汤"应用的体会

仲景《伤寒论》："发汗后，不可更行桂枝汤，汗出而喘，无大热者，可与麻黄杏仁甘草石膏汤主之。"这里虽然提出"汗出而喘"与肺炎是对症的，但又提出"无大热者"，似乎与肺炎见症不符。方中行说："无大热者，郁伏而显见也。"说明热邪内伏，表邪犹未全去，故需用麻黄来发散。小儿肺炎初期往往热邪内伏，体温不高，所以可以用来发散。

喻嘉言说："此证太阳之邪，虽从汗解，然肺中热邪未尽，所以热虽少止，喘仍不止。故用麻黄发肺邪，杏仁下肺气，甘草缓肺急，石膏清肺热，即以治足太阳之药，通治手太阴经也。"选本方用以治小儿肺炎痰喘的主方，就是根据上述理由的。通过实践，是有效的。

关键在于加减。小儿肺炎原是温热性的疾病，虽然麻桂之法并不是断不可用，但是使用辛凉毕竟比使用辛温为多。

中医温病学，包括对传染病的认识和治疗方法，这是众所周知的。如肺炎这类病，虽然不能说明是什么细菌或病毒引起的，但知道致病因素是一种疫病之气。故在治疗时，特别注意解毒。如选用金银花、连翘、板蓝根、大青叶、鱼腥草之类药物为佐，是必要的。

用黄芩、黄柏、黄连、栀子、大黄等苦寒药泻其实火，配以甘草，更能起清热解毒的作用。

所有这些，都是在使用麻杏石甘汤宣肺平喘的同时，随证加减。以期起到清热泻火、解毒除烦的作用。

总的说来，麻黄平喘，是方中主药；而清肺止咳，则有赖于苦降、甘缓的杏仁、甘草；泻火解热，则需用石膏。加上解毒药

诊余漫话

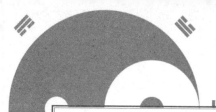

物，对于小儿肺炎的治疗，是具有一定作用的。

四、关于合并心力衰竭问题

心主血，血足则心气宁，血衰则心气损。心为火脏，水来调济。肾为水脏，所以心肾的关系最为密切。还可以从水、火的另一个含义来探索：水的含义，包括了血液、汗液、津液，以及涕、唾、眼泪、尿液等。火实际是一种功能。从这样来理解，中医所谓："凡火之有余，皆由血之不足，而血之不足，又能使火就益衰也。"就较为清楚了。

再从血气、津液方面来看，都来源于饮食的精华所化，血气和津液都是构成人体、维持生命的物质基础。一切血液的运化消长，又是以气为主。气为阳，血为阴，阴阳是互根的。气足则血旺，气弱则血衰。阳盛则阴弱，阴亏则阳旺。阴阳、气血、虚实、强弱，都是对立的统一，也是相互转化的。

以肺炎而论，肺主气，心主血，肺为水之上源，心以火为主体。肺炎是个热性病，最易损耗津液。阴常不足则阳常有余，心阳上亢，肺阴又受损，以致心血的功能失调，就会出现心悸、气短等心力衰竭的现象。说明心与肺的关系主要是气与血的关系。导致心力衰竭的主要原因是津液不足，阴气亏损，心失所养。当然，气滞则血滞，而这种由于热邪引起的血滞，即中医所谓"心血不足"，"血之不足，又能使火就益衰也。"因此，如何对待肺炎合并心衰，是一个十分重要的问题，涉及用什么方法治疗，如何防范，严重时如何抢救的问题。所有这些，都有待于进一步加以探索和研究。

五、关于"生脉散"应用的体会

小儿"易虚易实"，尤其是像肺炎这种疾病，发病急，变化快，并发症多。往往因为高热、喘憋、鼻煽等热象不解，又出现肢冷、烦渴等症虚邪实的情况时，首先要防止心衰，应即用生脉散。

生脉散：人参 9g，麦冬 6g，五味子 3g（《千金方》）。

"治热伤元气，气短倦怠，口渴多汗，肺虚而咳。""肺主气，肺气旺则四脏之气皆旺，虚，故脉绝气短也。人参甘温，大补肺气而泻热为君，麦冬甘寒，补水源而清燥金为臣，五味酸温，敛肺生津，收耗散之气为佐。盖心主脉，而百脉皆朝于肺，补肺清心，则气充而脉复，故曰生脉。"（清·吴仪洛《成方切用》）

生脉散是治疗小儿肺炎重证的一个主方，其中人参是主药。

本方药味不多，而法度严谨，一补、一清、一敛。确能起到益气育阴的效果。

如心阳衰竭，证见四肢厥冷，汗多，舌尖赤无津，脉虚大，则加用制附片、生龙骨、生牡蛎、生龟板各 9g，以期回阳救逆。

六、关于"三宝"应用的体会

成品药中的紫雪、至宝、安宫，为中医用于急救的三种药品，习称为"三宝"。

紫雪丹、至宝丹为宋代《太平惠民和剂局方》方，安宫牛黄丸为清代《温病条辨》方。

这三种成药，在主治、功能上基本相似，对于热性疾病病邪传入心包所引起的高热、惊厥、抽搐、神昏、谵语等证，有一定的疗效。

在儿科临床上，一般高热持续不退，用紫雪丹；惊厥抽搐，用局方至宝丹；神昏谵语，用安宫牛黄丸。

《温病条辨》上焦篇第十六，"太阴温病"条，吴鞠通指出："神昏谵语者，清宫汤主之。牛黄丸、紫雪丹、局方至宝丹亦主之。"说明病势严重时，三种成药均可选用或合用。吴氏经验，

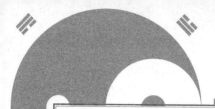

可供借鉴。而这三种药品的确切疗效，以及配方尚待进一步研究。在应用时，也须认真观察，详细总结。在现有基础上，可能创造出更有效的解热剂、镇静剂和醒脑剂。

七、关于小儿肺炎的饮食和调护

脾胃为后天之本。小儿脏腑柔弱，在其生长发育时期，保护脾胃尤为重要。历代医家对一切疾病都注意保存胃气，是中医一大特色。《素问·平人气象论篇》："人以水谷为本，故人绝水谷则死，脉无胃气亦死。"

《素问·通评虚实论》："乳子中风热，喘鸣肩息者，脉何如？岐伯曰：喘鸣肩息者，脉实大也。缓则生，急则死。"这里所说的脉象纵缓，即胃气尚存，缓脉即胃脉。脉有胃气故能生。

《素问》这一节记载，医家认为是有关小儿肺炎最早的文献。文字简明扼要地记述了病因、主证、脉象，以及对其预后的分析，是具有深远意义的。

仲景的桂枝汤用姜、枣，白虎汤用粳米，都寓有保存胃气之意。

小儿肺炎，是一种消耗性疾病，最容易引起气阴两虚。治疗必须注意胃气，使之能滋生和补充水谷之精，才能增强抵抗力，得到痊愈。

热性病最易耗伤津液，而津液是由饮食精微所化生的。育阴增液，不能单靠药物，要靠饮食精微的化生，要维护它化生的功能。

小儿在生病期间，饮食宜清淡，宜食蔬菜羹、薄稀粥，不要吃油腻及不易消化的食物，尽可能少吃零食。

中医主张"三分医药，七分调理"。调理有两大部分，一是平时的调理，那就是"慎风寒，节饮食"，让孩子不生病或少生病；二是病时的调理，那就是要"慎医、慎药"，注意防护，让孩子不加重病情，争取尽快痊愈。

小儿的生理特点

　　小儿自出生到成人，始终处于不断的生长发育过程中，年龄越小生长发育越快。小儿在形体、生理方面，与成人有着显著的不同，因此，不能简单地将小儿看成是成人的缩影。生理方面主要表现为脏腑娇嫩，形气未充；生机蓬勃，发育迅速。

　　首先谈谈脏腑娇嫩，形气未充。脏腑，指五脏六腑；娇，指娇弱，不耐攻伐；嫩，指柔嫩；形，指形体结构、四肢百骸、精血津液等；气，指各种生理功能；充，指充实旺盛。脏腑娇嫩，形气未充，是概括地说明小儿处于生长发育时期，其机体脏腑的形态未曾成熟、各种生理功能未曾健全。脏腑柔弱，对病邪侵袭、药物攻伐的抵抗和耐受能力都较低。如小儿与成人相比易于感受风寒或风热邪气，出现发热，鼻塞流涕，咳嗽等证；又如小儿使用攻伐之品，与成人相比用量小、禁忌多。小儿形、气均未充盛，人体的各种生命现象还不能完全表达，如小儿的语言能力、行为能力都较成人为差，生殖能力至青春期后才能逐步具备等。

　　小儿的脏腑娇嫩，是指小儿五脏六腑的形与气皆属不足，其中又以肺、脾、肾三脏不足更为突出。这一方面是由于小儿出生后肺脏、脾脏、肾脏皆成而未全、全而未壮。更是因为小儿不仅与成人一样，需要维持正常的生理活动，而且处于生长发育阶段，必须满足这一特殊的需求。所以，小儿对肾气生发、脾气运化、肺气宣发的功能状况要求更高。因此，相对于小儿的生长发

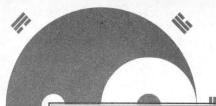

育需求，经常会出现肾、脾、肺气之不足，表现出肺脏娇嫩、脾常不足、肾常虚的特点。

形气未充，又常常表现为五脏六腑的功能状况不够稳定、未曾完善。如肺主气、司呼吸，小儿肺脏娇嫩，表现为呼吸不匀、息数较促，易发感冒、咳喘；脾主运化，小儿脾常不足，表现为运化力弱，摄入的食物要软而易消化，饮食有常、有节，否则易出现食积、吐泻；肾藏精、主水，小儿肾常虚，表现肾精未充，青春期前的女孩无"月事以时下"、男孩无"精气溢泻"，婴幼儿二便不能自控或自控能力较弱等。不仅如此，小儿心、肝二脏同样未曾充盛，功能未健。心主血脉、主神明，小儿心气未充、心神怯弱未定，表现为脉数，易受惊吓，思维及行为的约束能力较差；肝主疏泄、主风，小儿肝气未实、经筋刚柔未济，表现为好动，易发惊惕、抽风等症。

小儿时期，他的五脏六腑，以及皮毛、肌肉、筋骨等构成人体的整体物质基础，均尚处于娇嫩柔弱阶段，其形态和功能都尚未充实和成熟。钱乙《小儿药证直诀》指出小儿的"五脏六腑，成而未全，全而未壮"，即指此而言。同时，小儿在生长阶段，由于正处在发展过程，发育比较迅速。其所以发育迅速，系由于生机旺盛。关于生机的问题，是从阴阳学说来理解的。

再谈谈小儿的阴阳问题，历代医家有以下的一些见解。

小儿为"纯阳"之体。"纯阳"之说，最早见于儿科专著《颅囟经》。钱乙在《小儿药证直诀》里也提到"纯阳"。"纯"，据《说文解字》："纯，丝也。"所谓小儿为"纯阳"之体，是指小儿阳气旺盛，如像丝那样明亮纯洁。故能促进生机蓬勃，发育迅速。

另一种解释，认为"纯"，有单纯之意。如果只有单纯的阳而缺乏阴，会形成独阳。"孤阴不生，独阳不长"，纯阳是不能使生机旺盛的。所以，不赞成"纯阳"之说。

还有的认为，没有"破身"(指未结婚)就是"纯阳"之体。这显然是以道家的观点来解释医家的学说，是一种附会之词，不足为信。

　　多数学者认为：小儿"纯阳"之体，是指其阳气旺盛而言。小儿犹如春天刚刚萌芽的花朵草木，在和煦的阳光照耀下，才能迅速地生长。阴阳是互根的，《素问·生气通天论》："阳者，卫外而为固也。"因为"无阳则阴无以生"，阳的旺盛，正是阴生长的前提。"纯"，作为旺盛的一种表现，并不意味着小儿只有阳没有阴。要卫外才能固内，要有旺盛的阳气，才能使阴有所生。作为小儿阴所代表的脏腑、气血、精津、形体，由弱转强，由不充实到充实，是和旺盛的阳气相依存的。小儿阳气旺盛，正是小儿生理的一个特点。所以，小儿"纯阳"之体，可以作如上所说来理解。

　　在中医儿科学术发展过程中，有关理论，不断地有所创新。例如"纯阳"之说，总觉令人容易误解，以辞害义。清·吴鞠通《温病条辨·解儿难》中说："小儿稚阳未充，稚阴未长者也。"从而提出了"稚阴稚阳"之说。这样，就排除了对"纯阳"的误解。在小儿生长发育阶段，其物质基础和功能作用，都还是较为稚嫩的。而阴阳总是互相转化，互相促进的，因而，阴阳并论，更易于讲清道理，也更有利于理解。用"稚阴稚阳"来认识小儿生理特点，确实是在理论上的一个发展。

　　阴阳是对立统一的。要阳气固密，才能使阴津充实。同时，也要阴津充实，才能使阳气旺盛。这样才能使阴阳维持其相对的平衡。也即是《素问·生气通天论》所说的"阴平阳秘，精神乃治"。但从阴阳的盈虚消长来看，平衡仅仅是相对的，因而无论是生理或病理，总会有阴阳偏胜的情况。朱丹溪"阳常有余，阴常不足"的论点，对小儿的生理特点来说，也是切合实际的。小儿脏腑"成而未全，全而未壮"，随时需要水谷精微、营养物质供给与补充，故阴的一面常表现为不足；而旺盛的阳气，能够促使小儿迅速发育并趋向壮实，故表现为有余。

平衡和不平衡，有余和不足，都是相对的而不是绝对的。

阴阳是个总纲。以上系就人体的物质基础和功能作用而论。具体在脏腑方面，同样是有的有余，有的不足。张从正《儒门事亲》指出："肝常有余，肾常不足。"万密斋《育婴家秘》指出："肝常有余，脾常不足。"同时，由于肺为娇脏，而肺脾之间的相互关系又很密切，所以又有"肺亦不足者"及"脾肺皆不足者"之说。所有这些，不仅是小儿生理方面的特点，而且与小儿病理特点很有关系。

儿科辨证特点

　　小儿疾病的诊断方法，与临床其他各科一样，均用望、闻、问、切四种不同的诊查手段进行诊断和辨证。因乳婴儿不会说话，较大儿童虽已会说话，也不能正确叙述自己的病情，所以古称儿科为"哑科"。加上就诊时常啼哭吵闹，影响气息脉象，造成诊断上的困难。钱乙认为小儿"脉难以消息求，证不可言语取"（《小儿斑疹备急方论·后序》），所以，历代儿科医家对于小儿诊法，既主张四诊合参，又特别重视望诊。诚如《幼科铁镜·望形色审苗窍从外知内》所说："而小儿科，则唯以望为主。"

　　辨证施治，是中医临床医学的一个基础。八纲(阴阳、表里、寒热、虚实)是辨证最基本的方法。儿科和其他各科一样，对于各种疾病证候的辨别，作为确定诊断和进行治疗的依据，也是以八纲为主。

　　阴阳是八纲的总纲，表证、热证、实证都属于阳；里证、寒证、虚证都属于阴。辨别小儿疾病，重点还在于表里，因为小儿疾病，总的说来，可以概括为外感、内伤两大类。

　　凡是由外因引起的，从广义来说，都属于外感；由内因引起的，通属于内伤。外感，主要是表证。内伤，主要是里证。小儿表证，不外乎春伤风，夏伤暑、秋伤燥、冬伤寒。小儿里证，最多见的是消化系统的病，概括起来也即是外感风寒、内伤饮食。但是，具体分析起来任何一种外感或是内伤的疾病，都有寒有热，有虚有实。所以，重点还是在表里。

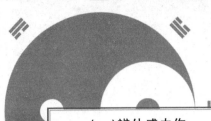

(一)辨外感内伤

小儿发热惊啼，鼻塞、咳嗽声重者属外感。怕风自汗者为伤风；恶寒无汗者为伤寒；口渴喜饮，面垢齿燥者为伤暑；身重神倦，便泻溺涩者为伤湿；发热咳嗽，痰黏声哑者为伤燥；面赤唇焦，口燥舌干者为伏火化热。

小儿嗳气呕酸，恶心呕吐或腹泻，手足心、腹部热，烦躁不安者为内伤饮食。

(二)辨寒热

小儿面白，唇青，手足冷，出气冷，或泻利清白，发热或不发热，口不渴，腹痛悠悠无增减，或恶心呕吐，喜就暖处，脉来沉迟无力者俱属寒证。

小儿发热，手足心热，面红唇干，舌燥，口渴，口唇生疮，口中热臭，大便秘，小便赤黄，或下痢黄赤，肛门灼热，喜饮凉水，腹中热痛，喜就冷处，脉来洪数者俱属热证。

(三)辨虚实

小儿面白无神，懒言气短，不思乳食，腹膨满不痛，二便如常，神倦喜卧，眼喜闭，睡露睛，手足无力，以及久吐胃虚，久泻脱肛脾虚，自汗表虚，自利里虚，脉来微细无力，与行迟、发迟、齿迟、解颅、鹤膝等，多由肾气未充，元阴不足，俱属虚证。

小儿发热无汗为表实，腹热便秘为里实，以及心胸胀闷，腹中膨胀，恶心嗳气，呕吐酸水，手足有力，腹痛拒按，两脉洪实有力者俱为实证。

表里、寒热、虚实，都是相对的而不是绝对的，因而，它又是相互转化的，也是错综复杂的。

表里，不单纯指外感、内伤，不是单指疾病的部位，而是疾病的深浅、轻重，以及它的转化，都关系着表里。例如外感性疾病，如表邪不解，可以入里，所以有半表半里，或表里兼病。而内伤性疾病，如夹杂外邪，也可出现里证兼表证。

小儿感冒，初期发热，鼻塞，流涕，都是表证，但往往伴有纳差、口臭、便秘、腹痛等里证，而素来消化不良，或有佝偻病的小儿，又经常感冒，也往往是表证、里证同时出现，而一些急性传染性疾病如麻疹，以及脑炎、猩红热等，都是由表达里，表里俱病的疾病。而常见的小儿肺炎、肠炎这类疾病，也是既有表证，又有里证。

无论是表证，或者是里证，都有寒热、虚实之分。

表寒：发热、恶寒、头痛、身痛、无汗或少汗；

里寒：恶寒、肢冷、不渴、恶心呕吐、腹痛、大便稀或水泻，小便清长；

表热：发热、恶风、有汗或少汗；

里热：发热、口干渴、唇红、烦躁不安，小便深黄；

表虚：多汗，或汗出不止，气短；

里虚：精神倦怠，不思饮食，气短，头晕、心悸；

表实：发热、恶寒、无汗、身痛；

里实：烦躁不安，腹胀满，大便秘结，或神识不清，妄言谵语。

而寒热、虚实同样是相互转化或者是同时出现的，例如寒热夹杂，虚实互见，在临床都是经常见到的。

小儿易虚易实，易寒易热，往往出现寒从热化，热从寒化。

事物总是一分为二的。小儿体质正在发育，尚未成熟，所以抗病能力不强，一旦得病，体力容易消耗，就会出现虚象；但是，在生长过程中，生长力旺盛，只要治疗及时，病一去了就容易恢复。

寒证多见于一般慢性、消耗性疾病；热证多见于一般感染性的疾病。由于小儿生理的特点(易虚易实)，所以，这两种可能都是存在的。

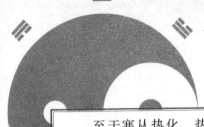

　　至于寒从热化、热从寒化，是指疾病的转化而言。寒热可能是错综出现的，有表热里寒，表寒里热，上寒下热，上热下寒等不同的情况，但是，无论是寒，或者是热，它总有所偏盛，或热多于寒，则容易寒从热化；相反，寒多于热，则容易热从寒化。

　　例如小儿感冒：发热、恶寒、无汗，又有口渴引饮、烦躁、腹胀痛等症，系外感风寒，内有积热，也即是表寒里热，而热多于寒，容易寒从热化。这类多为实证。

　　又如：发热、怕冷，大便溏泻，口不渴，小便清长，有汗等症，系内有寒湿，外有浮热，也即是表热里寒，而寒多于热，容易热从寒化。这类多为虚证。

　　小儿热证多于寒证，实证多于虚证，临床上还是以寒从热化较为多见。由于小儿"阳常有余，阴常不足"。阳盛则发热，阴盛则发寒，小儿最易发热而少发寒，容易见汗，或多见口渴引饮，高热惊掣、腹痛、便秘等症。虽然还是有寒证、虚证，但相对地毕竟比热证、实证要少些，少不等于无，小儿的虚寒证，更应加以注意。

　　寒热虚实除可能相互转化而外，还有真热假寒和真寒假热。这类情况，一般出现在疾病的极期，必须透过现象看本质，不然就会出错。

　　如四肢厥冷，不欲衣被，大便溏泻，秽臭难闻，舌苔白，干燥无津，脉沉按之有力等，为真热假寒(热深厥深，热微厥微)。

　　如发热，欲得衣被，口渴不欲饮水，或喜热饮，面红如戴阳，舌苔黑而润滑，脉大无力等为真寒假热。

　　在临床上必须结合病情、病程、舌苔、脉象，以及前后证候，脉证互参，仔细分析，才能做到正确地诊断和治疗。

　　总之，任何一种疾病，总不外乎阴阳、表里、寒热、虚实，所以称为八纲。辨证之法，首在于掌握八纲。尤其是要掌握它的要点。

关于寒热的分辨：在于口渴或不渴，喜热饮或是喜冷饮，是烦躁或是厥逆，小便清长或是短赤，大便稀溏或秘结，脉象迟或是数。如口渴引饮，喜冷饮，烦躁，小便短赤，大便秘结，脉数，都属于热。假如口不渴，不欲饮水，喜热饮，手足厥冷，小便清长，大便溏，脉迟，都属于寒。

关于虚实的分辨，在于有汗或无汗，腹胀痛的情况，以及病之暂久，体质的强弱，脉象的虚实等。如病中无汗或少汗，腹胀时增时减，痛而喜按，病程久，体质弱，脉虚无力，都属于虚；假如病中无汗或有汗，腹胀不减，痛而拒按，病程短，体质强，脉实有力，都属于实。

关于表里的分辨，在于发热或潮热，恶寒或恶热，头痛或腹痛，鼻塞或口燥，以及舌苔的白黄，脉之浮或沉等。如发热恶寒，头痛鼻塞，舌苔薄白，则属于表。假如潮热恶热，腹痛口燥，舌苔黄或黑，则属于里。表脉多浮，里脉多沉。

以上这些，是辨别寒热、虚实、表里的一般常见脉证，但在特殊情况下，也有变化，如热证而喜热饮，寒证而喜冷饮；热证也可出现大便溏泻，寒证也可以出现大便秘结；热证可以出现手足厥冷，寒证也可以烦躁不安；热邪传里，虽属实证，亦可见多汗；津液不足，虽属虚证，亦可见无汗。如阴不足也可能出现口燥唇焦，气逆便结的热象；如阳不足，则会出现饮食不化，四肢倦怠，肌冷便溏等寒象。所以，任何一种证候，都不能孤立起来去看。因为同样的证候，可能是不同情况的反应，必须全面地进行分析才不会发生差错。

《保赤新编》引张景岳论"小儿方术"中曾经提到："小儿有病，非外感风寒，即内伤饮食，以致惊风吐泻寒热疳痫之类……辨证之法，不过辨其表里寒热虚实。"在儿科临床应用上，着重即在于此。

诊余漫话

(四)儿科还有一个重要的辨证就是辨斑疹

一般说来，皮肤之发斑，形态大小不一，不高出皮面，压之不褪色；皮肤之出疹，高出皮面，压之褪色。斑与疹在儿科多见于外感时行疾病，如麻疹、幼儿急疹、风疹、猩红热、水痘等；也见于杂病，如紫癜等。

斑色红艳，摸之不碍手，压之不褪色，多为热毒炽盛，病在营血；斑色紫暗，面色苍白，肢冷脉细，为气不摄血，血溢脉外。

疹细小状如麻粒，潮热 3～4d 出疹，口腔颊黏膜出现麻疹黏膜斑者为麻疹；皮疹细小，呈浅红色，身热不甚，常见于风疹；肤红如锦，稠布疹点，身热，舌绛如杨梅，常见于猩红热；丘疹、疱疹、结痂并见，疱疹内有水液色清，见于水痘。斑丘疹大小不一，如云出没，瘙痒难忍，常见于荨麻疹。

辨证是治疗的基础，李中梓说："病不辨则无以治。"通过辨证，弄清疾病的部位，是在表或是在里，分析疾病的性质，是寒、是热，是虚、是实。同时，包括了阴阳、脏腑、气血、标本，以及先后缓急等。其目的都是为了明确诊断和确定治疗。所以，掌握辨证论治对于提高医疗质量和儿科疾病临床疗效，都是十分重要的。

小 儿 保 健

金·陈文中说:"养子若要无病,在乎摄养调和。"可见小儿是可以少生病,或不生病的。历代儿科医家对于小儿的调护,特别重视,积累了很多简便易行,切实有效的方法。这在传统的儿科医学中,是一份最宝贵的文化遗产,应当很好地继承发扬。

新中国成立以来,预防为主是我国卫生工作四大方针之一。在历史上空前的成就是消灭了危害最烈的天花,以及全面控制了多种烈性传染病的发生和流行。由于普遍推行了新法接生,危害初生儿最大的脐风(新生儿破伤风)病,已被消灭。疾病的种类很多,除了烈性传染病而外,还有其他传染病,如小儿肺炎、痢疾、肝炎、麻疹、痄腮(流行性腮腺炎)、脑膜炎等,在预防措施上也取得一定的成效。

至于小儿一般的常见病、多发病、普遍存在的病,例如四时感冒、咳嗽、哮喘、伤食(消化不良)、泻泄、水肿(包括肾炎)、潮热(包括不明原因低烧)、消瘦、遗尿、蛔虫等等,也是可以预防的。

儿童保健须分期进行:

一、胎儿期保健

男女媾精,阴阳相合,受精怀孕,新的生命就产生了。胎儿期保健,我国古代称之为"养胎护胎"、"胎养胎教",历来认为这是儿童保健的第一步。先天之本,是一生的根基,胎儿保健,

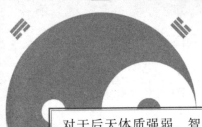

对于后天体质强弱、智力高下、疾病预后有着深远的影响。胎儿期间，母体与胎儿息息相关，正如《格致余论·慈幼论》所说："儿之在胎，与母同体，得热则俱热，得寒则俱寒，病则俱病，安则俱安。"所以，胎儿的强弱，禀受于父母，胎儿期保健，必须依靠胎前及妊娠期孕妇的保健来实现。我国汉代《大戴礼记·保傅》关于"文王胎教"的记载，表明早在商周时期已有做好胎养胎教能使小儿健康聪慧长寿的实例；《素问·奇病论》对"胎病"的记载，说明当时已认识到不注意孕期护养可形成小儿先天性疾病。所以，胎儿的强弱，禀受于父母，孕母的体质、精神、营养、起居、疾病、用药、环境等，均会影响胎儿的生长发育。

胎儿保健，首先要从择偶婚配开始。近亲之间，血缘相近，不可通婚，否则会使后代体弱而且患遗传性疾病的机会增多。男女双方应在适当的年龄结婚生育，男子三八，女子三七，肾气平均，发育完全成熟，所以，男子24～32岁，女子21～28岁，才是婚育的合适年龄。结婚之前，应作婚前检查，查明有无不宜婚育，可能影响后代健康的疾病。男女身体健康，阴阳和谐的情况下婚配受孕，才能为胎儿健康打下良好的基础。

养胎护胎包括以下主要内容：

1.饮食调养

胎儿的生长发育，全赖母体的气血供养。孕妇脾胃仓廪化源充盛，才能气血充足，涵养胎儿。孕妇的饮食，应当富于营养，清淡可口，易于消化，进食按时、定量。胎儿正常生长发育所必需的最重要的营养素是蛋白质、矿物质和维生素，必须保证供给。禁忌过食大冷、大热、甘肥黏腻、辛辣炙煿等食物，以免酿生胎寒、胎热、胎肥等病证。

对于不同孕期的饮食安排，北齐徐之才提出，在妊娠的第1、2个月，要"饮食精熟，酸美受御，宜食大麦，无食腥辛之味"。就是说，妊娠早期要有全面的营养，按孕妇的口味调配饮食，不要吃可能加重妊娠反应的刺激性食品。4个月以后，要"食稻麦，羹牛羊，调五味，食甘美"。妊娠中期胎儿迅速增长，必须多进富含各种营养成分的丰富食品。妊娠后期是胎儿生长的高峰期、脑发育的关键期，同样需要营养丰富，但也不能营养过度，以免胎儿过肥。

饮食调养还包括嗜好有节。孕妇应戒去烟酒。酒对男性精子和女性卵子都有伤害，可使受精卵发育障碍，造成流产、先天性畸形或智能低下等。孕妇吸烟过多，也会伤胎而造成流产、早产，或胎怯、智力低下、先天性心脏病等畸形。

2.寒温调摄

妇女怀孕之后，气血聚以养胎，卫气不足，卫外不固，多汗而易于为虚邪贼风所感。怀胎十月，要经历3～4个不同的季节，气候变化很大，孕妇要比常人更加注意寒温的调摄，顺应气温的变化，天凉则添衣，天热则减衣，天寒宜取暖，天暑宜降温，出门避大风，雨雪勿外出，减少气候骤变对人体的伤害。同时，也要注意居室内空气流通，保持空气新鲜，勿去空气污浊、环境污染的场所，避免为其所害。

3.防感外邪

孕妇在调摄寒温的同时，更要注意防止感受外邪。我国隋代《诸病源候论·妇人妊娠病诸候》列举妊娠时气"重者伤胎也"，妊娠温病"热搏于胎，皆损胎也"，妊娠热病"多致堕胎也"等，已经明确提出妊娠期间感受外邪会损伤胎儿，或造成流产、早产等。现代研究表明，各种感染性疾病，尤其是病毒感染，包括风疹病毒、流感病毒、巨细胞病毒、单纯疱疹病毒、水痘病毒、肝炎病毒等，都可能导致先天性畸形、流产或早产。妊娠早期胚胎形成，器官分化，最易受到损害。例如，孕妇妊娠早期感染风疹病毒，可造成小儿先天性白内障、先天性心脏病、耳聋、小头畸形及智力发育障碍等，称为先天性风疹综合征。

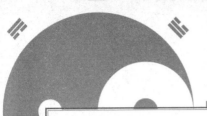

4.避免外伤

妊娠期间，孕妇要防止各种有形和无形的外伤，以保护自己和胎儿。孕妇要谨防跌扑损伤，如攀高涉险、提挈重物、摸爬滚打、跳跃颠簸等。要注意保护腹部，避免受到挤压和冲撞。进入现代社会，无形损伤的机会更是日益增多，噪声会损害胎儿的听觉，放射线能诱发基因突变，造成染色体异常，可能产生流产或胎儿发育畸形。

妊娠期间要控制房事，节欲保胎。房事不节，易于伤肾而致胎元不固，造成流产、早产，也易于因交合而酿成胎毒，使孕妇及胎儿宫内感染的机会增多。特别是妊娠头 3 个月和最后 1.5 个月，应当停止房事。

5.劳逸结合

生命在于运动，孕妇也必须保持经常而有适度的活动，才能使全身气血流畅，胎儿得以长养，生产顺利。古代医家早就告诫过逸对于母子的危害，《小儿病源方论·小儿胎禀》说："怀孕妇人……饱则恣意坐卧，不劳力，不运动，所以腹中之日胎受软弱。"《万氏妇人科·胎前》说："妇人受胎之后，常宜行动往来，使血气通流，百脉和畅，自无难产。若好逸恶劳，好静恶动，贪卧养娇，则气停血滞，临产多难。"当然，孕妇也不可过劳，不能从事繁重的体力劳动和剧烈的体育运动，以免损伤胎元，引起流产或早产。

孕妇应当动静相兼，劳逸结合，在妊娠的不同时期又有注意的侧重点。一般说来，妊娠 1~3 个月应适当静养，谨防劳伤，以稳固其胎。4~7 个月可增加一些活动量，以促进气血流行，适应此期胎儿迅速生长的需要。妊娠后期只能做较轻的工作，体力劳动者要有工间休息，不做夜班，脑力劳动者要保证每天仍有一定的活动。足月之后，又转入以静为主，安待分娩，每天只安排一定时间的散步。分娩前两周应停止工作。现代还编有适用于孕期不同阶段的妊娠期保健操，可以学习后坚持去做。

6.调节情志

七情为人之常情，尽皆有之，但若情志过极，便能伤人致病。孕妇情志过极不仅损害自身的健康，而且因气血逆乱，影响胎儿的正常发育。《素问·奇病论》已经提出："人生而有病颠疾者……病名为胎病。此得之在母腹中时，其母有所大惊，气上而不下，精气并居，故令子发为颠疾也。"所以，孕妇应当精神内守，情绪稳定，喜怒哀乐适可而止，避免强烈的精神刺激，才能安养胎儿。

古代周文王之母太任怀孕时恪守胎教，坐立寝食俱有规矩，观礼听乐，精神内守而又心情愉快，使周文王出生后聪明贤能、健康长寿。历代医家总结胎教的经验提出，妇女妊娠期要保持情绪安定，心态平和，可以聆听优雅的音乐，进行健康的娱乐活动，这样，不仅可以陶冶孕妇的情操，更有利于胎儿的孕育成长。现代研究表明，胎儿具有听觉、感知和反应的能力，胎儿可以对音乐产生反应。现代已经推广胎教音乐的实际应用。

7.谨慎用药

关于孕妇用药，有病固然应当治疗用药，但又要注意适可而止，如《素问·六元正纪大论》所说："黄帝问曰：妇人重身，毒之何如？岐伯曰：有故无殒，亦无殒也。帝曰：愿闻其故何谓也？岐伯曰：大积大聚，其可犯也，衰其太半而止，过者死。"我国历来主张对孕妇用药应当十分审慎，无病不可妄投药物，有病也要谨慎用药，中病即止。古人提出的妊娠禁忌中药主要分为以下3类：毒性药类，如乌头、附子、南星、野葛、水银、轻粉、铅粉、砒石、硫黄、雄黄、斑蝥、蜈蚣等；破血药类，如水蛭、虻虫、干漆、麝香、瞿麦等；攻逐药类，如巴豆、牵牛子、大戟、芫花、皂荚、藜芦、冬葵子等。这些药物用于孕妇，可能引起中毒，损伤胎儿，造成胚胎早期死亡或致残、致畸等。

诊余漫话

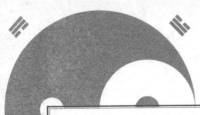

现代各种化学合成药物的大量应用，尤其是多种抗生素如四环素类、链霉素、卡那霉素，激素如黄体酮、甲基睾丸素、己烯雌酚、可的松，激素拮抗剂如丙基硫氧嘧啶、他巴唑，抗肿瘤药如氨甲蝶呤、环磷酰胺、苯丁酸氮芥，抗惊厥药如盐酸氯丙嗪、苯妥英钠、丙咪嗪等，都可能损伤胎儿。20 世纪 60 年代，欧洲曾发生过"反应停"造成数以万计海豹肢体畸形胎儿出生的悲剧，这样的事件更大大提高了人们对孕妇要谨慎用药的重视。

二、新生儿期保健

小儿初生，乍离母腹，如嫩草之芽，气血未充，脏腑柔弱，胃气始生，全赖悉心调护，若稍有疏忽，易致患病，甚至夭折。新生儿发病率和死亡率均为一生最高峰，因而，新生儿期保健值得高度重视。

新生儿有几种特殊生理状态，不可误认为病态。新生儿上腭中线和齿龈部位有散在黄白色、碎米大小隆起颗粒，称为"马牙"，会于数周或数月自行消失，不需挑刮。女婴生后 3～5d 乳房隆起如蚕豆到鸽蛋大小，可在 2～3 周后消退，不应处理或挤压。女婴生后 5～7d 阴道有少量流血，持续 1～3d 自止者，是为假月经，一般不必处理。新生儿两侧颊部各有一个脂肪垫隆起，称为"螳螂子"，有助吮乳，不能挑割。还有新生儿生理性黄疸等，均属于新生儿的特殊生理状态。

1.拭口洁眼

小儿出腹，必须立即做好体表皮肤黏膜的清洁护理。应用消毒纱布探入口内，轻轻拭去小儿口中秽浊污物，包括羊水、污血及胎粪等，以免吞咽入腹甚至误吸入气道。同时，要轻轻拭去眼睛、耳朵中的污物。新生儿皮肤上的胎脂有一定的保护作用，不要马上拭去。但皮肤皱折处及二阴前后应当用纱布醮消毒植物油轻轻擦拭，去除多余的污垢。

2.断脐护脐

胎儿在腹，脐带是母体与胎儿气血经络相通的纽带。婴儿降生，啼声一发，口鼻气通，百脉流畅，小儿开始独立生存。婴儿出生后随即需要断脐。我国古代已认识到，新生儿断脐护脐不可不慎，若处理不洁会因感染邪风而患脐风。新生儿娩出 1 ~ 2min，就要结扎脐带后剪断，处理时必须无菌操作，脐带残端要用干法无菌处理，然后用无菌敷料覆盖。若在特殊情况下未能保证无菌处理，则应在 24h 内重新消毒、处理脐带残端，以防止感染及脐风。

断脐后还需护脐。脐部要保持清洁、干燥，让脐带残端在数天后自然脱落。在此期间，要注意勿让脐部为污水、尿液及其他脏物所侵，沐浴时勿浸湿脐部，避免脐部污染，预防脐风、脐湿、脐疮等疾病。

3.祛除胎毒

胎毒，指胎中禀受之毒，主要指热毒。胎毒重者，出生时常表现为面目红赤、多啼声响、大便秘结等，易于发生丹毒、痈疖、湿疹、胎黄、胎热、口疮等病证，或造成以后好发热性疾病的体质。

自古以来，我国有给初生儿祛除胎毒的传统方法，给新生儿服用少量具有清热解毒作用的药液，可以减少发病。常用的方法有：

（1）银花甘草法

金银花 6g，甘草 2g。煎汤。用此药液拭口，并以少量给儿喂服。

（2）豆豉法

淡豆豉 10g。浓煎取汁，频频饮服。尤适用于脾胃薄弱者。

（3）黄连法

黄连 2g。用水浸泡令汁出，滴汁入儿口中。黄连性寒，胎

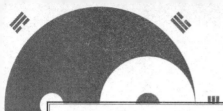

禀气弱者勿用。

（4）大黄法

生大黄3g。沸水适量浸泡或略煮，取汁滴儿口中。胎粪通下后停服。脾虚气弱者勿用。

4.洗浴衣着

初生之后，一般当时用消毒纱布拭去体表的血迹，次日给小儿洗澡。洗澡水要用开水，待降温至比小儿体温略高时使用，也可在浴汤中加入1枚猪胆之汁以助解毒。洗浴时将小儿托于左手前臂，右手持纱布，蘸水后轻轻擦拭小儿体表。不要将小儿没入水中，以免浸湿脐部。洗毕后可在体表涂以少量消毒花生油或鱼肝油。第3d再给小儿洗浴，称为"三朝浴儿"，浴毕将全身拭干，皮肤皱折潮湿处扑以松花粉或滑石粉。洗浴时注意动作轻柔，防止冒受风寒。

小儿刚出生，必须注意保暖，尤其是对胎怯儿、寒冷季节更需做好，可以采用暖气、热水袋、辐射式保暖床、暖箱等保暖方法。新生儿衣着要适宜，衣服应柔软、宽松，容易穿换，不用纽扣、松紧带。临产前应将给婴儿准备的衣服取出吹晒，藏衣服的箱子里不可放樟脑丸。我国传统上夏季只给新生儿围一只布肚兜，既凉爽又护腹。天冷时将婴儿包入襁褓，包扎松紧要适宜，过松易被蹬开，过紧则妨碍活动。尿布也要柔软而且吸水性强，尿布外不可加用塑料或橡皮包裹。

5.生后开乳

产妇分娩之后，应将小儿置于母亲身边，给予爱抚。生后应早期让小儿吸吮乳房，鼓励母亲按需哺乳。一般足月新生儿吸吮能力较强，吞咽功能基本完善。《万氏家藏育婴秘诀·鞠养以慎其疾四》说："小儿在腹中，赖血以养之，及其生也，赖乳以养之。"早期开乳有利于促进母乳分泌，对哺乳成功可起重要作用，可以使新生儿早期获得乳汁滋养。开始2～3d乳汁分泌不多，但也可满足婴儿的需要，若婴儿有明显的饥饿表现或体重减轻过多，可在哺乳后补授适量糖水或配方乳，但切不可以糖水或牛奶取代母乳。为了保证母乳喂养成功，必须坚持哺乳，代乳法不利于泌乳的建立。只有在无法由母亲喂养的情况下才用购置的配方乳喂养。

三、婴儿期保健

渡过新生儿期，婴儿的自立能力已大为增强。婴儿期生长发育特别快，脾胃常显不足，合理喂养显得特别重要。婴儿期保健，要做好喂养、护养和预防接种等工作。

1.喂养方法

婴儿喂养方法分为母乳喂养、人工喂养和混合喂养三种。

（1）母乳喂养

生后 6 个月之内以母乳为主要食品者，称为母乳喂养。母乳喂养最适合婴儿需要，《万氏家藏育婴秘诀·鞠养以慎其疾四》说："乳为血化美如饴。"应大力提倡母乳喂养，宣传母乳喂养的优点。母乳营养丰富，最适合婴儿的生理需要；母乳易为婴儿消化吸收；母乳含优质蛋白质、必需氨基酸及乳糖较多，有利于婴儿脑的发育；母乳具有增进婴儿免疫力的作用；母乳喂哺最为简便而又经济；母乳喂养利于增进母子感情，又便于观察小儿变化，随时照料护理；产后哺乳可刺激子宫收缩早日恢复，推迟月经来潮不易怀孕，哺乳的妇女也较少发生乳腺癌、卵巢癌等。

《备急千金要方·初生出腹第二》说："凡乳母乳儿……如是十返五返，视儿饥饱节度，知一日中几乳而足，以为常。"母乳喂养的方法，应由乳母细心观察婴儿的个体需要，以按需喂给为原则。一般说来，第 1、2 个月不需定时喂哺，可按婴儿需要随时喂。此后按照小儿睡眠规律可每 2~3h 喂 1 次，逐渐延长到 3~4h 1次，夜间逐渐停 1 次，一昼夜共 6~7 次。4~5 个月后可

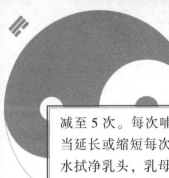

减至 5 次。每次哺乳 15 ~ 20min。根据各个婴儿的不同情况，适当延长或缩短每次哺乳时间，以吃饱为度。每次哺乳前要用温开水拭净乳头，乳母取坐位，将小儿抱于怀中，让婴儿吸空一侧乳房后再吸另一侧。哺乳完毕后将小儿轻轻抱直，头靠母肩，轻拍其背，使吸乳时吞入胃中的空气排出，可减少溢乳。

母亲患传染病、重症心脏病或肾脏病，或身体过于虚弱者，不宜哺乳。乳头皲裂、感染时可暂停哺乳，但要吸出乳汁，以免病后无乳。

断奶时间视母婴情况而定。一般可在小儿 10 ~ 12 个月时断奶，若母乳量多者也可适当延期。断奶应逐渐减少以至停止哺乳，不可骤断。若正值夏季或小儿患病之时，应推迟断奶。

(2) 混合喂养

因母乳不足而且无法改善，需添喂牛、羊乳或其他代乳品时，称为混合喂养，或称部分母乳喂养。混合喂养的方法有两种：补授法与代授法。

补授法：每日母乳喂养的次数照常，每次先哺母乳，将乳房吸空，然后再补充一定量代乳品，直到婴儿吃饱。这种喂养方法可因经常吸吮刺激而维持母乳的分泌，因而较代授法为优。

代授法：一日内有一至数次完全用乳品或代乳品代替母乳，称为代授法。使用代授法时，每日母乳哺喂次数最好不少于 3 次，维持夜间喂养，否则母乳会很快减少。

(3) 人工喂养

母亲因各种原因不能喂哺婴儿时，可选用牛、羊乳或其他兽乳，或别的代乳品喂养婴儿，称为人工喂养。

①乳制品：根据当地习惯和条件选用动物乳，其中牛奶最为常用。

牛奶所含营养成分与人奶有差别。所含蛋白质较多，但以酪蛋白为主，在胃内形成凝块较大，不易消化。含乳糖较少，故喂食时最好加 5%～8% 的糖。婴儿每日约需加糖牛奶 110ml/kg，需水每日 150ml/kg。例如 3 个月婴儿，体重 5kg，每日需喂鲜牛奶 550ml，内加蔗糖 44g，另需加喂温开水、果汁 200ml。一般小儿全日鲜牛奶喂哺量以不超过 800ml 为宜，能量供给不足时可增补辅助食品。小于 5 个月的婴儿喂牛奶宜适当加水稀释，2 个月以内加 1/2 水，3～4 个月加 1/3 水。需要注意的是，人工喂养的数量也要按小儿食欲的好坏、体重的增减以及粪便的性状而增减。

全脂奶粉是由鲜牛奶灭菌、浓缩、喷雾、干燥制成。按重量 1:8（30g 奶粉加 240g 水），或按体积 1:4（1 匙奶粉加 4 匙水）加开水调制成乳汁，其成分与鲜牛奶相似。

鲜羊奶成分近似于牛奶，使用方法可参照牛奶。

②代乳品：大豆类代乳品营养价值较谷类代乳品为好。制备时应补足所缺成分，可用作 3～4 个月以上婴儿的代乳品。3 个月以下婴儿因不易消化,最好不用豆类代乳品。

豆浆：用 500g 大豆制成豆浆约 3000ml。每 1000ml 豆浆加食盐 1g、乳酸钙 2g、淀粉 20g、蔗糖 60g，煮沸 20min，待温喂用。开始喂哺时可加 1 倍水稀释，如无消化不良可逐渐减少水分。豆制代乳品如 5410 代乳粉等也适合婴儿使用。

米、面制品如乳儿糕、糕干粉等，大多含碳水化合物高，而蛋白质、脂肪过少，所含必需氨基酸也不完善，一般只宜作为辅助食品。使用时要加入一定量豆粉、蛋粉、鱼蛋白粉或奶粉及植物油，以增加其营养价值。

（4）添加辅食

无论母乳喂养、人工喂养或混合喂养的婴儿，都应按时于一定月龄添加辅助食品。添加辅助食品的原则：由少到多，由稀到稠，由细到粗，由一种到多种，在婴儿健康、消化功能正常时逐步添加。

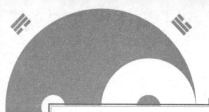

2.婴儿护养

《灵枢·逆顺肥瘦》说："婴儿者，其肉脆、血少、气弱。"婴儿期间脏腑气血未充，生长发育迅速，护养方面除了要合理喂养之外，必须根据这一时期儿童的生理特点安排起居作息。《备急千金要方·初生出腹论》说："宜时见风日，若都不见风，则令肌肤脆软……凡天和暖无风之时，令母将儿于日中嬉戏，数见风日，则血凝气刚，肌肉牢密，堪耐风寒。"

阳光及新鲜空气是婴儿成长不可缺少的，要经常带孩子到户外活动，才能增强小儿体质，增加对疾病的抵抗力。婴儿衣着不可过暖，《诸病源候论·养小儿候》说："小儿始生，肌肤未成，不可暖衣，暖衣则令筋骨缓弱。"衣着要宽松，不可紧束而妨碍气血流通，影响发育。婴儿要有足够的睡眠，同时要掌握婴儿睡眠时间逐渐缩短的生理特点，在哺乳、戏耍等的安排上，注意有利于使之逐步形成夜间以睡眠为主、白天以活动为主的作息习惯。婴儿期是感知觉发育的重要时期，视觉、听觉及其分辨能力迅速提高，要结合生活的实践，教育、训练他们由近及远认识生活环境，促进感知觉发展，培养他们的观察力。婴儿也要注意精神调摄，《小儿病源方论·养子十法》说："勿令忽见非常之物。小儿忽见非常之物，或见未识之人，或鸡鸣犬吠，或见牛马等兽，或嬉戏惊触，或闻大声，因而作搐者，缘心气乘虚而精神中散故也。"

3.预防接种

婴儿时期脏腑娇嫩，卫外不固，易于发生脾胃疾病、肺系疾病和传染病。要定期进行体格检查，早期发现生长发育异常、营养性缺铁性贫血、维生素D缺乏性佝偻病等疾病。要调节乳食，使婴儿的脾胃功能逐步增强，注意饮食卫生，降低脾胃病的发病率。婴儿时期对各种传染病都有较高的易感性，必须切实按照我国卫生部制订的全国计划免疫工作条例规定的计划免疫程序，为

1岁以内的婴儿完成预防接种的基础免疫。

四、幼儿期保健

进入幼儿期，小儿的活动能力增强，活动范围扩大，虽然体格生长、智力发育，但仍易于发病，需要做好保健工作。

1.饮食调养

幼儿处于以乳食为主转变为以普通饮食为主的时期。此期乳牙逐渐出齐，但咀嚼功能仍差，脾胃功能仍较薄弱，食物宜细、软、烂、碎，《小儿病源方论·养子调摄》说："养子若要无病，在乎摄养调和。吃热、吃软、吃少，则不病；吃冷、吃硬、吃多，则生病。"食物品种要多样化，以谷类为主食，每日还可给予1~2杯豆浆或牛奶，同时进鱼、肉、蛋、豆制品、蔬菜、水果等多种食物，荤素菜搭配，如《素问·藏气法时论》说："五谷为养，五果为助，五畜为益，五菜为充，气味合而服之，以补精益气。"每日3次正餐，外加1~2次点心。要培养小儿形成良好的饮食习惯，进餐按时，相对定量，不多吃零食，不挑食，不偏食，《景岳全书·小儿则》说："小儿饮食有任意偏好者，无不致病。"训练幼儿正确使用餐具和独立进餐的技能。要保证充足的营养供给，以满足小儿这一时期生长发育仍然很快的需要，又要防止食伤致病。幼儿的饮食调养仍需由家长掌握，《万氏家藏育婴秘诀·鞠养以慎其疾四》说："小儿无知，见物即爱，岂能节之？节之者，父母也。父母不知，纵其所欲，如甜腻粑饼、瓜果生冷之类，无不与之，任其无度，以致生疾。虽曰爱之，其实害之。"

2.起居活动

幼儿1~1.5岁学会走路，2岁以后能够并且喜欢跑、跳、爬高。与此同时，手的精细动作也发展起来，初步学会用玩具做游戏。幼儿学走路时要由成人牵着走，防止跌跤，又要为孩子保留一定的自主活动空间，引导孩子的动作发育。

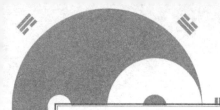

结合幼儿的年龄特点，培养其养成良好的生活习惯。每天保证睡眠时间，从 14h 渐减至 12h，夜间睡觉为主，日间午休 1 次 1.5～2.5h。1 岁让孩子坐盆排尿，1.5 岁不兜尿布，夜间按时唤醒小儿坐盆排便，平时注意观察小儿要解大小便时的表情，使小儿早日能够自主控制排便。2 岁开始培养其睡前及晨起漱口刷牙，逐渐教孩子学会自己洗手洗脚、穿脱衣服。重视与幼儿的语言交流，通过对话、讲故事、唱歌、游戏等，促进幼儿语言发育与运动能力的发展。关于衣着保暖，《小儿病源论方·养子十法》提出了"一要背暖……二要肚暖……三要足暖……四要头凉……"的原则。《小儿卫生总微论方·慎护论》说："凡儿常令薄衣……薄衣之法，当从秋习之；若至来春稍暖，须渐减其衣，不可便行卒减。"《活幼口议·小儿常安》说："四时欲得小儿安，常要三分饥与寒。"都是我国古代总结出的有效育儿经验。

3.疾病预防

幼儿生活范围扩大，患病机会增加。要训练其养成良好的卫生习惯。日常生活中家长要耐心教育，纠正其不良习惯，如吮手、脏手抓食品、坐在地上玩耍等，饭前便后要洗手，腐败污染的食品不能吃，衣被经常换洗。幼儿的肺系疾病、脾系疾病发病率高，要防外感、慎起居、调饮食、讲卫生，才能减少发病。还要继续按计划免疫程序做好预防接种，以预防传染病。幼儿好奇好动，但识别危险的能力差，应注意防止异物吸入、烫伤、触电、外伤、中毒等意外事故的发生，如《育婴家秘·鞠养以慎其疾四》所说："小儿玩弄嬉戏……勿使之弄刀剑，含铜铁，近水火。"

五、学龄前期保健

学龄前期儿童活动能力较强，智识已开，求知欲旺盛。虽然随着体质增强发病率明显下降，但也要根据这一时期的特点，做好保健工作，保障儿童身心健康成长。

1.体格锻炼

学龄前期小儿一般进入了幼儿园，也可能散居。要加强体格锻炼，以增强小儿体质。要有室内外活动场所，幼儿园要添置活动设备，如摇船、摇马、滑梯、跷跷板、转椅，以及各种电子活动设备，做操用的地毯、垫子，有条件的还有戏水池、小型游泳池、运动场等。安排适合该年龄特点的锻炼项目，如跳绳、跳舞、踢毽子、保健操，以及小型竞赛项目。各种活动和锻炼方法轮换安排。要保证每天有一定时间的户外活动，接受日光照射，呼吸新鲜空气。

2.早期教育

孔子曾说过："少成若天性，习惯如自然。"《颜氏家训·慕贤》注重周围环境对于儿童的影响，指出这种"无言之教"能使小儿"潜移默化，自然似之"。学龄前期儿童好学好问，家长与保育人员应因势利导，耐心地回答孩子的提问，尽可能给予解答。要按照该年龄期儿童的智能发育特点，安排适合的教育方法与内容。培养其学习习惯，想象与思维能力，使之具有良好的心理素质。幼儿园有规范的学前教育，包括课堂教学和在游戏中学；家庭中也可通过讲故事，看学前电视节目，接触周围的人和物，到植物园、动物园游览等多种多样的形式使孩子增长知识。明代医家万全曾提出了"遇物则教之"的学习方法，《育婴家秘·鞠养以慎其疾四》说："小儿能言，必教之以正言，如鄙俚之言勿语也；能食，则教以恭敬，如亵慢之习勿作也……言语问答，教以诚实，勿使欺妄也；宾客，教以拜揖迎送，勿使退避也；衣服、器用、五谷、六畜之类，遇物则教之，使其知之也；或教以方隅，或教以岁月时日之类。如此，则不但无疾，而知识亦早也。"值得注意的是，不能强迫孩子过早地接受正规的文化学习，违背早期教育的规律，犯拔苗助长的错误。

诊余漫话

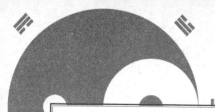

3.疾病预防

这一时期的儿童发病率下降，要利用孩子体质增强的时机，尽可能根治某些疾病。防病的根本措施在于加强锻炼，增强体质。同时，也要调摄寒温，《格致余论·慈幼论》说："童子不衣裘帛，前哲格言俱在人耳。"就是强调不要给孩子衣着过暖，否则会降低小儿对气候变化的适应能力。这一时期仍然要调节饮食、讲究卫生、避免意外。对幼儿期患病未愈的孩子要抓紧调治，如对反复呼吸道感染儿童辨证调补，改善体质，减少发病；哮喘缓解期扶正培本，控制发作；厌食患儿调节饮食，调脾助运，增进食欲；疳证患儿食治、药治兼施，健脾开胃，促进生长发育等。

六、学龄期保健

进入学龄期，儿童已经入学读书，生活规律和要求都发生了较大的变化。学龄期保健的主要任务是：保障身心健康，促进儿童的全面发展。

1.全面发展

学龄期儿童处于发育成长的重要阶段，学校和家庭的共同教育是使孩子健康成长的必要条件。家长和教师要言传身教，通过自己的言行举止引导孩子，实施正确的教育方法，既不能娇生惯养姑息放纵，也不能操之过急打骂逼迫，要努力让孩子沿着正确的培养目标发展，使之造就目标远大、道德高尚、有责任感、遵守纪律、团结友爱、自强自重的优良品质。

要让孩子生动、活泼、主动地学习，促进其创造性思维的发展。要减轻过重的学习负担，给孩子留下自主学习的空间和必要的活动时间。加强素质教育，培养儿童成为德、智、体、美、劳全面发展的有用人才。

2.疾病预防

学龄期儿童发病率进一步降低，但也有这一时期的好发疾病，须注意防治。近年来，小学生中屈光不正、龋齿发病增多，有必要加强眼睛、口腔保健教育，矫正慢性病灶，端正坐、立、行姿势，养成餐后漱口、早晚刷牙、睡前不进食的习惯，配合眼保健操等锻炼方法，加以防治。一些免疫性疾病如哮喘、风湿热、过敏性紫癜、肾病综合征等在这一时期发病率高，要预防和及时治疗各种感染、避开污染环境、避免过敏源，减少发病。还要保证孩子有充足的营养和休息，注意情绪和行为的变化，避免思想过度紧张，减少精神行为障碍的发生。进行法制教育，学习交通规则，防范意外事故。

七、青春期保健

青春期是一个特殊时期。青春期肾气充盛，进入第二次生长发育高峰，生理、心理变化大，保健工作也就有其专门的要求。做好青春期保健，对于顺利完成从儿童向成人的过渡，使之身心健康地走向社会，有着重要的意义。

1.生理保健

青春期女孩月经来潮、男孩发生遗精，家长要教孩子学会正确处理。生长发育出现第二次高峰，要保证充足的营养、足够的休息和必要的锻炼。既要学好知识，也要提高动手能力，手脑并用，劳逸结合，全面发展。对于这一时期的好发疾病，如甲状腺肿、痛经、月经不调等，要及时检查和治疗。

2.心理保健

青春期神经内分泌调节不够稳定，常引起心理、行为、精神方面的不稳定，同时，生理方面的不断变化可能造成不安或易于冲动，环境改变接触增多也会带来适应社会的心理问题。要根据其生理、心理、精神方面的特点，加强教育与引导。向他们普及

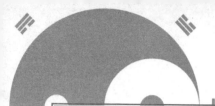

青春期保健知识，包括性生理知识，使之认识自我，正确对待和处理青春期的生理变化；认识社会，适应社会，正确处理好人际关系，增强识别能力，抵御社会不良风气的侵害；养成良好的思想素质，学好文化知识。使自已能够顺利地融入社会，成为对国家有用的人才。

总之，要让小儿少生病或不生病，必须以预防为主。

中医素来强调防重于治。早在《素问·四气调神大论》即已提出"不治已病治未病，不治已乱治未乱"的主张，指出："病已成而后药之，乱已成而后治之，譬犹渴而穿井，斗而铸锥，不亦晚乎。"这当然不是说有病可以不治，而是说治病莫如防病。《素问·上古天真论》首先就谈到人人都可能长寿，都有可能"年皆度百岁而动作不衰"，而且还从健康长寿与虚弱早衰正反两个方面的原因加以分析，说明却病才能延年。在这一点上，小儿与大人是无殊的。

人都是从小到大的。孙思邈说："生民之道，莫不以养小为大。若无于小，卒不成大。"人们把小儿比作幼苗、芽儿，比作人类的花朵。要使幼苗长大成材，要使果木粮食春华秋实，那就必须从胚胎开始。中国传统的胎养、胎教，或护胎，实际就是优生学。儿科所称之"禀赋"，即是指胎儿在母腹中的发育情况以及出生以后的体质情况而言。禀赋的好与坏，关系着小儿体质的强与弱。

《千金方》说："先妇人小儿而后丈夫耆老，则是崇本之义。"所谓崇本，是说应重视探索它的根源或根基和它的本质，以及其内部的联系。以医学而论，对于人的生长发育，也应溯本穷源，进行探索，才能有正确的认识。所以生理学、病理学都是从头开始的。胎儿是人生的开端，也是人生的根源，是人的根基。要有健康的发育和成长，必须要有牢固的根基。所以，儿童时期的保健，也必须慎之于始，重在崇本。

在医学上有关本源的问题，必涉及先后天的问题。先天是人在母腹的生命之本源，后天是人离开母腹后维持生命的本源。先天之本在肾，后天之本在脾。先后天是相对而言的，而且是相互依存的。在人的一生，先天与后天的状况，对于身体的形成和发育成长，以及防病、抗病能力的产生都具有重要的作用。凡人禀赋强称为先天充足，禀赋弱称为先天不足。先天充足禀赋强的婴儿出生以后仍然需要靠后天营养的维持；而先天不足禀赋弱的婴儿，则更需要后天营养的不断补充。所以，乳婴的喂养，幼儿的饭食，都必须认真调理，才能不伤脾胃，保证消化吸收功能的正常化，才能增强体质，促进儿童健康地成长。

慎医慎药，是中医儿科临床方面重要的一条，同时，也是小儿避免医源性损伤，维护小儿保健的重要内容，历代医家对此都十分重视。唐·孙思邈撰《千金方》，虽"博撰诸家"，但其宗旨之一就是对前人的方剂，经他"详其方意，不甚深细，少有可采"，而要"自经用有效者"才收入其所撰的"少小婴孺方"中。

张景岳《景岳全书·小儿则》有"药饵之误"一章，他指出："小儿气血未充，而一生盛衰之基全在幼时。"所以，他认为"药饵尤当慎"，是儿科的"大本"，即最为关键，最为根本的大问题。他在列举了用药不当之害及其原因之后指出："小儿之元气无多，病已伤之，而医复伐之，其有不萎败者鲜矣。"这确属经验之谈，应引起十分注意。

药物是用来治病的，而如何才能用得得当，则在于医生，所以医和药是不可分割的。学医必须学药，用药必须知药。而作为一个医生，就必须知医知药。

中医的方剂，药物的使用方法，是和理论、治则相结合的。方剂学和药物学是根据中医的理法建立起来的。法有定而方无定，方是要根据辨证论治而有所选择和化裁的。我们说医和药不可分割，就是因为理、法、方、药是一个统一体。而用以治病的

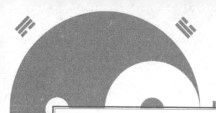

物质条件是药。

药能治病，而用之不当，则能致病。故古有"水能载舟，亦能覆舟"之喻。小儿用药更要谨慎。

孙思邈说："小儿病与大人不殊，惟用药有多少为异。"用药治病，中病即止。尤其是剂量上要掌握得当，在给药方法上，亦应考究和改进，这对提高疗教也是十分重要的。

金主任从事儿科工作 40 余年，长期同孩子们和孩子的家长接触。深深体会到：孩子的痛苦就是我的痛苦，孩子的欢乐就是我的欢乐。中医儿科学，是传统医药的重要组成部分。金主任虽然从事这项工作的时间较长，但自觉还很不够，无论是理论水平和实践经验，都远远跟不上群众的需要。学然后知不足，所以始终坚持边工作、边学习，不断探索，不断总结，逐渐积累了一些新的认识。

我们认为医药卫生知识，尤其是儿童保健知识，不仅医务人员需要，群众也都很需要，所以越普及越好。大家都来关心儿童的健康成长，掌握防病的方法和一些简易的治疗方法是很有必要的。

小儿用药六字诀

育儿诚难，医之治小儿病为尤难。以呱呱极椎，啼哭无端，疾病苛恙、不能自白。且脏腑柔弱，易虚易实，易寒易热，用药一或不当，最易变起仓卒。昔阎孝忠有"五难"之叹，张景岳则曰:宁治十男妇，莫治一小儿。于此可见业儿科医者之不易也。然而天下之为父母者，孰不爱其子女，偶催疾患，必求诸医。则医者之责，不亦重且巨乎。余操斯业也，已五十五年矣。自思尚能以幼吾幼之心，推而及之于幼人之幼。兢兢业业，不敢自怠。因之施方用药勤求古训，博采众法。尤以芽嫩之质，藏气清灵，随拨随转;竣烈之剂，未敢轻投，况一有药误，祸患无穷也。有鉴于斯，历经琢砺，爰拟用药六字诀，为后学者备之以做参考。

一曰"轻"。轻有两端，一为处方应轻，如外感风寒，表实麻黄汤，表虚桂枝汤，一以散寒，一以和营，则邪祛表和，其热自解。如是感受风温风热，则桑叶、薄荷、荆防、连翘之类清凉解肌，疏化即可退热。此均轻可去实之轻也。常见寒闭热盛而惊厥者，此因高热不能胜任也。不可投镇惊之品，反能引邪入里;因其病在太阳，必须解表，方为正治。当然，乙脑、脑膜炎则须另法治之。一为用量应轻。小儿肠胃娇嫩，金石重镇，慎需考虑。即药量过重，亦犯胃气。小儿之生长发育全赖脾胃生化之源，况百病以胃气为本。如胃气一耗，能使胃不受药;病既不利，抑且伤正。然必根据其病情，以不能影响其胃气为必要。

二曰"巧"。巧者，巧妙之谓也。古人治病每多巧思，往往

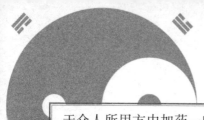

于众人所用方中加药一味即可获效。如《冷庐医话》记述，宋徽宗食冰太过，患脾疾（即腹泻），杨吉老进大理中丸;上曰，服之屡矣。杨曰，疾因食冰，请以冰煎，此治受病之源也。果愈。实质上此即仲师白通汤加胆汁人尿方之变法也。又，徐灵胎治一人患呕吐，医曾用二妙丸不效;徐加茶子四两煮汤服之遂愈。因其病茶积，故用此为引经药也。近人程门雪氏，为一代名家，早年治一慢性泄泻病人，用调理脾肾法医治，久而无效。后病者带程之方，到沪上名医王仲奇处诊治，王氏索阅程方，凝思片刻，在原方上提笔批曰:此方可服，再加蛇含石四钱。挥之使去，病者未便多问，照方服用。不料这张屡服不效的药方，仅增一味后，只服数剂，多年宿疾，竟告痊愈(摘自《上海中医药杂志》中"裘老论医篇")。说明匠心巧裁，令人叹服。余于临床，尝治顽固之婴儿泄泻，中西药无效;遂从母乳方而考虑，对乳母作了蹲踞、踝膝反射试验，测知有隐性脚气病存在，致使患儿缺乏维生素 B_1 而久泄不愈。停服母乳，调治即愈。此亦法外之法也。这类病儿临床很多，寻索巧思，明其病因，见效如神。

三曰"简"。简者，精简之谓也。医之治病，用药切忌芜杂。芜杂则药力分散，反会影响疗效。尝见，以为病之不痊也，药量不足也而倍之，药味不敷也而增之;此舍本逐末，宋人拔苗助长之蠢举也。医能明其理，熟其法，则处方也简，选药也精。前辈名哲，每多三、五、七味，对症发药;虽危重之候，获效迅速。余之实验，确是如此。

四曰"活"。中医治病，首重灵活。同一病也，既有一般，又有特殊。如果见病治病，不分主次，不知变化，笼统胶着，甚或按图索骥，对号入座，慢性病或可过去，急性病必误时机。尤以幼儿弱质，病症变化更多，朝虽轻而暮可重，或粗看尚轻而危机已伏;反之，貌似重而已得生机，比比皆是。凡此种种，医者当见微知著，病变药变，则可减少事故，而操必胜之券也。

五曰"廉"。平生用药，从不滥施昂贵之品;虽在旧社会时，亦不以珍珠、犀羚、人参、鹿茸来取宠于官僚贵阀，或有钱富室。新社会则为劳动人民着想，更因制度之优越，药价下降，所以处方之廉，病家初多疑之，终则奇之。事实上人之患病，以草本之偏性来补救人身之偏胜，但求疗疾，毋论贵贱。而价廉效高，反能取信于广大病家也。

　　六曰"效'。病人对医生的要求，主要是望其病之速愈。医生对病人之治疾，最重要的是要有高度的责任感。要处处有推己及人的想法，所谓急病人之所急，痛病人之所痛。轻病人则驾轻就熟，较易见效;重病人则因其变化多端而需思索周到，尽情关切，以期治愈。这是我生平之旨趣也。然"效"之一字，不是唾手可得，必须谙之于医理，娴之于实践，更须有仁者之心，灵变之术，方可无负于人民赋予你的崇高职责。

　　再赋俚句如下:
　　"轻"可去实有古训，"巧"夺天工效更宏。
　　"简"化用药须求精，"活"泼泼地建奇勋。
　　"廉"价处方大众化，"效"高何须药贵重。
　　自古贤哲多求实，昭示后人莫蹉跎。

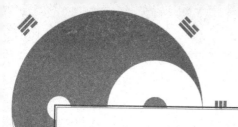

活血化瘀法的儿科临床应用

长期以来，活血化瘀法一直受到医家的重视，尤其在内科更是广泛应用。我们用此法治疗儿科常见病，获效甚好。气血流畅，百病不生；气血呆滞，百病丛生这一理论在儿科临床体现得更为充分。但在临证时必须牢记小儿脏腑娇嫩，形气未充的生理特点，慎重辨证，才能活血而不伤其正气。

一、活血化瘀方法概述

(一)瘀血概论

"瘀血"一证，含义广泛，传统上认为有："留血"、"败血"、"干血"，"老血"、"著血"等名称。总之，凡系血脉运行不畅，病变过程中局部出现气血停滞、痹阻疼痛、瘀结等，均可以称为"瘀血"。如各种原因引起的血离经脉，内外出血，及血液中血脂成分过高而诱发的血栓、梗死等，及体内肿物、瘕等症，均可以归属于此范围。

然论其治疗，现代多囿于王清任的"活血化瘀"方法，其治疗上，多用桃红四物汤及逐瘀汤类加味，故临证疗效，每多局限，而不能使中药尽显神效。

金主任认为：普通的"活血化瘀"一词，只能是狭义解释；若结合其他方法，可应用于临床诸多病证，故从广义的分类上，可以有以下方法：理气活血法、通络活血法、散瘀活血法、化痰活血法、温阳活血法、益气活血法、通腑活血法等多种方法。

(二)活血化瘀诸法

1.理气活血法

本法主要应用于气滞导致的血瘀证，以"气行则血行"，主要通过疏肝理气，解郁活血，以行血中之滞，因肝主疏泄，是气机和血气的枢纽，经曰"百病皆生于气"，即指气机的怫逆和肝气的郁滞，故每因生气等，则易导致气血瘀滞之证，如临证中，诸如痛经、闭经、肝胃不和、胁痛等病证，临床用药，多以柴胡疏肝散为主方，临证稍作增减，以柴胡、白芍、枳壳、生甘草、川芎、陈皮、香附为方。此类疾病的辨证要点是病位不定，胀大于痛为气滞，痛大于胀则为血瘀。

2.散瘀活血法

本法主要应用于一切外伤，或内伤导致的出血之血瘀证，病人有明显的致病因素及症状；因为血瘀和气滞在为因果同时存在，故其治疗，即散瘀活血，又理气活血；如果是内症、外症导致的出血之血瘀，至简之法，以三七粉，每次冲服 1.5～3g，即可，每日 2 次。亦可配合服用桃红四物汤之类加减或稍佐理气之品。

3.通络活血法

该法对慢性病、久病、气血不足而导致的病痛证，及面瘫、痹证，及胃病的慢性疼痛，在辨证施治的基础上，酌加虫类药品，如蜈蚣、全蝎、地龙类等；凡虫类药品，有通络止痛活血之功；如临床中在面瘫、痹证中酌加全虫，蜈蚣各 1g 研末冲服，有通络活血祛风之功。注意点是，虫类药宜冲服。如牵正散等。其他如祛风药，亦有通络活血之功。

4.化痰活血方法

本型病证，乃由于血浊气滞成为"痰瘀"之病，故其临床上，多见如脑血栓形成，及脑梗死等导致的中风失语，痰涎涌甚，故治疗，可以用健脾化痰而活血法，现代医学认为此类病

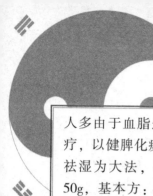

人多由于血脂过高而形成本病，中医则认为是痰瘀，故本型治疗，以健脾化痰为基本方，以二陈汤、导痰汤之类加味，即健脾祛湿为大法，再佐以化痰活血之品。其中白术用量可致 30～50g，基本方：白术、陈皮、半夏、胆南星、石菖蒲、郁金、川牛膝，如痰涎多则可加竹茹、瓜蒌等；纳呆可加用生山楂，即有消食又兼有散瘀之功。

5.温阳散瘀法

本法多用于中年以后，阳气渐衰，血脉凝涩等病证，如冠心病的心肌梗死及心绞痛之症，传统认为胸痹证，及痹证中的寒凝血涩，如脉痹，及阴水之水肿。如冠心病的病人，多见心慌气短，心痛放散至肩背部，脉沉迟等症，其见有面色苍白、肢厥、舌质见淡，而有瘀斑、瘀点等证。方如：瓜蒌薤白桂枝汤和丹参饮之类，方中可以加入活血之品，如：当归、川芎类，如果病人阴寒重，则可以加重附片及桂枝之用量。

6.益气通瘀法

本法更多用于中风后遗症期，病人除有血瘀证外，尚见有：气虚证；病人表现证候有：面色㿠白，气虚乏力，舌质或有紫斑、紫点，脉见细涩等病证。故其治疗以四君子为主方，再合用桃红四物汤，或以补阳还五汤为主方，用生黄芪 15～30g，也可加用党参。如病人舌苔腻，可加陈皮、半夏及炒麦芽等，其中黄芪一药，易碍脾胃，故亦常加配行气化滞之药，如陈皮、麦芽类，所以黄芪用量不宜过大。如黄芪用量稍大，病人易产生食少纳呆，甚至有病人产生头晕等症状。

"活血化瘀"一法，肇始于汉·张仲景《伤寒杂病论》，其创制的桃核承气汤、抵挡汤就是活血化瘀之祖方，以"消法"括之；发展于清·王清任《医林改错》，制有血府逐瘀汤等19首活血化瘀方，成熟于新中国成立之后，邓铁涛教授、张学文教授有卓越贡献。金老师于苦读前贤典籍基础之上，孜孜于临床实践，

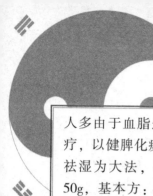

金文**医案集**

不断总结，认为诸多病证，其本质，都兼见"血瘀"。故其治疗，不可死执一方一药，宜随证化裁，量证施药。狭义讲："活血化瘀"有二法，即通络法、活血法、破血化瘀法。然广义讲：热病血滞，清热就有活血之功；血寒而涩，温阳亦可活血；风邪束表，表络不通，祛风即是通络。有诸多疾病，便生众多法门，故活血化瘀，岂能用一方而活血，参透此理方为化瘀圣手。

二、水蛭的临床研究

水蛭，俗名蚂蟥，在内陆淡水水域内生长繁殖，是我国传统的特种药用水生动物，其干制品炮制后中医入药，具有治疗中风、高血压、清瘀、闭经、跌打损伤等功效。近年新发现水蛭制剂在防治心脑血管疾病和抗癌方面具有特效。它在历史上以自然捕捞为主，因近年农药、化肥等滥用，及工农业"三废"对环境的污染，野生自然资源锐减，随着水蛭药用价值的深度开发，其市场需求潜力巨大。中国南方在 1995 年前后，开始捕捞自然苗种，首次进行人工饲养，获得成功。北方地区因苗种和技术原因一直未有养殖。

古代医书中记载有利用蚂蟥治疗多种疾病，谓其"主逐恶血、瘀血、月闭、破血消积聚……"医圣张仲景用其祛邪扶正，治疗"瘀血"、"水结"之症，显示了其独特的疗效。

后世张锡纯赞此药："存瘀血而不伤新血，纯系水之精华生成，于气分丝毫无损，而血瘀默然于无形，真良药也。"

其药性为破血消瘀药，性味：咸、苦、平；有小毒。归肝经。功能：破血，逐瘀，通经。用于症瘕痞块，血瘀经闭，跌扑损伤。

本药常用于以下传统方剂：①抵当汤、抵当丸（《伤寒论》）：水蛭、虻虫、桃仁、大黄，治疗伤寒蓄血，少腹满痛；②夺命散（《济生方》）：红蛭、大黄、黑牵牛，治疗金疮打损，心腹疼痛，

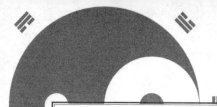

大小便不通。

在《金匮要略》破瘀散结的名方大黄䗪虫丸中，在《妇人良方》治疗闭经的名方地黄通经丸中，也都有水蛭。

水蛭用于治疗疾病有着悠久的历史，始载于《神农本草经》，历代本草中多有收载。水蛭是环竹动物水蛭科的蚂蟥和水蛭及柳叶蚂蟥等的全体。《神农本草经》载有："水蛭能逐恶血、瘀血，破血瘕积聚。"《本经》曰："主逐恶血、瘀血、月闭，破血瘀积聚，无子，利水道。"早在19世纪80年代，国内外学者就开始研究水蛭提取物的有效成分，特别是近年来，研究发现其含有多种氨基酸、微量元素和水蛭素，具有抗凝、抗血栓、抗炎、抗肿瘤、抗纤维化、脑保护等多种药理药效作用。

1.抗凝作用

水蛭中的抗凝成分主要为一些小分子肽类，它们能在凝血机制中的不同环节起到抑制作用，水蛭素是其唾液腺的一种分泌物质，是一种单链肽化合物，被认为是最强的凝血酶特异性抑制剂，能阻止凝血酶对纤维蛋白的聚合，对凝血酶具有选择性和特异性，且不干扰体液或细胞因子。

2.抗血栓作用

水蛭有直接溶解血栓的作用，它既可以与血浆中游离的凝血酶结合，又可以中和与纤维蛋白结合的凝血酶，可以防止血栓的形成和延伸。有研究表明，重组水蛭素可以有效地阻断凝血酶诱导HUVECs损伤并显著上调VEGFmRNA的表达，这一过程可以被水蛭素有效抑制。

3.抗炎作用

有学者通过水蛭不同剂量、不同给药途径，以常规方法造成小鼠耳肿胀、小鼠腹腔毛细血管通透性增高、大鼠足趾肿胀、小鼠滤纸片肉芽肿，研究水蛭对以血浆蛋白渗出、肿胀度为指标的急性炎症模型及对以肉芽组织增生为特征的慢性炎症模型的影响，研究发现，水蛭对炎症的早期及后期病理改变均有抑制作用。

4.抗肿瘤作用

水蛭的抗凝作用有利于抗肿瘤药理活性物质及其免疫活性细胞的侵入，可通过抑制凝血酶、抑制纤维蛋白的形成，防止肿瘤细胞与纤维蛋白或血小板凝集，进而发挥 NK 细胞或其他效应细胞的作用。通过光镜、荧光显微镜和电镜从形态学和功能两方面观察到凋亡的细胞有染色质浓缩、汇集、凋亡小体形成等典型的形态学变化，其研究表明，水蛭能诱导肿瘤细胞凋亡，抑制 DNA 的合成，并能提高机体的细胞免疫功能，具有明显的抗肿瘤功效。

5.抗纤维化作用

有学者用 40% 四氯化碳（CCl_4）制备大鼠纤维化模型，观察水蛭素对肝纤维化大鼠肝脏组织结缔组织生长因子 mRNA 表达的影响，采用实时荧光定量 PCR 法检测大鼠肝组织 CTGFmRNA 的表达，结果水蛭组 $CTGFmRNA_2$，值较模型组表达降低，与模型组比较有显著性差异表明水蛭素能通过下调 CTGFmRNA 的表达，抑制肝脏细胞外基质异常增生发挥抗肝纤维化作用。

6.脑保护作用

采用线拴法制备大脑中动脉脑缺血再灌注模型，观察大鼠的炎症因子变化，结果表明水蛭微粉组 PDG 水平显著低于模型组，研究发现，水蛭微粉可以减少炎症因子的产生，减轻炎症反应，推迟脑细胞凋亡的发生，促进脑水肿吸收，改善局部血液循环，对缺血脑细胞起保护作用。

三、应用水蛭的经验

儿科临床急危重症占有相当比例，且来势迅猛，变化迅速，严重威胁着儿童生命健康，推出行之有效的中药品种及剂型救治急危重症势在必行。

遵仲景抵挡汤、百劳丸等方中应用水蛭的经验，探张锡纯"破血药多伤气血，唯水蛭味咸，破血而不伤气，专入血分，又因为水之精华生成，故最宜生用，甚忌火灸"。十多年来在已故金文嫩主任医师主持下，我科同仁几经努力完成了水蛭临床和实验研究，并取得肯定疗效。复习中医文献，历代医家十分重视血瘀治疗，对血瘀证的认识和治疗临床不断丰富，立血瘀学说和活血化瘀治疗大法。中医认为血瘀就是"血行失度"，也就是指"血脉不畅"、"血脉不通"、"血凝而不流"、"血瘀滞不行"，与现代医学提出的血小板黏附性和聚集性增强导致血小板聚集，发生微循环障碍，尤其是与微循环障碍相一致。疾病，尤其是急危重症发生发展过程中都存在着不同程度的微循环障碍，临床表现为危及生命的休克，DIC，即血瘀证候。应用活血化瘀中药使不流畅的死血变为流动的血，即"活血"，这是"流通血脉"纠正微循环障碍的关键。只要消除瘀血，纠正微循环障碍，改善功能活动异常和代谢障碍，就能达到救危治重，起死回生的治疗目的。我们应用水蛭注射液静点治疗急性重症肺炎，水蛭煎剂口服治疗急性肺炎，效果显著；同时明显改善了肺炎小儿咳喘、发热等临床症状，因此水蛭是一味治疗急性肺炎疗效肯定的中药。我们抢救的新生儿肺出血，用水蛭静点或静推，每4h 1次，每次1ml，加入5%～10%GS或直接静推，全部获救治愈；抢救DIC，水蛭液静推，4～6h 1次，每次2ml，提高了抢救成活率。说明，水蛭在临床急危重症抢救中确有阻抑血小板聚集，扩张血管，改善微循环的特殊功效，是值得研究应用的活血化瘀抢救中药制品。

我们观察，水蛭注射液静点或静推以及水蛭煎剂口服均无明显副作用，对血压、心率、呼吸无影响，无过敏反应发生，治疗亦无引起出血的副作用，它不增加抗凝血酶的消耗。

水蛭素与凝血酶结合形成稳定的非共价复合物，使凝血酶失去活性，同时也能抑制凝血酶对血小板的作用及凝血酶诱导的其他细胞的非血瘀现象。水蛭素对各种血栓都有效，尤其是对静脉血栓。水蛭的活血化瘀作用是通过降低血小板黏附性和聚集性、解聚初期聚集的血小板颗粒，扩张血管，改善微循环，达到血"如水之流"的畅通，使瘀血祛，污血去，新血生，正气复，疾病得以救治而愈。

　　水蛭是一味传统的活血化瘀中药，始载于《神农本草》，历代本草均有记述。我科用水蛭全体干品炮制提取，或文火煎煮10～15min 的水蛭口服液，仍然具有活血化瘀，降低血小板黏附性和聚集性的作用，具有解聚初期聚集的血小板颗粒，扩张血管，改善微循环的作用。这说明水蛭全体干品中也含有水蛭素，可以提取；经炮制煎煮的水蛭中的水蛭素羟基羧基没有被醋化或没有失去酸性的 C 端氨基酸，仍然具有活性，发挥活血化瘀的作用。且安全可靠。

　　临床和实验研究看，中医活血化瘀治则及其活血化瘀中药水蛭在抢救危重证中具有广阔的前景。

诊余漫话

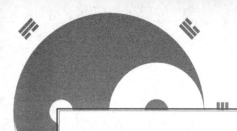

钱乙学术成就及其对中医儿科发展的影响

一、钱乙简介

钱乙，字仲阳。北宋时期杰出的中医儿科学家。其学术思想和实践经验方面的成就，对中国儿科医学的发展，具有极为深远的影响。

钱乙先辈系浙江钱塘人，为吴越王钱镠支属。太平兴国三年（公元978年），吴越王钱俶降宋。钱氏举家随俶北迁，居于山东东平郓州。遂世为山东东平人。

钱乙生于宋仁宗景祐二年（公元1035年），卒于宋徽宗政和七年（公元1117年），享年82岁。事详《宋史·方技传》。钱氏生前的著述，据史载，有《伤寒论指微五卷》、《婴孺论百篇》。可惜二书久佚，未得流传。

钱乙是我国医学史上第一个著名儿科专家。钱乙撰写的《小儿药证直诀》，是我国现存的第一部儿科专著。它第一次系统地总结了对小儿的辨证施治法，使儿科自此发展成为独立的一门学科。后人视之为儿科的经典著作，把钱乙尊称为"儿科之圣"、"幼科之鼻祖"。

钱乙的一生，在治学上最突出的地方，就是"专一为业，垂四十年"。

业医者知道，古代医家称小儿科作哑科，认为治小儿病最难。因为小儿脉微难见，诊察时又多惊啼，靠脉诊难以辨证，这是一；小儿骨气未成，形声未正，悲啼喜笑，变态无常，靠望诊了解病情也有困难，这是二；小儿不能言语，言语亦未足取信，凭问诊了解病情更难，这是三；小儿脏腑柔弱，易虚易实，易寒易热，用药稍有不当，就足使病情复杂化，这是四。因此，钱乙在行医过程中，也深感到小儿病难治。他说："脉难以消息求，证不可言语取者，襁褓之婴，孩提之童，尤甚焉。"为了攻克这道难关，他花了将近40年时间。俗话说："功夫不负有心人"，他果然功成业就，为我国小儿科医学专业发展奠定了坚实的基础。

钱乙自幼就"从吕君问医"，精勤好学，认真钻研《内经》、《伤寒论》、《神农本草经》等。特别是《神农本草经》，他"辨正阙误"，所下工夫很深。有人拿了不同的药请教他，他总是从"出生本末"到"物色名貌"的差别，详详细细地解答。事后一查本草书，果然"皆合"。此外，他把古今有关儿科资料一一采辑，加以研究。在钱乙之前，有关治小儿病的资料不多。据《史记》所载，扁鹊曾为小儿医，东汉卫汛著有《颅囟经》，惜已失传。巢元方的《诸病源候论》，孙思邈的《千金方》，也有关于儿科病的记载。到宋初，有人托名古代师巫撰《颅囟经》二卷，谈到了小儿脉法，病证诊断和惊痫、疳痢、火丹（即丹毒）、杂症等的治疗方法。钱乙对这部书反复研究，深有启发，并用于临床，收到疗效。钱乙还借助于《颅囟经》的"小儿纯阳"之说的启示，结合自己的临床实践在张仲景总结的辨证施治的基础上，摸索出一套适应小儿用的"五脏辨证"法。因此，阎季忠对他"治小儿概括古今，又多自得"。

钱乙学习时，"不名一师"，善于化裁古方，创制新方。如他的六味地黄丸。由熟地黄、山药、山茱萸、茯苓、泽泻、丹皮组成，原是张仲景《金匮要略》所载的崔氏八味丸，即八味肾气丸（干地黄、山茱萸、薯蓣、泽泻、丹皮、茯苓、桂枝、附子）

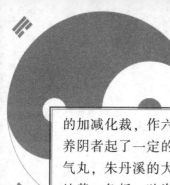

的加减化裁，作六味地黄丸，用来当作幼科补剂。这对后世倡导养阴者起了一定的启发作用。如金元四大家之一李东垣的益阴肾气丸，朱丹溪的大补阴丸（《丹溪心法》方）。由黄柏、知母、熟地黄、龟板、独脊髓组成，都是由此方脱化而来。因此，有人认为钱乙是开辟滋阴派的先驱。此外，钱乙还创制了许多有效的方剂，如痘疹初起的升麻葛根汤，治小儿心热的导赤散，由生地黄、甘草、木通组成，治小儿肺盛气急喘嗽的泻白散，即泻肺散，由桑白皮、地骨皮、生甘草组成，治肝肾阴虚、耳鸣、囟门不合的地黄丸，治脾胃虚寒、消化不良的异功散，治肺寒咳嗽的百部丸，直到治疗寄生虫病的安虫散、使君子丸等等，迄今还是临床常用的名方。

钱乙在实践中认识到，小儿的生理特点："脏腑柔弱"、"五脏六腑，成而未全，全而未壮"。其病理特征："易虚易实，易寒易热"。所以，要攻克小儿病这道难关，必须对小儿的生理、病理有个正确而全面的认识。他根据多年的临床实践，逐步摸索一整套诊治方法。在诊断上，他主张从面部和眼部诊察小儿的五脏疾病，如左腮赤者为肝热，右腮为肺，目内无光者为肾虚，等等。在处方用药方面，力戒妄攻、误下与峻补，主张"柔润"的原则。

钱乙认为小儿与成人相比较，在生理、病理上有其自身特点。如小儿在生理上"五脏六腑，成而未全，全而未壮"，在病理上"脏腑柔弱，易虚易实，易寒易热"。因此，其感受邪气之后，往往较成人的抗邪能力降低，易为邪气所伤，多见邪实之证。但另一方面，邪气侵犯人体之后，由于小儿脏腑气血未充而柔弱，邪气损耗正气，又易于使小儿正气受损而转为虚证。其阳气不充盛，被耗伤则生寒；其阴精不充足，被耗伤又可生热，故而病理上虚、实、寒、热变化迅速。钱氏的这一理论认识，为正确掌握小儿疾病的发展变化规律奠定了理论基础。因此，在小儿疾病的具体治疗时，他反对妄攻误下。认为对于儿科疾病，除非必下不可之证，可以根据年龄体质以及正邪情况酌情使用外，一般不宜妄用。

此外，钱乙在《内经》、《金匮要略》、《中藏经》、《千金方》的基础上，将五脏辨证方法运用于小儿，为儿科临床治疗提出了辨证方法。他认为"心主惊"、"肝主风"、"脾主困"、"肺主喘"、"肾主虚"。其中，钱氏十分重视脏腑寒热虚实的辨析，而且针对不同的病症提出了一系列相应的治疗方法。可以说，是较有系统的脏腑辨证体系，虽不十分全面，但已经有其初步框架，对中医脏腑辨证学说的形成作出了贡献。

钱乙强调五脏辨证，其制方调剂多围绕着五脏虚实寒热而设，如心实热用导赤散，心虚热用生犀散；肝实热用泻青丸，肝虚热用六味丸；脾虚用益黄散，脾湿热用泻黄散；肺虚用阿胶散，肺热用泻白散；肾虚用六味地黄丸等。其制方原则重视选药柔和，反对过用攻伐之品。他的这种用药原则，是针对小儿特点而设立的。此外，钱乙在处方调剂时，多根据前人经验，并结合自己的体会，灵活加减，创立新方。如其创立的地黄丸，就是在肾气丸的基础上化裁减去桂附而成。此外，钱氏临床用药，还常常根据儿科的特点，选用丸剂、散剂、膏剂等。这些成药，可以事先制备，适应于儿科疾病起病急、变化快的特点，便于及时服用，易为小儿所接受。

现存的《钱乙小儿药证直诀》为大梁阎季忠所辑。据《四库全书总目提要》载："明以来旧本久佚"。后来才在《永乐大典》内掇拾排纂，即是今天我们所看到的这部由阎季忠序，宣和元年刘跂所作《钱仲阳传》的《小儿药证直诀》。钱氏之学赖此书尚存，得以传世。

本书共三卷，上卷论证，分47条；中卷为医案，计23条；下卷为方，共114首。另有阎季忠附方。

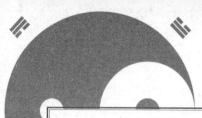

《宋史》钱乙本传，基本上是根据宣和刘跂所撰的《钱仲阳传》。故在内容上没有什么大的出入，是信而可徵的。

钱乙，早年在山东，继而奉召屡去河南开封，晚年又回到山东，都是以医为业。刘跂与钱乙有深厚的友谊，他对钱乙的生平甚为了解。其所作《钱仲阳传》，是一份重要的文献资料，对于后世研究钱乙学说，提供了可靠的论据。从中可以使人们对钱乙的为人及其成就获得较多的认识和理解。

其次是阎季忠的《小儿药证直诀原序》。在这篇序言里，他简明扼要地介绍了钱乙医术上的特长，并原原本本地叙述了他家与钱乙的关系，以及他编撰钱乙遗著的详细经过，使后世医家能够了解钱乙的学术成就，说明阎季忠是有功于钱氏的。

有几个问题，看法还不一致，还须进一步加以研究。

(一)《小儿药证直诀》是不是钱乙原著？

自宋以来，说法就不一样。

如《宋史·艺文志》及宋《郡斋读书志》，均认为是"皇朝钱乙仲阳撰"。自宋至明、清，有称《钱氏小儿方》、《钱氏刀刀仁真诀》、《钱氏小儿直诀》、《钱氏小儿药证直诀》，有署"太医丞东平钱乙撰，宣教郎大梁阎季忠集"等等颇不一致。故现代仍有沿用旧说的。较为突出的提法是："钱氏著有《小儿药证直诀》，是继承了《颅囟经》的成就，采用《内经》及诸家学说，结合他自己的经验而写成的儿科专书。"这显然是误解。

《直诀》一书，非钱乙所著，乃系出之于阎季忠之手，已如上述。虽然他忠实于钱氏原意。但经他修订成书，是下过一番工夫的。他在序言中说："其先后则次之，重复则削之，论谬则正之，俚语则易之。"故宋《直斋书录解题》说："季忠亦颇附以己说。"

这需要分析一下阎氏所掌握的原始资料。据季忠序中说，钱氏早年"不肯轻传其书"，阎家所保留的"才十余方"。随后阎氏

"于亲旧间，始得说证数十条"。"后六年，又得杂方，盖晚年所得益妙。""比于京师，复见别本，然旋著旋传，皆杂乱，初无纪律，互有得失，因得参校焉。"

从这段经过，可见阎氏是珍视钱仲阳原著的。长时间的多方搜集，然后认真校订，足见其对待整理钱氏遗著的态度是十分严肃的。因此，阎季忠辑的《钱氏小儿药证直诀》一书，真实地反映了钱仲阳的学术思想和实践经验，其内容是可信的。

(二) 说钱乙"是继承了《颅囟经》的成就"的说法，是否确切？

据贾维诚氏《三百种医籍录》认为《颅囟经》一书："著者无可考。一作托名周穆王时'师巫'所传，一作东汉·卫汛撰，均无定论。"

相传《颅囟经》是中医儿科最早的一部著作。在唐宋时代此书尚未亡佚。钱乙是可能看到的。"小儿初生，颅囟未合"，颅囟即是指小儿而言。刘跂在《钱仲阳传》所说："乙始以颅囟方著山东。"应当理解为：钱乙开始以小儿医著名于山东。

《宋史·方技传》的《钱仲阳传》是在刘跂《钱仲阳传》的基础上撰成的。将"乙始以颅囟方著山东"，改为"钱乙始以《颅囟经》著名"，并说："钱乙幼科冠绝一代，后其源实出于此书。"后世有人说钱乙"是继承了《颅囟经》的成就"，其根据即是从此而来的。

钱乙在医学上的成就并不局限于小儿医。刘跂说："乙为方博达，不名一师。所治种种皆通，非但小儿医也。"

刘跂、阎季忠，都是钱乙的同代人。他们对钱乙的学术思想及治学精神都是十分了解的。刘跂为钱乙作传，阎季忠整理钱乙遗著都是以事实为根据的。

阎季忠的父亲与钱乙相识甚早。当时季忠尚幼，方"五六岁时，病惊、疳、癣、瘦，屡至危殆，皆仲阳拯之，良愈。"季忠

诊余漫话

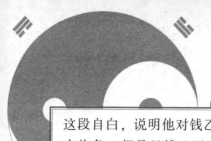

这段自白，说明他对钱乙有真挚的感情。由于幼年经常患病，每次临危，都是经钱乙医治而转危为安的。所以这种切身的体会，使他对钱乙的医术有了深刻的认识和理解。季忠本人知医，又善于观察，还涉猎了不少医学书籍，因此，他认识到："医之为艺诚难矣，而治小儿为尤难。"并发现，"小儿治法，散在诸书，又多出于近世臆说，汗漫难据。"而钱乙"其治小儿，概括古今，又多自得，著名于时。其法简易精审，如指诸掌"。由此可见，阎季忠在序中并没有提到《颅囟经》，也没有说钱乙"是继承了《颅囟经》的成就"。

当然，这样说并不是贬低《颅囟经》，而是医学的发展总有它的历史继承性。历代医家都是在前人的基础上有所前进的。张仲景在"勤求古训，博采众方"的基础上创造出仲景学说，所以后世称《伤寒论》、《金匮要略》为方书之祖。

"小儿经方，千古罕见。自乙始别为专门，而其书亦为幼科之鼻祖。"（《四库全书总目提要》）

由此可见，一代名家，都是渊源有自的。其可贵之处，在于能博采众长而有所创新；不株守一家之言但只萧规曹随。

宋《郡斋读书志》谓乙"于书无所不窥。他人斤斤守古，独乙度越纵舍，卒与法合，尤邃本草，多识物理，辨正缺误"。

所以，认为钱乙是继承《颅囟经》的成就的说法是片面的、不切实际的。

钱乙与阎季忠之间友谊甚笃，但非师生。积数十年的相知，搜求钱氏遗作煞费苦心，最为难得的是他发现了钱氏"旋著旋传"流散在当时的"别本"，显然是钱氏的原著，经他精心整理成书，使钱氏之学得以广为流传，不仅有功于钱氏，也有功于中医儿科学的发展。他志在"明仲阳之术于无穷"。这就是他辑《钱氏小儿药证直诀》的目的和愿望。今天能读到这本书，令人受益不浅，说明阎季忠是有功于后世的。其可贵之处在于忠实原著，保存了钱乙学术思想的本色，不掠他人之美，不掩他人所长，存真求实，不尚藻饰。他虽然不是钱乙的门生，也应是钱乙的私塾弟子。他诚心诚意地将钱氏之学整理成书，并无任何私心杂念。这一点尤为可贵，是值得今人效法的。

二、钱乙学术成就泛论

钱乙是我国一位有创造性的医学大家。其成就是多方面的。而最为突出的是儿科学。钱氏对于中医儿科学的发展做出了划时代的卓越贡献，同时，对各家学说的兴起，产生了一定的影响。

中国医学的起源很早。自上古以至春秋战国。这中间从西周开始，建立了医事制度、医学教育。东周以来，医药的基础理论，如《黄帝内经》、《神农本草经》、《八十一难经》等古典医籍的出现，为中国医学的系统化奠定了巩固的基础。秦及两汉，不仅名医辈出，而且医学的发展亦进入了一个鼎盛时期，具有代表性的，当然应首推仲景学说的建立。魏晋隋唐，代有传人。两宋以迄金元明清，更是不断地有所发展。而儿科(小方脉)的建立极为后人所重视，则在宋代更具有规模。

隋·巢元方《诸病源候论》有"小儿杂病诸候二十九论"。唐·孙思邈《千金要方》有"少小婴孺方上下两卷"；《千金翼方》有"小儿杂治八十九条"。这些都是有关小儿科的重要文献。而中医儿科专著，当以《钱氏小儿药证直诀》最为突出。

《钱氏小儿药证直诀》(简称《直诀》)一书，文字简练，篇幅不多，而内容丰富，论证明确，是本书的特点之一。

《直诀》以小儿特点(包括生理病理的)为依据，对于小儿的病因、病机、辨证、治法、立方、遣药等，都进行了阐发，并突出体现了儿科自身的特点。

儿科之难，难于诊断。钱乙以《内经》理论为指导，结合《难经》、《伤寒论》、《金匮要略》、《巢氏诸病源候论》、《孙氏千金方》

诊余漫话

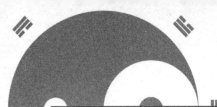

等论述，创造了适合小儿的"脏腑虚实辨证方法"、"小儿脉法"，体现了中医儿科诊断的特点。

钱氏"尤邃本草"，对药物学有精湛的研究，故深悉用药之宜和忌，对小儿用药特别审慎。他深恶妄攻下、妄滋补者，强调"虚虚实实"之戒。这是他在治疗上的特点。

钱氏的医学成就是多方面的。以上仅就其突出的几点而言。《直诀》的内容为论证、医案、方剂三大部分。

三、《直诀》论证述要

《直诀》论证四十七条，为本书的核心，其中包括了变蒸论、脉法论、五脏论、别虚实证论，以及诸疳论、伤风吐泻论、咳嗽论、身热论、呕吐论、积痛论、虫痛论、目内证论、疮疹候论、不治证论等。诸论中包括诊法、治则、病机、辨病等理论联系实际的中医儿科基本知识。其中变蒸、脉法、五脏、虚实证论等，都反映了小儿的特点。是儿科医学中的基础；必须认真研究，才好掌握应用，因而有必要专题认真分析。

1.变蒸

已往医家对于小儿变蒸，有的认为是生理现象；有的认为是病理现象。

变蒸一说早见于西晋。王叔和《脉经·平小儿杂病证第九》："小儿是其日数应变蒸之时，身热而脉乱，汗不出，不欲食，食则吐𪾢者，脉乱无苦也。"

隋《巢氏病源》卷四十五变蒸候："小儿变蒸者，以长血气也。""若非变蒸，身热耳热髓亦热，此乃为他病，可为余治。审是变蒸，不得为余治。"

唐·孙思邈《千金要方·序例第一》："大小蒸都毕乃成人。小儿所以变蒸者，是荣其血脉，改其五脏，故一变竟，辄觉情态有异。"他同意"审是变蒸，不得余治"。

钱氏《直诀·变蒸论》是继隋唐以后，在小儿变蒸这一学术问题上提出了更加明确的见解，认为变蒸是小儿生长发育过程中生理方面的自然现象，而不是病理状态。

钱氏变蒸论首先指出："小儿在母腹中，乃生骨气，五脏六腑，成而未全。自生之后，即长骨脉五脏六腑之神智也。"

"变者，易也。""变每毕，即性情有异于前。何者？生长脏腑智意故也。"

"此后，乃齿生，能言，知喜怒，故曰始全也。"

"气入四肢长筋骨，长其经脉。手受血故能持物，足受血故能行立。""蒸毕而足一岁之日也。"

最后，钱氏说："小儿须变蒸蜕齿者，如花之易苗。"

综上所录引文，钱氏对于婴儿的生长及其体力智力发育情况的描述，是符合一般客观实际的。很显然，他是把小儿变蒸看成是小儿生理的自然现象，而不是一种疾病。

当然，钱氏并不否定小儿在变蒸期会由于其他因素引起疾病。问题在于要善于鉴别究竟是病或不是病，是一般的小病或是特殊病，这都需要详细观察。纵然是小病也要审慎。钱氏引"师曰：不汗而热者，发其汗；大吐者，微止。不可别治。"正是这个意思。至于应作别治的其他病，则不在变蒸论中论述。这也是很明确的。

南宋·不署撰人姓氏的《小儿卫生总微论方》，是与钱氏相隔不远时期的一部儿科专著。书中所引，多出自《圣济经》及钱乙著述。其中变蒸论一章，即系从《直诀》、《圣济经》综合而成。兹节录其原文如下：

"小儿在母腹中，胎化十月而生。则皮肤筋骨腑脏气血虽已全具，而未充备。故有变蒸者，是长神智，坚骨脉也。变者易也，蒸者热也。每经一次之后，则儿骨脉气血稍强，精神性情特异。是以《圣济经》言，婴孺始生，有变蒸者，以体具未充，精

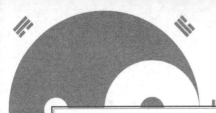

神未壮，尚资阴阳之气，水火之济，甄陶以成。"

同时还指出："若伤寒时行温病，及惊热温壮等候，虽与变蒸颇皆相似……乃为他病，各从其证为治。"

这种论点显然与钱乙是一致的。认为变蒸是小儿发育的一种自然现象。在此期间，若无他病，则不作别治。如有他病，则应"各从其证为治"。

在当时，这种认识应当说是进步的。但由于时代的限制，关于小儿变蒸，还不能形成深刻的概念，还没有"达于论理的认识"。所以也引起后世的一些学者的质疑和非议。

明·张介宾《景岳全书·小儿则》在"变蒸"章，提出了他的见解。他认为，"一变生肾，二变生膀胱，及每变必三十二日"的说法是不合理的。他根据长期医疗实践，看到不少小儿只要"保护得宜，而自生至长毫无疾病"。并认为过去以"暗变"来解释这种现象，也是不合理的。他说："虽有暗变之说，终亦不能信。"

清·陈复正《幼幼集成》"变蒸辨"宗张介宾论点而有所发挥。

张氏、陈氏的论点，都有一定的见地，都是从实际出发的。应当说是小儿变蒸学说的一个发展，一种补充。不是全盘肯定，也不是全盘否定。对于古代医学遗产，应批判地继承，这种态度还是可取的。学术争鸣是正常的，它有利于学术的发展。

小儿变蒸问题之所以引起争论，其症结究竟何在呢？这需要从变蒸学说本身作进一步研究，去寻找合理的解答。

古代变蒸学说，是当时医家实际观察小儿在生长发育过中的变易情况而加以总结的。而其推理，则是出之于揣度的。

婴幼儿的生长，其体质和智识的发育，都是由渐变到突变的，而且，由于禀赋不一样，虽然各方面发育有一般的规律性，但也有参差不齐，或稍微早一些，或稍微迟一些，这也都是很自然的。

婴儿犹如花木的幼苗，天天都在变易，天天都在成长，而其如何变易，如何成长，是难于用眼睛观察到的。尤其是人，更不能出于推测，机械地认为三十二日一变，六十四日一蒸，积五百七十六日方毕。无怪乎有的医家提出异议。因为谁也不能说明小儿的确是这样一变一蒸的。

小儿的生长发育既然是自然的，就不会出现任何证候。而且不会有轻变重变之分。古人认为"变蒸有轻重，其轻者体热而微惊，耳冷、尻冷、上唇头白泡起如鱼目珠子，微汗出。其重者体壮热而脉乱，或汗，或不汗，不欲食，食辄吐㿜。目白精(睛)微赤，黑精(睛)微白。又曰，目白者重，赤黑者微。"(见《千金方·少小婴孺方》)

钱乙只提到："凡一周变，乃发虚热。"没有说"变蒸有轻重"。

婴幼儿在一年多的时间内(五百七十六日)，如果调护得好，是可以不生病的，是用不着治疗的。但是，不是全部不生病，万一得了病，是治还是不治？

孙思邈说："审计变蒸之日，当其时有热微惊，慎不可治及灸刺，但和视之。"同时还说："审是变蒸，不得为余治。"

类似这些尚待进一步研究的问题还很多。

惜阴轩丛书本《钱氏小儿药证直诀》将"变蒸论"列为本书第一章。综观全文，虽然仍本旧说，但不是人云亦云。对隋唐诸家论点删繁就简，有所选择，而着重是论述幼儿的生长发育情况。

2.小儿生理、病理特点

《钱氏小儿药证直诀》明确提出了小儿"五脏六腑，成而未全"。这是指脏腑的功能作用而言；而不是说五脏六腑还不具备。同时，是以五脏六腑概括全身；而不是单指脏腑。所以指出

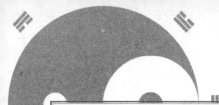

"长生脏腑智意"，"长骨，添精神"，"齿生、能言、知喜怒"，"手能持物，足能行立"。包括了体力智力方面的正常发育，而又不同于成年。虽然五脏六腑、四肢百骸，俱已齐全，但仍"全而未壮"。由不全到全，由弱转强，总有个过程，主要与具体的生理有关。根据钱乙学说，小儿的生理特点，是以"五脏六腑，成而未全"，"全而未壮"来概括的。这一论点，为中医儿科界所公认，是有现实意义的。

钱氏在"诸疳论"中指出："小儿易虚易实。"并指出："小儿之脏腑柔弱"，不能妄攻下。

阎季忠在《直诀·原序》中，有"脏腑柔弱，易虚易实、易寒易热"之说。显然是继承了钱乙关于小儿生理、病理特点的学说。

归纳起来，小儿生理、病理特点是："五脏六腑，成而未全，全而未壮，脏腑柔弱，易虚易实，易寒易热。"

所谓"未全"、"未壮"、"柔弱"皆系指尚未成熟，正在发育阶段。所以，婴幼儿就如幼苗一样，必须特别加意保护。在这期间，如稍不注意，就很容易生病。由于脏腑柔弱，一旦得病，如治疗不当，或不及时，则会因为本身抗病能力不强，病情向坏的方向发展。例如高烧持续不退，很可能出现三衰。另一方面，如治疗得当，又能及时，则会由于小儿生长力旺盛而恢复起来也很快。同时，张景岳《小儿则》谓："小儿之病，非外感风寒，则内伤饮食。"这是指一般常见病而言，还有其他的疾病。皆由于抵抗力不强，容易受感染，而且发病急，变化快，并发症多，经常会出现表里兼病，寒热夹杂，虚实互见的情况。所有这些，都是由小儿的生理、病理特点所决定的。钱乙在这方面的成就，丰富了中医儿科对小儿保健和医疗的理论知识。

3.脉法论

钱乙脉法论只寥寥数语，但很精要。如："脉乱，不治"；

"气不和，脉弦急"；"伤食，脉沉缓"；"虚惊，脉急促"；"风，脉浮"；"冷(寒)，脉沉细"等。

切脉为四诊之一。而脉学精微，很不易掌握。王叔和《脉经》指出："脉理精微，其体难辨。弦紧浮芤，辗转相类，在心易了，指下难明。谓沉为伏，则方治永乖，以缓为迟，则危殆立至。"这确是经验之谈。

然《脉经》一书，虽博大精深，但其论脉唯详于成人，而略于小儿。《脉经·平小儿杂病证第九章》只八条。其中谈脉者五条，其余三条只谈证。足见小儿的脉理尤其难。

《脉经·小儿脉》："吸吸八至者平，九至者伤，十至者困。"

"诊小儿脉法，多雀斗。要以三部脉为主。若紧为风痛，沉者乳不消，弦急者客忤气。"

"小儿是其日数应变蒸之时，身热而脉乱，汗不出，不欲食，食则吐观者，脉乱，无苦也。"

从上所引，可以看出钱氏小儿脉法论，与王叔和论小儿脉并没有多大的出入，原则上都是取法于《内经》。

问题在于对钱乙"脉乱不治"的辞义有不同的理解。有人认为"脉乱不治"即是如果发现脉乱，就是不治之证。从文字来看，似乎可以这样理解。但首先应当弄清楚什么是脉乱。

脉乱二字见于《素问·诊要经终论篇》，是指刺法而言。因为"春夏秋冬，各有所刺"。一定要"法其所在"。如果不法其所在而"春刺夏分"，就会出现"脉乱，气微，入淫骨髓，病不能愈。令人不嗜食，又且少气"。

对此，王冰注云："心主脉，故脉乱气微。水受气于夏，肾主骨，故入淫于骨髓也。心火微则胃土不足，故不嗜食而少气也。"

从证候分析，颇似肠胃发病，心脾受之。心主血，今受病则失所主而脉乱，脾主运化，今受病则失所主而厌食少气。但二阳

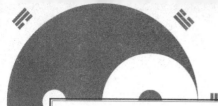

之病发心脾，乃成人、女子多见，非小儿之病。再说也不是不治之证。故题为"脉乱不治"似有脱文。

关于小儿脉法，《内经》早有记载。《素问·通评虚实论》："帝曰：乳子而病热，脉悬小者，何如？岐伯曰：手足温则生，寒则死。"又："帝曰：乳子中风热，喘鸣肩息者，脉何如？岐伯曰：喘鸣肩息者，脉实大也，缓则生，急则死。"

仅这两节，谈到的脉象有悬小、实大、缓脉、急脉。脉与气密切相关。气以下行为顺，上行为逆，也即是从与逆的问题。气下行为从，表现为手足温；气上行为逆，表现为手足寒。气血衰则脉悬小，气血尚未衰则脉实大。故岐伯说："脉实大，病久可治。脉悬小坚，病久不可治。"关键在于脉缓或脉急。所谓脉缓，是说胃气尚存之意。水谷之气即胃气，胃气即元气。张景岳《脉神章·胃气解》："夫元气之来，力和而缓，邪气之至，力强而峻。"又："今日甚弦急，明日稍和缓，知胃气渐至，胃气至，则病渐轻矣。"

从脉象来评定疾病的预后，《内经》论理最为精辟。但脉诊不是孤立的，必须要四诊合参，方克有济。故钱乙详于论证而简于论脉。其论脉源于《内经》，不外大小缓急，概言之即是以浮沉分表里，迟数定寒热，缓急别虚实。如此论脉，确能执简驭繁，得儿科脉理之要旨。

4.五脏虚实辨证与面上证、目内证

阎季忠说："脉既难凭，必资外证。"他认为："小儿脉微难见，医为持脉，又多惊啼，而不得其审。"同时，小儿"骨气未成，形声未止，悲啼喜笑，变态不常"，就是掌握外证也与脉诊一样难，这些都是实情。

钱乙创脏腑虚实辨证，面上证，目内证。克服了儿科诊视方法存在的困难，推动了儿科医学的发展。

小儿疾病，难于诊视，故四诊之中，应首先着重于望诊。

《素问·玉机真脏论篇》提到的"揆度奇恒"，对于诊视，甚关紧要。"小儿多未能言，言亦未足取信"。但既见于外，必因于内，如有疾苦，一定会反映出来。不同的疾病有不同的反映，但总是与内在的脏腑、气血、经络有关的。要明确是什么病，病在何所，以及病因病机和病情的轻重等，都必须细致地观察和分析。是特殊(奇)的，或者是一般(恒)的，要靠医家揆度。

钱乙设面上证、目内证。给小儿的望诊提供了依据。尤其是脏腑虚实辨证，与四诊相结合。使对小儿的诊治有一定的规律可循。钱氏学说的要点也正在于此。

其五脏论，先指出五脏所主，然后根据小儿生理、病理特点，将小儿各种证候，分别归纳于各脏。对一些小儿比较复杂的证候，起到了执简驭繁的作用。是小儿辨证论治必须掌握的理论基础。

兹据别本《保赤汇编·钱氏小儿药证直诀》将"五脏所主"、"五脏病"，进行节录，以见一斑。

五脏所主：

"心主惊，实则叫哭，发热，饮水而搐；虚则卧而悸动不安。"

"肝主风，实则目直，大叫，呵欠，项急，顿闷；虚则咬牙，多欠气。"

"脾主困，实则困睡，身热，饮水；虚则吐泻，生风。"

"肺主喘，实则闷乱，喘促，有饮水者，有不饮水者；虚则哽气，长出气。"

"肾主虚，无实也。惟疮疹肾实则变黑陷。"

五脏病：

"肝病：哭叫，目直，呵欠，顿闷，项急。"

"心病：多叫哭，惊悸，手足动摇，发热，饮水。"

"脾病：困睡，泄泻，不思饮食。"

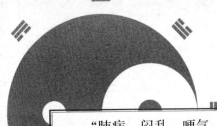

"肺病：闷乱，哽气，长出气，气短，喘急。"

"肾病：无精光，畏明，体骨重。"

五脏所主，重在辨虚实。五脏病，是指各脏主证。不仅当别虚实，还须考虑到各脏之间的相互关系，各脏与各腑之间的关系。彼此之间是相互依存，相互制约的，故有母病及子，子病累母之说。

土能生金，故脾为母，肺为子。如肺气病则能影响脾的功能。如脾不健运，也会影响肺的肃降。余脏亦然。所以需要全面地来看。

钱氏主张："视病之新久、虚实，虚则补母，实则泻子。"是有所本的。

四、钱乙论治述要

辨证论治是中医学的特点之一，辨证是论治的前提，必须先辨证，然后才能论治。医家前贤还认为，法有定而病无定。因病之新久虚实不同，所见证候亦有所不同，因而在治则治法上更有所不同。

中医既要辨证，又要辨病。证候是现象，是病的反映，是由病的本质构成的。证和病也是标本的关系。

《素问·标本病传论篇》说："肺病喘咳，三日而胁支满痛(肺传于肝)，一日身重体痛(肝传于脾)，五日而胀(自传于腑)。"还说："病发而有余，本而标之，先治其本，后治其标；病发而不足，标而本之，先治其标，后治其本。谨察间甚，以意调之。"正如本论所说："知标本者，万举万当；不知标本，是谓妄行。"

钱乙深明此旨，其治法治则悉本经义。以其治"伤风"为例：

"伤风昏睡，口中气热，呵欠顿闷，当发散，与大青膏。解不散，有下证，当下，大黄丸主之。大饮水不止而善食者，可微下。余不可下也。"

还有："伤风手足冷，脾脏怯也。当和脾，后发散。""伤风腹胀，脾脏虚也。当补脾，必不喘，后发散，仍补脾也。"

"伤风下后余热，以药下之太过，胃中虚热，饮水无力也，当生胃中津液。"

"伤风兼脏，兼心则惊悸。兼肺则闷乱，喘急，哽气，长出气，嗽。兼肾则畏明。各随补母，脏虚见故也。"还有"伤风吐泻身温、身热、身凉"诸条，就不一一赘述了。

伤风感冒，本来是小儿最常见的一种病。一般治法，不外乎辛温解表，或辛凉解表。有汗出而表解的，也有汗出而表不解的。所以有时也用表里双解法，而效果也不尽如人意。

重温钱乙治伤风这段文献，大有启发，他治伤风，有当发散的则发散；发散表不解而又有下证，则用下法；或只用微下，更注意不可下的不下。有的则是先和脾然后发散；有的则是先补脾，然后随证应发散则发散，应通下则通下；有的则是先补脾，后发散，发散后仍然补脾；有的则是着重于生胃中津液。还指出："咳嗽更有五脏兼见证"就应兼治，又："如先曾下，或无下证，慎不可下也。"

由此可见，钱氏处处以古训为法，用之于儿科，实有其独到之处。论诸疳一章，尤为精审，是体现钱氏学术成就的重要文献之一。对于金元各家的发展有深远的影响。

痘（天花）、麻（麻疹）、惊（惊风）、疳（疳疾）以往称为儿科四大证，是危害幼儿最严重的疾病。关于疳疾，因为以面黄肌瘦，肚大青筋，精神不振，饮食懒进等症为其特征，一般预后不良，死亡率高，实际是慢性营养不良，兼有多种并发症，包括结核病及各种虫证。因此，名目繁多，除以五脏命名而外，还有以证候命名的，如疳泻、疳热、疳痢、疳肿胀等。以及以局部病灶命名的如脑疳、眼疳、鼻疳、牙疳等。至于感染烈性传染病而原因不

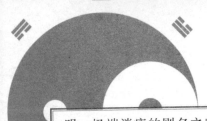

明，极端消瘦的则名之曰无辜疳、哺露疳、丁奚疳等。

钱氏对此，将其分为内证、外证。而以五脏论治，重在脾胃。主张"诸疳皆依本脏补其母，及与治疳药"。

他认为："疳皆脾胃病，亡津液之所作也。"基本上澄清了以往对小儿疳疾病因病机一些揣度之辞，如无辜疳因儿衣被无辜鸟落羽所污致成此证等等无稽之谈。

至于酿成本病日趋严重的主要因素之一，则是由于治疗不得法，用药不当所致。

他严厉地指出："因大病或吐泻后，以药吐下，致脾胃虚弱，亡津液。且小儿病疳，皆愚医之所坏。"不过小儿病疳有多种因素，不能完全归罪于医。但由于误治，使患儿既伤于病，又伤于药，的确是不应该的。

钱氏不是论人之非，而是与人为善。既继续说明致错之因，又讲清补过之法。

他说："假如潮热，是一脏虚，一脏实，而内发虚热也。法当补母而泻本脏则愈。假令日中发潮热，是心虚热也。肝为心母，则宜先补肝，肝实而后泻心，心得母气则内平，而潮热愈也。医见潮热，妄谓其实，乃以大黄、牙硝辈诸冷药利之，利既多矣，不能禁约，而津液内亡即成疳也。"

又有病癖，其疾发，作寒热，法当渐消磨。医反以巴豆、朱砂辈下之。小儿易虚易实，下之既过，胃中津液耗损，渐令疳瘦。"

小儿易虚易实，已在前章谈过。还有深入一层的意义没有讲透。以小儿疾病而言，热病多，实证多，往往实多于虚。以小儿体质而言，则脏腑柔弱，兼证多，变化快，往往由实转虚。所以，必须防微杜渐，慎之于始。

疳疾本来属于消耗性的慢性疾患，基本上是一种虚证。而其所现证候，如发热，口渴喜饮，而面颊赤，腹胀、腹痛、下利，口鼻生疮，喜卧冷地等，则系正虚邪实。

至于出现低烧潮热，往往不明原因。在治法上，如果稍一不慎见热治热，见积治积，就会犯"妄攻下"之戒。

祛邪扶正是相对的。钱乙治一般伤风，当发散则发散，当下则下。寓扶正于祛邪，邪去正安，所以用不着专门去扶正，至于脾虚而又伤风的患儿，则是先补脾，后发散。因脾虚，饮食精气及津液不能上输于肺，不耐发散，所以必须先扶正，后祛邪。

脾司运化，主肌肉、四肢。小儿疳疾的特征就是肌肉消瘦，四肢无力，手足枯细，骨蒸潮热。所以钱乙明确提出："疳皆脾胃病"这一卓越的认识。

津液是由饮食精微，通过胃、脾、肺、三焦等脏腑的功能作用而化生的。它是人体重要的营养物质。津液耗损，阴虚生内热，就会出现发热，口干渴，舌红、唇燥等证。由于饮食精微不足，不能荣肌肤，则形成羸瘦，少气乏力。而"亡津液"是其主要原因。

钱乙论诸疳，及其脾胃论，为脾胃学说的发展及在儿科的应用，有其深远的意义。认真钻研，确能发人深省。

五、钱乙制方述要

钱乙《直诀》载方一百一十又四首。其中有仲景《伤寒论》、《金匮要略》方，如"调中丸"(人参、白术、干姜、甘草)，即仲景"理中汤"，以及"麻黄汤"(麻黄、桂枝、杏仁、甘草)，"白虎汤"(知母、甘草、生石膏、白粳米，气虚加人参少许同煎)，"栀豉饮子"，即栀豉汤(大栀子仁、豆豉)等等。同时也采撷隋唐以来效方，如《千金方》、《病源》等。特别是精于本草，多识药性。而最突出是其自制方。正如刘跂在《钱仲阳传》中所说："他人斤斤守古，独乙度越纵舍，卒与法合。"其所制方，不仅儿科，其他各科亦均习用。

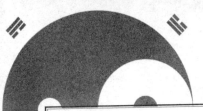

徐灵胎云："一方而所治之病甚多者，则为通治之方。"其《兰台轨范·通治门》载入钱氏的名方，如"五味异功散"、"七味白术散"、"六味地黄丸"、"泻黄散"、"泻白散"、"导赤散"等。

钱乙制方，法度严谨，他师古而不泥古，故为方博达，善于化裁。其立方遣药，以小儿特点为根据，以精实切病为原则。

小儿"阳常有余，阴常不足"，"肝常有余，脾常不足"，"肾亦不足"。兼之"易虚易实，易寒易热"。钱乙以此为依据，故其所制方，能切合病性，效果良好。

理论来源于实践，回头又用以指导实践，由于疾病有表里、寒热、虚实之分，故治法有汗、吐、下、和、温、清、消、补之别。而治病的基本物质是方剂和药物。方有七，即大、小、缓、急、奇、偶、复。剂有十，即宣剂、通剂、补剂、泄剂、轻剂、重剂、滑剂、涩剂、燥剂、湿剂。（宋·寇宗奭《本草衍义》加寒剂、热剂为十二剂；明·缪仲淳《本草经疏》加升剂、降剂为十二剂）药物则有寒、热、温、凉(四气)四种不同的药性，辛、甘、酸、苦、咸不同的五味；升、降、浮、沉不同的作用。而四气、五味以及升降浮沉，都是概指药物的作用而言。

所以，理、法、方、药是不可分割的。辨证论治，是一个完整的体系，缺一不可。必须系统学习，才能够掌握应用，掌握的目的，全在于应用。只有不断在实践中加强认识，才能够整理提高。通过对钱乙学术成就的初步研究，对于继承发扬祖国医药学，具有方针性的"系统学习，全面掌握，整理提高"这一原则，有了较深的理解，从钱乙的实践也可以看出这种精神。

《素问·异法方宜论》说："治所以异而病皆愈者，得病之情，知治之大体也。"这里有个前提，那就是"各得其所宜"。（王冰注："随方而用，各得其宜"）这就说明了要做到"得病之情，知治之大体"，必须在辨证上多下工夫，要做到"各得其所宜"，必须在论治上多下工夫。

同样一个方，甲用之有效，而乙用之则无效，关键就在于知与不知，得宜或不得宜，主要是主观客观必须一致。

钱乙之所以能"概括古今，又多自得"，主要是他能把《内经》、《伤寒论》、《金匮要略》等的要旨与儿科实践相结合。因而有所发明，有所创造。他在制方方面，的确能够"随方而用，各得其宜"。现以钱氏所制方六味地黄丸为例，谈点认识和体会。

六味地黄丸：熟地、山茱萸、山药、茯苓、牡丹皮、泽泻。蜜丸。

本方见于《钱氏小儿药证直诀》，有关应用六味地黄丸的记载摘要如下：

"肾虚：儿本虚怯，由胎气不成，则神不足，目中白睛多，其颅即解（即囟门不合）。"又："或有因病而致肾虚者。"又："肾水，阴也。肾虚则畏明。""皆宜补肾"，"地黄丸(即六味地黄丸)主之"。

目内证："无精光者，肾虚，地黄丸主之"。

"肺病胜肝：肺病春见，肺胜肝，当补肾肝，治肺脏。肝怯者受病也。补肝肾，地黄丸；治肺，泻白散主之。"

"肝有风甚：身反折强直，不搐，心不受热也，当补肾、治肝。补肾，地黄丸；治肝，泻青丸主之。"

"惊痫发搐：早晨发搐，此肝旺，当补肾治肝。补肾，地黄丸；治肝，泻青丸主之。"

"日午发搐，此心旺也，当补肝治心。治心，导赤散，凉惊丸；补肝，地黄丸主之。"

"诸疳：肝疳：白膜遮睛。当补肝，地黄丸主之。""肾疳，极瘦，身有疮疥。当补肾，地黄丸主之。""筋疳，泻血而瘦。当补肝，地黄丸主之。""骨疳，喜卧冷地。当补肾，地黄丸主之。""诸疳皆依本脏补其母，及与治疳药。"

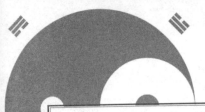

从上所引，可以看出：六味地黄丸主治的范围很广，主要是肝、肾两经病皆可采用的一个主方，不独治肾。

金·张元素《医学启源·五脏补泻法》说："经曰：虚则补其母。水能生木，肾乃肝之母。肾，水也，若补其肾，熟地黄、黄柏也。如无他证，钱氏地黄丸主之。""肾，虚则熟地黄、黄柏补之。""钱氏只有补肾地黄丸，无泻肾之药。肺乃肾之母，金生水，补之故也。补则以五味子。"

张元素，南宋医学名家，易水学派的创始人。对于钱氏五脏虚实补泻诸方深有体会，而能在钱氏方的基础上有所发挥。

其实，钱氏六味地黄丸，也是在继承《金匮要略》崔氏八味丸的基础上变化而来的。

八味地黄丸一名八味肾气丸，又名金匮肾气丸。

《金匮·血痹虚劳病脉证并治第六》说："虚劳腰痛，少腹拘急，小便不利者，八味肾气丸主之。"

《金匮·妇人杂病脉证并治第二十二》说："问曰：妇人病，饮食如故，烦热不得卧，而反倚息者，何也？师曰：此名转胞，不得溺也。以胞系了戾(即膀胱之系不顺)，故致此病。但利小便则愈，宜肾气丸主之。"

"肾气丸方：干地黄、薯蓣、山萸肉、泽泻、茯苓、牡丹皮、桂枝、附子"。

《千金方》十九卷"补肾第八：八味肾气丸，治虚劳不足，大渴欲饮水，腰痛，小腹拘急，小便不利方：干地黄八两，山茱萸、薯蓣各四两，泽泻、牡丹皮、茯苓各三两，桂心、附子各二两"。

《金匮》肾气丸，源于崔氏八味丸。《千金方》所载即《金匮》原方，只是或用桂枝，或用桂心，以及剂量有所不同而已。在主治方面，包括虚劳病，妇女病。主要证候，都有腰痛，小便不利。系由命门火衰，肾气亏损，阴阳两虚，气化不利。一般应以益火之源，以消阴翳，引火归原，以暖水脏。

附子、肉桂，味辛，大热。为补先天命门真火要药。熟地黄专补肾脏真水。

钱氏对崔氏八味丸，减去桂、附，独取六味。作为儿科用方，是有其独到之处的。现作如下分析：

药味：熟干地黄八钱，山茱萸、干山药各12g，泽泻、牡丹皮、白茯苓各6g。

制法与服法：共为细末，炼蜜为丸，如桐子大。三岁以下一丸至三丸。温水空心化下。（选自惜阴轩丛书本）

功用：治肾怯失音，囟开不合，神不足，目中白睛多，面色白等。（选自《保赤汇编·钱氏小儿直诀》本）

方义药性浅释：地黄：专入肾兼入心脾，滋肾水，封填骨髓，利血脉，补益真阴。薯蓣（山药）：入心脾肾三经，益气长肌，安肾退热，补脾，除泻痢，治遗精。山茱萸：专入肝肾，能暖腰膝，温肾，治耳鸣。茯苓：入心肾脾胃小肠五经，治因水湿而见气逆、烦满、心下结痛，呃逆呕吐，口苦唇干，水肿，及小便或涩或多者。泽泻：入肾膀胱二经，主水道不通，泻肾经火邪，利水除湿。牡丹皮：专入心肾肝三经，治三经血中伏火，凉相火，散血中之实热。

六味地黄丸，系钱氏为治小儿肾气虚怯诸证而设，汪切庵说："以小儿纯阳故减桂附"（《医方集解》），同时还说此方能"补真阴，除百病"，"今用通治大（大人）小（小儿）病"。

汪氏所言，颇多语病，容易引起误解。小儿"纯阳"之说，原于《颅囟经》，谓："凡孩子三岁以下，呼为纯阳，元气未散。"此说本来无稽。因为刘跂《钱仲阳传》说："乙始以颅囟方著山东"，故有人说钱乙是"继承了《颅囟经》的成就"。因而也错误地认为钱氏亦以小儿为纯阳。这是很大的误解。并进一步指出，钱氏"是在《颅囟经》'小儿纯阳'之说的启示下"才"体

诊余漫话

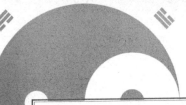

会到小儿的生理、病理是与成人有一定的差别"。这更是出于近世臆说。

纯阳之说，《颅囟经》原意系指三岁以下小儿元气未散，所以呼为"纯阳"。

果然如此，则岂不是三岁以上小儿元气即已散失？显然是并无此理，且无此事。

元气，包括了元阴之气和元阳之气。是先天精气所化生；后天水谷精气所滋养而生成的。《素问·阴阳应象大论》谓："阳化气，阴成形。"人的生长和生存都靠元气。

阴阳是互根的。元阴元阳是互相依存的。只要阳气生化正常，阴气不断滋长，元气是不会散失的。真若元气散失，其后果则将是生命的终结。这是与钱氏对于小儿生理、病理特点的论点毫无相似之处的。所以以《颅囟经》来比拟钱乙，是不足一为信的。

钱氏地黄丸不用桂附，正是根据小儿的特点拟定的：小儿脏腑柔弱，可以说元阴不足，所以成而未全，全而未壮。而婴幼儿在发育期间的生长力特别旺盛，所以说是元阳较强。小儿易虚易实，易寒易热，也正源于此。所以，在用药上，既不宜过于辛燥，也不宜过于苦寒。小儿肾气虚怯，如解颅、神不足、畏明、亡津液诸证，多属于肾阴不足，容易引起阴虚阳亢，与成人多见阴盛阳衰之证有所不同。所以可以不用大辛大热，补火益阳的肉桂、附子。

略 说 汗 证

一、关于汗证

汗证是指由于阴阳失调，营卫不和，腠理开阖不利，而引起汗出过多、或出汗时间及颜色异常的病证。

早在《内经》即对汗的生理及病理有了一定的认识。明确指出汗液为人体津液的一种，并与血液有密切关系，所谓血汗同源。故血液耗伤的人，不可再发其汗。并明确指出生理性的出汗与气温高低及衣着厚薄有密切关系。如《灵枢·五癃津液别》说："天暑衣厚则腠理开，故汗出……天寒则腠理闭，气湿不行，水下留于膀胱，则为尿与气。"在出汗异常的病证方面，谈到了多汗、寝汗、灌汗、绝汗等。《金匮要略·水气病脉证并治》首先记载了盗汗的名称，并认为由虚劳所致者较多。《三因极一病证方论·自汗论治》对自汗、盗汗作了鉴别："无论昏醒，浸浸自出者，名曰自汗；或睡著汗出，即名盗汗，或云寝汗。若其饮食劳役，负重涉远，登顿疾走，因动汗出，非自汗也。"并指出其他疾病中表现的自汗，应着重针对病源治疗，谓"历节、肠痈、脚气、产褥等病，皆有自汗，治之当推其所因为病源，无使混滥"。朱丹溪对自汗、盗汗的病理属性作了概括，认为自汗属气虚、血虚、湿、阳虚、痰；盗汗属血虚、阴虚。《景岳全书·汗证》对汗证作了系统的整理，认为一般情况下自汗属阳虚，盗汗属阴虚。但"自汗盗汗亦各有阴阳之证，不得谓自汗必属阳虚，

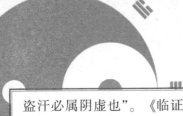

盗汗必属阴虚也"。《临证指南医案·汗》谓："阳虚自汗，治宜补气以卫外；阴虚盗汗，治当补阴以营内。"《医林改错·血府逐瘀汤所治之症目》说："竟有用补气、固表、滋阴、降火，服之不效，而反加重者，不知血瘀亦令人自汗、盗汗，用血府逐瘀汤。"补充了针对血瘀所致自汗、盗汗的治疗方药。

汗证与生理性出汗不同。人体为适应外界环境自身调节体温而汗出，为正常的生理现象，如天气炎热、穿衣过厚、渴饮热汤、情绪激动、运动等出汗。若人体患病时，或在正常生活工作中，汗液异常外泄并伴有或不伴有其他症状的，则为病理性出汗。

汗证的病因病机主要是营卫不和。卫气有固护体表，使津液不致妄泄的作用，由于体内阴阳的偏盛、偏衰，或表虚之人感受风邪，均可导致营卫不和，卫外失司，而致汗液外泄失常；此外，还有因素体虚弱，病后体虚，或久患咳喘，耗伤肺气，因肺与皮毛有着表里相合的关系，肺气不足之人，肌表疏松，表卫不固，毛窍开泄而汗出；或因外感风寒入里化热，或感受风温、暑热之邪，邪入于内，肺胃热盛，蒸发津液而汗出；或因饮食不节、外感湿邪，损伤脾胃，脾失于运化，湿邪中阻，蕴久化热，湿热熏蒸肌表而为自汗；或因湿热熏蒸于肝胆，胆汁随汗液外溢肌肤而为黄汗；或因亡血失精，以致血虚精亏，虚火内生，扰津液外泄；或因久病重病，阳气虚衰，不能敛阴，卫外不固而汗液外泄；或因急性热病中，正邪相争，以致战栗而汗出。

汗证病因多种，病象各异，但不离虚实寒热。辨证时，首先要辨别自汗、盗汗、绝汗、黄汗、战汗；其次要辨别寒热虚实。汗证以属虚者较多。一般自汗多为阳虚，盗汗多为阴虚。但也有自汗属阴虚，盗汗属阳虚的。不能仅凭自汗、盗汗一证判定阳虚或阴虚，应四诊合参作出正确诊断。临床上因热致汗多为阳证、实证；因寒致汗多为阴证、虚证。汗证的治疗主要根据虚者补之，脱者固之，实者泄之，热者寒之，寒者热之的原则。

汗是人体五液(汗、泪、涎、涕、唾)之一。出汗不完全是病。在日常生活中，劳动、行走、运动、暑热都会出汗。说明出汗基本是一种正常的生理现象。

汗是由人体汗腺将体内水液排出体外，既与外界的环境气候有关，又与本身的体质和情绪有关。如《经脉别论》所说："饮食饱甚，汗出于胃；惊而夺精，汗出于心；持重远行，汗出于肾；疾走恐惧，汗出于肝；摇体劳苦，汗出于脾。"说明多种因素都可以出汗。由整体观来说，不同原因的出汗，会影响到各脏。其中有的可以形成疾病，有的是一般生活现象。如果注意生活方式，生活规律，也不会形成疾病。

至于汗与疾病的关系，对医家来说，在诊断和治疗上都是重要的环节，关系着辨证论治的是否正确和得当。

作为十问之一的问汗，作为八法之首的汗法，应当说在诊治上是带有关键性的。因为任何一种疾病，总有表里、寒热、虚实之分。无论是表证或是里证，是寒证或是热证，是虚证或是实证，都与汗有直接密切的关系。如何去分析汗的变化及其原因，如何去解决汗与疾病的关系，历代医家所积累的理论知识和实践经验，十分丰富。

往往有这样一种情况，不去做具体分析，而是从概念出发。如不发热而汗自出的为自汗，而阳虚者多自汗，但自汗不全是阳虚。睡时汗出，醒即汗止为盗汗，阴虚者多盗汗，但盗汗也不全是阴虚。尤其是在儿科，不应从概念出发。

小儿生长力旺盛，性情活泼，动多静少，跳跃嬉戏，自然多汗。而在问病时，病家说白天多汗。于是不再问情由而猝然名之曰"阳虚自汗"。至于父母爱子心切，深恐小儿夜间着凉，总是重帏厚被，或饮食不节，睡中反侧，故多睡时汗出，醒时汗止。这也是常有的。而对此不加分析，亦猝然名之曰"阴虚盗汗"。

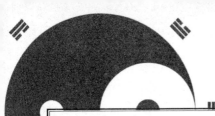

一个天真活泼的小儿，偶感微恙，别无所苦，或伤风，或伤食，皆能出汗。除极个别的属于阳虚，或属于阴虚的而外，绝大多数都不是阳虚，更不是阴虚，更不是阴阳两虚。当然有些危重患儿，到了后期也会出现气阴两虚，但不是单独以汗来判断，而是要从全面来考虑。所以不应轻率地搬用中医名词术语，以免差之毫厘，谬以千里。

阳虚自汗，由于阳虚表疏，腠理不密，故汗液易泄。症见畏寒，汗出觉冷，倦怠，脉细。治宜温阳固表。可用玉屏风散、芪附汤等。

阴虚盗汗，由于阴虚热扰，心液外泄所致。症见盗汗，烦热，口干，脉细数。治宜养阴清火，可用益阴汤（《类证治裁》：地黄、萸肉、丹皮、白芍、麦冬、五味、山药、泽泻、地骨皮、莲子、灯心草）。火旺者，用当归六黄汤（《兰室秘藏》：当归、生地、熟地、黄连、黄芩、黄柏各等份，黄芪加一倍。）

以上二则，见《赤水玄珠》。从脉证及方剂来看，除玉屏风散而外，对小儿不大适宜的方剂，以及其脉证有异，就是成年人，也要因人制宜，不能株守成方。

关于玉屏风散，加生姜，或加姜枣，或加牡蛎等。以及剂量的多寡，为末冲服，或用黄酒冲服，或煎服，也不一致，也不必拘泥。只要主药不变，随证加味是可以的。

二、关于玉屏风散

玉屏风散为中药名方，由我国元代医家危亦林创制，可敛汗固表，也是体质虚弱者预防感冒等感染性疾病的良方。研究还表明，玉屏风散具有调节人体免疫力的之功效，有中成药中的"丙种球蛋白"美称，现代临床在内、外、妇、儿等各科疾病中得到广泛的应用。

药味及用法：黄芪 3g，防风 3g，白术 6g。共为粗末，生姜

3片同煎服。

功能及作用：益气、固表、止汗。及虚人易感风寒。

方中黄芪益气固表止汗为君；白术补气健脾为臣；佐以防风走表而散风邪，合黄芪、白术以益气祛邪。且黄芪得防风，固表而不致留邪；防风得黄芪，祛邪而不伤正，有补中寓疏，散中寓补之意。

三、关于玉屏风散文献复习与考证

汪讱庵《医方集解》将本方列在补养之剂类。谓能"补表"，"治自汗不止，气虚表弱，易感风寒"。并解释说："阳也者，卫外而为固也。阳虚不能卫外，故津液不固而易泄。且畏风也。此与伤风自汗不同。彼责之邪实，此责之表虚。故补散各异。"

又："此足太阳手足太阴药也。黄芪补气，专固肌表，故以为君。白术益脾，脾主肌肉，故以为臣。防风去风，为风药卒徒，而黄芪畏之，故以为使。以其益卫固表，故曰玉屏风。"

集注引："李东垣曰：黄芪得防风而功益大，取其相畏而相使也。""《准绳》曰：卒中偏枯之证，未有不因真气不固而病者，故黄芪为必用之君药，防风为必用之臣药。黄芪助真气者也，防风载黄芪真气以周于身也，亦有治风之功焉。"

玉屏风散，作为固表、止汗的方剂，已为医家广泛采用。但对于方义，其说不一。好在药味不多，试先从三味药物来探索。

黄芪："补肺气而实皮毛，敛汗托疮，解渴定喘，益胃气而去肤热，止泻生肌，补虚治劳，风癞急需，痘疡莫缺。""种种功勋，皆是补脾实肺之力，能理风癞者，经谓：邪之所凑，其气必虚。气充于外，邪无所容耳。按：黄芪实表，有表邪者勿用。助气，气实者勿用。多怒，则肝气不和，亦禁用也。"

防风："入肺、小肠、膀胱三经。畏萆薢，畏干姜、芫花，杀附子毒。""大风恶风，风邪周痹，头面游风，眼赤多泪。"

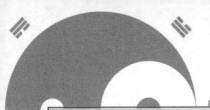

"能防御外风，故名防风。乃风药中润剂也。卑贱之卒，随所引而至。疮科多用之，为其风湿交攻耳。按：防风泻肺实，肺虚有汗勿犯。"

白术："入脾胃二经，防风为使。忌桃、李、青鱼。""健脾进食，消谷补中，化胃经痰水，理心下急满，利腰脐血结，祛周身湿痹，君枳实以消痞，佐黄芩以安胎。""但阴虚燥渴，便闭滞下，肝肾有筑筑动气者勿服。"

（以上三则，引自明·李中梓《医宗必读》"本草征要"）

明·李时珍《本草纲目》在"防风"条的〔附方〕中，有治"自汗不止：防风去芦为末，每服二钱，浮麦煎汤服，朱氏集验方。"又："睡中盗汗：防风二两，芎一两，人参半两，为末。每服三钱，临卧饮下。易简方。"

关于黄芪，在《纲目》黄芪条〔发明〕栏引证各家学说中有关汗的问题有如下几条：

（1）"元素又曰：补五脏诸虚，治脉弦自汗，泻阴火，去虚热，无汗则发之，有汗则止之。"

（2）"好古曰：黄芪治气虚盗汗，并自汗及肤痛，是皮表之药。"

（3）"杲曰：《灵枢》曰，卫气者，所以温分肉而充皮肤，肥腠理而司开阖。黄芪既补三焦，实卫气，与桂同功。特比桂甘平，不辛热为异耳。"

（4）"宗奭曰：防风、黄芪，世多相须而用。"同时他还引证了唐·许撤宗用"黄芪防风汤数斛，置于床下，气如烟雾"，治"柳太后病风不能言，脉沉而口噤"。经过熏气治愈。"其夕便得语。"朱震亨亦很赞许此法。

（5）"震亨曰：黄芪补元气，肥白而多汗者为宜。"

（6）"杲又曰：防风能制黄芪，黄芪得防风其功愈大，乃相畏而相使也。"

（7）在〔附方〕中只有"阴汗滋养"一方涉及汗证："绵黄芪，酒炒为末，以熟猪心点吃妙。赵真人济急方。"

关于白术：在〔发明〕中，引好古曰："在气主气，在血主血，无汗则发，有汗则止，与黄芪同功。"

在〔附方〕中有"自汗"一方："白术末，饮服方寸匕，日二服，千金方。"

又："老小虚汗，白术五钱，小麦一撮，水煮干，去麦为末，用黄芪汤下一钱。全幼心鉴。"

又："脾虚盗汗"，"白术四两，切片。以一两同黄芪炒，一两同牡蛎炒，一两同石斛炒，一两同麦麸炒，拣术为末，每服三钱，食远粟米汤下，日三服，丹溪方。"

在复习文献中，发现些问题，首先是玉屏风散这个方剂的来源，在工具书中就有两种不同的记载。

（1）人民卫生出版社 1978 年编，1979 年第 1 版的《简明中医辞典》试用本，第 219 页"玉屏风散"条，说本方是《丹溪心法》方。

（2）原商务印书馆的《中国医学大辞典》第 796 页"玉屏风散"条，则标明本方为《世医得效方》。内容也不尽相同。特别是在功用、药味、用法方面的不一致。

不妨将二者对照一下，可以看出其异同。(《简明中医辞典》)简称"新本"；《中国医学大辞典》简称"旧本"。

新本的药味为："黄芪、防风各一钱，白术二钱。"

旧本的药味是："防风二两，黄芪六两，白术二两。"

新本的用法是："为粗末，加生姜三片。水煎服。"

旧本的用法是："研为细末，每服三四钱，黄酒调服。或不研，加生姜、大枣煎服。"

在功能及作用上，新本为"功能益气，固表，止汗。治表虚自汗，及虚人易感风寒。"

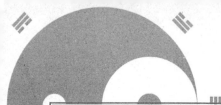

旧本为"治风邪久留不散，及卫虚自汗不止。"

旧本有〔杂论〕一栏："此系固肌表之方。防风遍行周身，为风药中之润剂，黄芪能补三焦而实卫，为元府御风之关键，是补剂中之风药。二者相合，其功愈大。白术健脾胃，温肌肉，培土即以宁风。夫以防风之善祛风，得黄芪以固表，则外有所卫；得白术以固里，则内有所据。风邪既去而不能复入。无邪气留连之患。此所以当依如屏而珍如玉也。参看白术黄芪汤条。"

这段文字很精辟。综合前人有关论点，对本方的方义，作了明确的解释，且要言不繁。

白术黄芪汤为《证治准绳》方。〔功用〕治风虚汗多。〔药品〕白术二钱，黄芪三钱，防风一钱五分。〔用法〕清水煎，食服。

综上所引，玉屏风散，在历代医籍中均有记载，足见本方是一个常见的效方。虽然对其来源，言人人殊。剂量及用法也不一致。但药味的组合基本是一致的。对于方义的解释，则只是大同小异而已。

四、玉屏风散治则初探及其应用

徐灵胎《兰台轨范》将此方列入通治门。亦系引自《世医得效方》。关于治法指出"治风邪久留而不散者，自汗不止者亦宜。"其药物、用法，以及加味，有如下记载：

"防风、黄芪、白术各等份。或加炒糯米。共为细末。酒调服。此能固表，使风邪不易入。加牡蛎名白术散。"

从徐灵胎的经验中，可以看出，他对本方的应用，一是风邪久留而不散，其次才是自汗不止。说明本方的作用，主要是治风邪久留的一些疾病，而不是专治自汗不止的方剂。这样对本方的适用范围显然扩大了。

风邪久留不散与自汗不止，皆与一般外感风邪的伤风有汗不同。久留而不散的风邪，是由于表虚，兼之历时较久，以致邪乘虚入，窃害中和，不易驱散的虚邪贼风。这类风邪，应是虚邪而不是实邪。

自汗也有虚实之分，而自汗不止，则不是一般热邪，主要是由于阳虚。

自汗，从病因来说，是由于风邪，这是主要的。而形成自汗这个证候，是由于正虚，主要是阳虚，表气不固。以标本病传而论，人的正气是本，而致病的风邪是标。

由于风邪久留而不散，或者是"虚人易风寒"而引起的自汗，采用"急则治标，缓则治本"的法则，恐难奏效。需要的是："谨察间甚，以意调之。"玉屏风散，原则上是一个标本兼治的方子。用黄芪、白术以益气固本，即是扶正，用防风以防御外风而驱邪，即是治标。实际上是标本兼治中着重在于治其本。

《素问·标本病传论》"病发而有余，本而标之，先治其本，后治其标。病发而不足，标而本之，先治其标，后治其本。"对于先治后治这个问题的理解，不仅限于是先扶正以治其本，然后祛邪以治其标，或者先祛邪以治其标，然后扶正以治其本。因为标本不是可以截然划分的，而正和邪也只是相对的，而不是绝对的。临证经常见到虚实互见，而采用攻补兼施的治法，原则上也即是标本同治。只不过根据病情的轻重缓急，"间者并行，甚者独行"，随证治之。当然首先应知标本，"知标本者，万举万当；不知标本，是谓妄行。"而在标本兼治时，治标重于治本，或治本重于治标，在立方遣药时，也就体现先后。玉屏风散，以黄芪、白术益气补脾，是治其本，以防风散风，是治其标，而治本之力强于治标之力，亦即先治其本，后治其标之义。王好古所谓："无汗则发，有汗则止。"是他对白术性能的体会，而不是指防风，也不是指玉屏风散。玉屏风散虽然有防风，但并不发

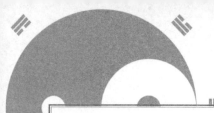

汗，而且能止汗。

反复感冒，常出虚汗，主要原因在于气虚。气虚则卫阳不固，营阴不守，故经常感冒。治病必求于本，遇到感冒仅仅对症治疗是不行的。柯韵伯先生曾说："邪之所凑，其气必虚，不患无以驱之，而患无以御之；不畏风之不去，而畏风之复来。何则？发散太过，玄府不闭故也。昧者不知托里固表之法，遍试风药以驱之，去者自去，来者自来，邪气留连终无解期矣。"

刘河间以防风命名的"防风通圣散"(防风、荆芥、连翘、麻黄、薄荷、川芎、当归、白芍、白术、山栀、大黄、芒硝、黄芩、石膏、桔梗、甘草、滑石、生姜、葱白)，其所以能够使"风寒从汗出，而散之于上"。其作用可能不是防风而是麻黄。

又如《证治准绳》的"荆防败毒散"(荆芥穗、防风、羌活、独活、前胡、柴胡、赤茯苓、枳壳、桔梗、川芎、人参、甘草)。因荆芥、防风皆为治风之药，荆芥唯风在皮里膜外者宜之，若风入骨肉，则应以防风为主。荆防败毒散是治风热相搏，发生疮疡的方剂，着重在于祛风、清热，也不是发汗之剂。

《沈氏尊生书》防风冲和汤(防风、羌活、白术、川芎、白芷、生地、黄芩、细辛、甘草、生姜、葱白)"治感冒风寒，头痛身热，自汗恶寒，脉浮缓者。"

由此可见，防风是散内外诸风，功能搜肝泻肺，祛风胜湿，虽为发表疏散之品，但与麻黄之解表发汗不同。因其性升，故能"载黄芪助真气以周于身"。以及东垣所说："黄芪得防风而功益大。"都是切合实际的。在这里可以看出此方颇有法度，不支不蔓，故对于气虚表弱，自汗不止之证，具有较好疗效。

如何学好中医

　　要学好中医，首先要信任中医，绝对信任。试想你对一门学问都不信任，抱着怀疑的态度，怎能学好呢？要学好中医，读书也很重要。

　　读书是为了求知，是重要的学习。要把书中有益的东西学到手，把它掌握起来，在实际中应用，首先必须认真读书。读书的目的性很明确，是学以致用，而不是为读书而读书。

　　以学医而论，医生的职责是防病治病。其目的是在于救死扶伤，发扬革命的人道主义；是一切为人民的健康服务。为了达到这个崇高的目的，首先必须掌握防病治病的知识和本领。

　　知识是广泛的、发展的，学习是长期的、无止境的。要在实践中不断地有所前进，就要认真工作，认真读书。

　　中国有句谚语：一人知识有限，天下义理无穷。这对我们来说，很受启发。在以往初学的时候，总认为学一种技术，并不是什么了不起的事，一看就会，一听就懂。就拿学医来说，不外乎读一本《汤头歌括》，一本《药性赋》，一本《医学三字经》而已。很多只读这三本书的人，不是也能开药方给人治病吗？继而经老师的教导，才知道这种想法是错误的。必须认真读书，必须从头学起。一方面在工作实践中学，一方面在理论方面学。

　　读书的"勤"与"博"。这一个"勤"字，一个"博"字，很有道理。勤学苦练是学好任何一门功课的根本方法，韩愈在《进学解》这篇文章中，首先提出的学习方法就是："业精于勤，

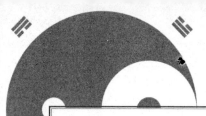

荒于嬉；行成于思，毁于随。"学得好，或学得不好，学而有成，或学而不成，关键就在于勤与不勤。勤学表现在持之有恒，荀子说："学不可以已"，就是说学习不能间断，更不能停止。他还用雕刻来比譬学习，他说："锲而舍之，朽木不折；锲而不舍，金石可镂。"说得很对。

由于勤学，知识越来越渊博，经验越来越丰富，由不知到知，由知道得少到知道得多，做到博学多能，实际上都是由勤奋好学才能得到的。

先从历史上有名的医学家谈起。

(一)张仲景——勤求古训采众方

张仲景著《伤寒杂病论》，就撰用《素问》、《九卷》、《八十一难》、《阴阳大论》、《胎胪药录》等。当然，他所读的书绝对不只是这些，大致秦汉遗留下来的"古训"，他都研究过。至于博采众方，则包括当时他所能采集的、有益的，都采纳了。这里面还有一点值得借鉴的，就是他"既不泥古薄今，复不厚今以废古"，确实在博的方面下了不少工夫，同时，从勤求古训方面来看，可以理解，仲景治学，着重在于分析、研究，不是囫囵吞枣，不是不求甚解，而在于实事求是，在于食古能化。他所著的书，很少引经据典，搬用条文，而是把古人的、别人的间接经验，化为他自己的直接经验。他在勤求和博采的基础上加以发扬，创立了不朽的伤寒学派，成为伟大的中国医药学宝库中的一枝瑰宝，这是大家所公认的。

(二)李时珍——毕生精力撰巨著

李时珍，字东壁，号濒湖，湖北蕲州人(今蕲春县)。他生在明代嘉靖、万历年间(公元 1518～1593 年)。他是医学家、药物学家。在数十年的医药实践中，亲自上山采药，向一切有实践经验的内行学习，实地考察药物的生态、形状、品种，并实验它的性能、作用，辨别它的异同、真伪。收集了大量的资料和标本，以毕生精力，花了30多年的时间，才写成这部世界驰名的中国药物学巨著。

《本草纲目》全书约190万字，共分50卷，收载药物1892种，除订正已往的1518种而外，又由李时珍发现、新增加了374种。同时还附有方剂一万多个，插图一千多幅。中国医药学在世界上影响最深远的，还要算这部科学巨著了。

这部博大精深的医药学巨著，是付出了多大的劳动才完成的呢？30多年，跋山涉水，废寝忘食，经历了多少艰难险阻，不用说了。就以读书而论，单是历代诸家本草，就是42部，引据古今(明代)书目361部。至于引据古今经史百家有关医药的书目则达591部。这样近千种(994)的书籍，要花多大的精力，要花多少时间，何况在当时那个条件下，会遇着多大困难，所有这些，都是可以想象的。毫无疑义，没有坚强的意志，没有恒心，没有毅力，不吃苦耐劳，不勤奋钻研，那是绝对不会成功的。

(三)扁鹊——十年殷诚一禁方

扁鹊是春秋战国时期名医，少年做客馆主管时发现了异人长桑君经常来此住宿。扁鹊认为他是个很有本事的人，于是就热情谨慎地款待他（"遂谨遇之"）。如此十年，终于感动了长桑君，将禁方传授与他。扁鹊以上池之水饮之而能洞察人之脏腑，遂成名医。从《史记》这段记载来看，求师的道路是何等的艰辛。在那医疗条件相对匮乏的时代，欲得真传，除了像扁鹊那样真诚地尊师重道，别无他径。试想，如果扁鹊还像对待其他客人那样对待长桑君，那么，长桑君宁肯将禁方带入坟墓，恐怕也不会给他的。

(四)叶天士——转益多师是吾师

生于医学世家的叶天士是清代温病学宗师。相传叶氏学医曾先后拜师十七人，至于究竟拜了哪些人，却无从考证。中医学是经验性极强的科学，但仅凭个人的点滴积累是远远满足不了临床

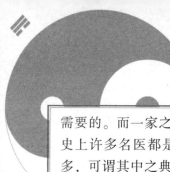

需要的。而一家之言又往往失之局限造成门户之短见。因此，历史上许多名医都是广拜名师，融百家精华于一炉。叶氏拜师之多，可谓其中之典范。拜师就要拜名师，但又不限于名师。凡有一技之长于己者，均可登门请教。"师无常师，唯长是师"，应当作为求师的根本标准。

(五)徐灵胎——万卷古今销永夜

徐灵胎，清代著名医学家。徐氏学医，既无家传，更无师承，全凭读书自学。其在《医学源流论》自序中说"余少时颇有志于穷经，而骨肉数人疾病连年，死亡略尽。于是博览方书，寝食俱废，如是数年……"《慎疾刍言》序中又云"五十年中，批阅之书千余卷，泛览之书万余卷，每过几时，必悔从前疏漏，盖学以年进也……"徐氏读书，诚乃多矣。观其读书之法，又有批阅与泛览之别。事实上，徐灵胎的医学造诣也相当高深，其著作中的许多观点都让今人为之叹服，如"用药如用兵论"，"医非人人可学论"等等。而他的临床经验也相当丰富，曾两次应诏进京诊疾，名噪一时。毫无疑问，徐氏的这些成就与他的博览群书是分不开的。

成功或者不成功决定于什么?它并不决定于天生的上智和下愚。学习能力的高和低，不是天生的智和愚，也不是固定的巧与拙。这些都是可以改变的，可以转化的。真正聪明的人，总是不矜不骄，平平常常，所以说"大智若愚"。这种人比较浑厚，能够勤学，取得的成就就大，就突出。反之，如果自恃聪明而不勤学，那就会"聪明反被聪明误"。中国还有句谚语说"性敏者多不好学"，就是指比较敏捷的人，不大愿意多思，不大爱用脑子，学习上也爱随随便便，浅尝即止。可见韩昌黎所告诫的"业精于勤，荒于嬉；行成于思，毁于随"，是有针对性的，确实是经验之谈。

至于巧与拙也是一样，自以为巧思的，不认真学习，往往会

"弄巧成拙"。而自己知道比较迟钝，因而勤奋学习的人，也会由拙变巧，这就是我们学常说的"勤能补拙"、"熟能生巧。"

关于读书的方法很多，最重要的有以下几点：

第一、是要坚持不懈，持之以恒；

第二、是要有所选择，不要贪多；

第三、是要有主次，要循序渐进；

第四、是要博览群书，不失重点。

先谈谈坚持的问题，做任何工作都应当坚持，读书更需要坚持。所谓坚持，就是如同吃饭、穿衣一样，要习以为常，要持之以恒，要养成习惯。真正要做到坚持，也并不容易。因为我们工作之后，不比在学校，定时上课，定时下课，复习功课都有安排。我们现在要在干中学，不可能安排专门读书的时间。研究室是有一定读书时间的，但有研究工作要做，我们总想把工作越做越好，同时，也总会觉得"书到用时方恨少"，总想多读些书。然而，实际生活中，又有很多主客观原因的影响，使得一些人很难做到坚持不懈，持之以恒。例如，一个人工作忙了一天，多少有些疲倦，打不起精神，纵然摊开书也读不进去；还有的人，认为自己还年轻，来日方长，现在不急，以后再学；也有的认为自己聪明，一听就懂，一看就会，用不着下工夫去读书；另外有的人，读书要讲条件，不是不想读，而是强调房太窄，灯光不亮，家里孩子吵，周围环境不安静，夏天太热，冬天又太冷……如此等等。都成为不能坚持读书的理由。

要知道，不论做任何时事情，要想取得成功，不仅要有一个明确的目的，有一个明确的奋斗目标，更重要的是要有不达目的誓不罢休的毅力和恒心。读书学习，也是劳动，要劳动，就要付出，就要花气力，而且很辛苦。只有以苦为荣，以苦为乐，不辞辛苦地学，才能有收获，不可能不劳而获。

治学如逆水行舟，不进则退。读书贵在坚持，不能丝毫放

诊余漫话

松，一放松就会前功尽弃。古人有句话说，"行百里者半九十"，就告诫人，不论做什么事情，都要持之以恒，坚持到底，不能半途而废。古今善于治学的人，都不会满足于已得的成绩，而是需要在已有成绩的基础上不断地深造。所以，他们常提出"读万卷书，行万里路"以自勉。

其次，谈谈不要贪多的问题。读书和吃饭一样，吃饭是要从饮食当中消化吸收水谷精微，物质营养，以补充身体的需要，保障身体的健康。读书学习是要积累知识，吸收和补充自己所必需的精神营养。饭要一口一口地吃，要细细地咀嚼，慢慢地下咽，才能够消化、吸收，不然就会生病。一个人一日三餐，一生要吃多少粮食？要吸收多少水谷营养？如果把这积累起来的数字计算一下，就相当可观了。读书也是这样，既不能间断，又不能贪多。读书的时候，要细细地领略，读过的内容，也需要消化吸收。不然的话，就会开卷了然，闭卷茫然。知识总是一点一滴，集中精力，专心致志去积累起来的，所以不能贪多，而是要积少成多。

不要贪多的另一个意思，就是要有选择，要专，不能什么书都读，一个人的精力有限，读得过多，没有那么多精力；二来不可面面俱到，读得太杂，精力势必分散，收效就不会好。

所以，下面再谈谈读书要有主次的问题。

中国有句谚语："万丈高楼从地起"，这句话很有道理。无论什么样的高楼大厦，首先总要把地面上的基础打好，事先总要有一个蓝图。根据工程设计，分清主次先后，认真进行施工。读书学习，也要像盖高楼一样，事先订好学习计划，要根据学习内容的主次不同，逐步落实，循序渐进。

就拿学医来讲，理论就是基础，是必须首先学好的。要弄懂中医的基本理论，如阴阳学说、五行学说、脏象学说、经络学说，以及诊法、治法、方剂、药物等。尤其要先把阴阳、五行等概念搞清楚，它在医学上是如何应用的，是如何用以解释人体生理、病理的，以及如何具体应用到对疾病的认识和诊治方面的。只有先把这些弄清楚了，在实践中才能懂得如何去辨证论治。所以，这些就是学医读书的主要方面，是带有普遍性的，不论你搞哪一科，这些基础理论总要学好。当然，各科又有各自知识内容的主次。比如儿科，理解和掌握其特点，这是主要的。中医儿科学，与其他各科都有密切的联系，但又有所区别。小儿不是成人的缩影，其在生理、病理、诊断、治疗、防护等方面，都有它的特点。历代医家经过长期的医疗实践，积累了丰富的防治经验和理论知识，选择历代医家的著述，进行深入的研究，或从某一方面，某一专题，如脾胃学说、营卫气血，或某一病种、某一疗法等，从理论到临床都可以探讨。由此可见，所谓主和次，不是绝对的，不是一成不变的，而是需要具体分析、具体对待的。也就是说，凡是应该学习的，都是重要的。但只有先把基础打好，然后触类旁通，才能识别到精华与糟粕，才能有批判地继承，也才能在继承的基础上加以发扬，加以提高。

最后，谈一下博览和有重点。

学问是没有止境的。春色满园，绝不是一花独放，而是百花齐放。勤劳的蜜蜂，各种花粉都要采，才能酿出好蜜。而不同的地区，有不同的花种，集中采撷某一种花粉酿出来的蜜，各有不同的特殊的香味。文化、科学、技术也都是如此，总是有各种学派、各种不同的学术风格和特点。医学也是这样，通过百家争鸣，产生不同流派。我们要书，要学习，不能独宗一家之言，而是应该广征博采各家之长。不应墨守成规，而存门户之见，而是应该一切从实际出发，以理论能指导实践为原则。也不能厚古薄今，或厚今非古，割断历史，而应当对古代的要努力发掘，认真继承，并整理提高，对当今的也要虚心学习，认真总结，不断充实自己。

有关自己事业的著述要读，要博览，这是重点，应该多下些

診余漫話

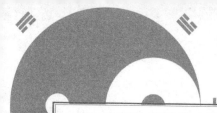

工夫。但是，也要旁及其他如有关的医药著述，不一定是本专业的，也可以涉猎；文学书，历史、地理的书，都要有选择地读一些。有条件还可以学习别的，如外语、音乐、诗词、绘画、书法等。凡性之所近而又爱好的都可以学，这即是一专多能。

我们不主张读史书变成读死书。有主就有次，脑子也需要调济。读专业书如感到一时弄不懂，只会苦思冥想，往往会引起头昏脑涨也搞不清楚。如暂时把它放下来，搞点别的，或者看点与专业无关的书，不仅使脑子得到调济，而且往往能得意外的启发，使你原来弄不懂的那个问题，突然弄懂了；原来想不起来的词字，也突然想起来了。如果说读书有什么"豁然贯通"的话，那就是善于用脑，善于"触类旁通"。

以上所谈，只是一些肤浅体会，不是什么定法，最根本的就是，善于读书的人，离不开一个"勤"字，而且要善于钻研，也就是说，读书一定要认真，一定要虚心。毛主席说过："虚心使人进步，骄傲使人落后"。要认真学习一点东西，必须从不自满开始。古人也讲"谦受益，满招损"，几十年来，我深感这是十分重要的。我从启蒙到学药、学医，到多年的实际工作，如果说有什么收获的话，那都是源于学习。要成一个名副其实的人民的医生，就必须坚持认真学习，更好地钻研业务。我们肩负的具体任务是："发扬祖国医药遗产，为社会主义建设服务"。我们今天的学习，就是要学好"发扬祖国医药遗产，为社会主义建设服务"的本领。为此，我们一定要端正态度，提高对学习重要性的认识，一定要树立优良学风，培养认真读书的优良习惯，发扬愚公移山的精神，克服各种困难，把读书和学习永远坚持下去。

医 德

　　医之良者，其心必仁，而其术必精，此所有有"仁心仁术"以歌颂者。所谓"仁"，即全心全意为人民服务之精神，不计私利，不图虚名，不竞争逐荣势，不企踵权豪，孜孜汲汲，唯学问是务。精益求精，必使工其术，而后可济世拯厄，为病人造福也。

　　然为良医，岂易易哉。既需扎扎实实的理论基础，又须有成千上万的临床实践，始能以病合理，以理合法，对症发药，效如桴鼓也。此所以前哲谆谆教导后人："凡为医之道，必先正己，然后正物。正己者，谓能明理以尽术也。"（《小儿卫生总微论方》）

　　医而无术，则不足以生人。故孙思邈云："学者必须博极医源，精勤不倦，不得道听途说，而言医道已了，深自误哉。"如今个别医者，不勤求古训，而竞尚时风，按脉则尺不及寸，处方则杂乱无序。一病一方，按图索骥，手册一本，对号入座；见其不愈也，则药愈多而量愈重，即偶尔获痊，亦仅知其然而不知其所以然。若或讲求《内经》，则曰复古；勤读《伤寒》，叱为守旧。数典而忘祖，舍本而逐末。宜乎见热病而畏怯，逢疑难而束手。浑浑噩噩，敷衍塞责，不希有功，但求无过。上所以中医道衰，而昧者日众也。

　　医学宝库，必须发掘，西医同志，竞相学习。然而人来学你也，须有使人可学之处，则学者有味，兴趣倍增。设或自身聩

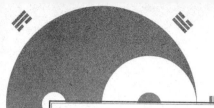

聩，徒暴其丑，令人失望，退而却步。此亦中西结合之一大障碍也。

更有不自检点，动辄唬人，轻病说重，重病说危。药而愈，归功于我；病而死，可不任咎。

也有随口便说，此儿为缺钙，此儿为软骨；也有因高热持续不退的，则曰败血症。信口诊断，危言耸听。要知病家最信医生，经此一说，忧急之余，不是妄投药物，就是奔走觅医。既妨碍家长的工作，又影响病儿之安危。有德之医，岂肯若斯乎？

孙真人谓，为医之道，"见彼苦恼，若己有之，深心凄怆"；临床诊治，"勿避险峨，昼夜寒暑，饥渴疲劳，一心赴救，无作功夫形迹之心，如此可为苍生大医"。陈修园亦指出："若一涉利心，则贫富歧视，同道相攻，伪药欺售，置人命于脑后矣。"凡此均应认真汲取。

吾故曰，医之宅心仁者，必德高而术精，而术之精，自非一朝一夕轻易可得，必也勤学苦练，深入造诣，则根深而叶茂，渊远而流长。此为理之常也。任何科学，其发展和发达，必自基础开始，从而逐渐开拓而至新领域，产生出新东西。中医是一门带有哲理的科学，着重于辩证唯物，古人早已有丰富的实践经验，汇成典籍，反复垂训。历代医家，无不从原有基础上来研究吸取而创新立异，但亦不能泥古不化。当然不似有些人所说，旧而"无用论"，可以"取消论"。我们说，如果不从基础学起，加以利用，加以研究，而欲其有所突破，不亦难乎。所谓浮空架屋，不能筑成大厦也。换言也，犹无源之水，无本之木，学不深湛，临阵狐疑，生死安危，重任系之，岂医者之所宜草率从事哉？

从现代科学言，核物理的原子弹，镭元素的放射线等，推动医学和其他科学的发展。这些事实证明，他莫非在基础科学的研究上加强而取得成果耶。所以要发展祖国医学，也就必先深入钻研基础理论，既不守旧，又要突破，然后才能有所发现，有所发明，有所创造，有所前进。做一个既有道德的、又有精通业务技术的良医。诚如吴鞠通氏所言："天下万事，莫不成于才，莫不统于德；无才固不足以成德，无德以统才，则才为跋扈之才，实足以败，断无可成。"此所以余之日以自助，并持此以教后学也。愿世之有心之士，其亦共起而赞许者。